Jason G. Andrade

The Clinical Cardiac Electrophysiology Handbook

临床心脏电生理学手册

主　编　〔加〕杰森·G.安德拉德
主　译　张　萍　刘元伟

天 津 出 版 传 媒 集 团
天津科技翻译出版有限公司

著作权合同登记号：图字：02-2017-88

图书在版编目(CIP)数据

临床心脏电生理学手册 / (加)杰森·G.安德拉德
(Jason G. Andrade) 主编；张萍，刘元伟主译. —天
津：天津科技翻译出版有限公司，2021.9
书名原文：The Clinical Cardiac
Electrophysiology Handbook
ISBN 978-7-5433-4122-7

Ⅰ.①临… Ⅱ.①杰… ②张… ③刘… Ⅲ.①心脏-
电生理学-手册 Ⅳ.①R331.3-62

中国版本图书馆 CIP 数据核字(2021)第 113278 号

授权单位：Cardiotext Publishing LLC.
出　　版：天津科技翻译出版有限公司
出 版 人：刘子媛
地　　址：天津市南开区白堤路 244 号
邮政编码：300192
电　　话：022-87894896
传　　真：022-87895650
网　　址：www.tsttpc.com
印　　刷：天津新华印务有限公司
发　　行：全国新华书店
版本记录：787mm×1092mm　16 开本　24.25 印张　150 千字
　　　　　　2021 年 9 月第 1 版　2021 年 9 月第 1 次印刷
　　　　　　定价：150.00 元

(如发现印装问题，可与出版社调换)

译者名单

主　　译　张　萍　刘元伟

译者名单（按姓氏汉语拼音排序）

邸成业　天津泰达国际心血管病医院

郭文佳　北京清华长庚医院

何　榕　北京清华长庚医院

李　锟　北京清华长庚医院

刘　鹏　北京清华长庚医院

刘　彤　天津医科大学第二医院

刘元伟　北京清华长庚医院

乔　宇　云南省阜外心血管病医院

佘　飞　北京清华长庚医院

杨　靖　北京清华长庚医院

张　萍　北京清华长庚医院

张余斌　浙江大学医学院附属第一医院

编者名单

主编

Jason G. Andrade, MD
Montreal Heart Institute
Université de Montréal, Montreal, Canada
University of British Columbia, Vancouver, Canada

编者

Matthew T. Bennett, MD
University of British Columbia, Vancouver, Canada

Marc W. Deyell, MD, MSc
University of British Columbia, Vancouver, Canada

Nathaniel Hawkins, MD
University of British Columbia, Vancouver, Canada

Andrew D. Krahn, MD
University of British Columbia, Vancouver, Canada

Laurent Macle, MD
Montreal Heart Institute
Université de Montréal, Montreal, Canada

Stanley Nattel, MD
Montreal Heart Institute
Université de Montréal, Montreal, Canada

中文版序言

伴着仲夏夜之梦,《临床心脏电生理学手册》的中文译稿已静置案前,清华长庚医院的张萍教授执"以文会友"的君子之情,盛邀为其新著作序,而我则"以友辅仁"欣然应允。

众所周知,撰序者又是新书的首位读者,因而能近水楼台先得月,先睹为快。刚一翻开书,我就被强烈地吸引,接着就是惊喜、兴奋,随着再读便是狂喜、震撼,爱不释手。几章读罢我便断言,这就是多年来我日思夜想的那本书,已然很久未能读到这般实用、精彩、能够充饥解渴的专著了。

这是一本标新立异的心脏电生理学专著,当今这类专著一般插图较多,注释烦琐,当正式阐述核心内容时,却寥寥几语,让人深感似像一本图集,读者很难从中收获教益和知识的提升。本书则不然,作者十分珍惜每页的空间和版面,即使在心电生理前两章的总论部分也是言多图少,并以示意图、线条图为主。而言简意赅的文字阐述都是提炼后的经验、精华和总结。例如,下壁缺血将造成房室结缺血,前壁缺血将造成希氏束-浦肯野系统缺血,这种直白的讲述让人印象深刻。又例如,判断运动中变时功能绝对不良的心率为<极量运动心率的 60%或心率未达 100~120 次/分。这些简明扼要的定义,毫不拖泥带水,且无一丝含糊,给读者记忆烙上极深的印象。因此,本书对心电生理专业人员极其重要,是巩固基础、扩展知识的宝典。

本书还可堪称心脏电生理、心律失常、心电图专业人员的知识小百科。其涵盖了这一领域中必须记忆、必须掌握的几乎所有概念、定义、定律、诊断标准及相关知识。书中没有翔尽机制的阐述,而是以词条形式的简述囊括了上述内容。既包括了你已了解或已有记忆的各种定义与标准,还包括了你尚不知道的要点和数据。例如,在阐述无症状、无心脏病变的一度 AVB 不影响预后、无须做特殊处理后,马上就提醒读者,PR间期>200ms 者,存在死亡(HR1.44),起搏器植入(HR2.89)及房颤发生(HR2.06)的风险升高。这些细微之处,使读者在潜移默化中已提升了对一度 AVB 的认识。这种知识百科全书的感觉,当你精读全书后会有更深的体会。

本书还像一座桥梁,贯通了心脏电生理、临床和心电图三大领域的知识网,构建了很多经典与现代认识的桥梁。谈到三度 AVB 的死亡率时,过去强调,诊断后的第一年未予合理治疗者的死亡率高达 50%。而当前,临床医生似乎满目皆为生活质量尚且不错的三度 AVB 患者，使其在院外凶险的预后已被淡化，而本书重申其死亡率仍为 50%，提示临床医生绝不能掉以轻心。

当然，对心律失常和心电图的诊断标准不同学者不免持有不同意见，甚至重大分歧。例如，本书对间歇性窦性停搏仍定义为窦律静止>2s，对一度 AVB 的诊断标准分成两种情况：心率>60 次/分为 PR 间期>200ms；心率<60 次/分为 PR 间期>220ms，而对显著一度 AVB 本书则定义为 PR 间期>300ms。书中还有不少其他专著未能涉猎的内容，如将拖带区定义为从发生拖带的联律间期，到终止心动过速的联律间期。显然，这些内容形成了本书的另一特点。因此，阅读本书时，你将会一页都舍不得错过，你会觉得这是名符其实的黄金屋，书中满目都是精要；你还会暗下决心，不仅要精读本书，还要能背诵书中的很多内容，这就是本书的绝妙之处。

当然，本书也有不少插图，但很多都是示意图、线条图。而必需显示的腔内电图也严格限定了图幅，又有很多示意箭头绘图做标注，使读者一目了然，并更易理解书中的文字，使枯涩难懂的理论形象化，使本书真正达到了图文并茂。

如果以 1982 年 Challagher 和 Scheinman 分别报告消融术根治房室折返和房室结折返性心动过速为起点，经心电生理治疗根治心律失常已有 40 年历史了。近年来，心电生理治疗能根治心律失常的种类越来越多，开创了医学史上的神话与奇迹，这也是 40 年来心电生理快速发展而方兴未艾的直接原因。多年来，我一直主张心脏电生理学应当推进和提高临床心律失常和心电图学的发展，而绝不能将其搞乱。这如同临床诊断与病理解剖诊断的关系一样，病理学诊断的发展极大提高了临床医生对疾病的认识与诊治水平，但至今临床医生对各种疾病只做临床诊断，临床诊断并未被更为精准的病理学诊断所替代。因为，不少病理学诊断是经尸检得到的，而大量的临床患者得不到病理解剖学诊断。因此，病理学诊断和临床诊断只能互补，不能替代。一个是宏观的疾病诊断，一个属微观的组织学诊断。心脏电生理诊断与临床心律失常诊断与上述情况极为相似，心脏电生理学诊断是经有创心电标测，经介入治疗有效后才能确定，可视为"回顾性"诊断，当介入治疗未能奏效时还不能"确诊"。更要知晓，大量心律失常患者没有行有创心电生理的标测和介入治疗，故只能做出临床诊断。因此，两者之间也仅为互补而不能替代，绝不能一味地推崇用心脏电生理学的诊断替代临床诊断。我记得 AHA 曾发布过 Lesh 的"房性快速性心律失常的分类"，其把局灶性房速分成 4 类：界嵴性、肺静脉口部、间隔部位、其他部位等。显然，这是心脏电生理学对房速的分类，临床根本无法用之。一旦发生跨界的横向推广，将把临床心律失常及心电图的概念搞乱、搞糊涂，甚至形成心脏电生理学诊断与临床诊断的对立。好在 Lesh 分类法很快就被叫停。本书理念与其不同，纵观全书 15 章的目录及论述，书中对各种心律失常的定义与分类均与当今临床心律失常的定义与分类相吻合，这使临床和心电图医生能够顺理成章地接受而又易懂、易用。我坚信，本书发行后，很快就会成为广大临床和心电图医生的良师益友，成为他们长期案头的工具书和参考书。

关于本书已说了很多，其实一句最重要的话外音就是，我要代表本书将来的读者诚挚感谢张萍及其团队，因为他们的慧眼识珠，才有了将本书译为中文版的选题，又经团队全体成员的精心付出，才能原汁原味地这将这部原著奉献给中国读者。我深信，本书的出版将对我国心电生理学、心律失常及心电图水平的提高起到举足轻重的作用。

对于引进和翻译国外专著一事，我坚持认为，这绝非哗众取宠，更不是无功之举。相反，译著是每个学科领域的重要组成部分，及时将国外学术的新理念、新思路、新资料引进国内，如同在国内外学者之间铺了路、搭了桥，能让更多的专业人员省时省力地得到更多信息与提高。而"铺路修桥"自古以来就被视为一种积德的善举。而专业学术译著的意义早已超越了这一层面。

我喜欢为新书作序，这不仅是先睹为快，先知而喜。还因给新书作序与分娩前的产科检查十分相似。产检预示着很快将有一个新的生命呱呱落地。而序言撰后，很快将有一本新书付梓面世。为张萍教授的新书作序已非首次，她的学术眼光总是十分犀利、敏感，她的中英文水准均为上乘。除此之外，本书还彰显了她荣升清华长庚医院副院长之后还能坚持笔耕不辍，还能坚持辛勤的学术耕耘。因此，本书再次向心血管学术界展示了她们团队的巨大潜力与学术力量。

序言结束之际，想用一句励志之言与各位读者共勉："黄金有价书无价，万事皆空德不空。"其告诫我们要多读书，多行善，多积德。

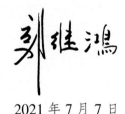

2021 年 7 月 7 日

中文版前言

　　我初读《临床心脏电生理学手册》原版书时,如获珍宝。本书通过条理的文字、简洁的表格、形象的插图,把临床电生理学的精髓知识点清晰地展现出来。

　　应该说,心律失常是心血管内科学中较复杂、难理解的分支学科,而临床心脏电生理学是分析心律失常发生机制、起源、治疗的重要支撑,许多初学者面对巍巍高山般的心脏电生理学望而却步,我也不例外。但是,当掌握了该学科的基础知识并将其应用到临床病例分析时,就会发现心脏电生理学是一门逻辑思维极强的有趣学科。我体会过通过电生理标测确定心律失常起源点、射频消融术后得到根治的兴奋感,也体验过心力衰竭患者植入 CRT(心脏同步化治疗)后左室射血分数恢复至正常的成就感,更理解反复晕厥患者通过植入式 Holter 明确诊断恶性心律失常为罪魁祸首后的喜悦感,正是这些鼓舞和激励才是推动电生理医师不断进步的力量。

　　如今长江后浪推前浪,一批爱好心脏电生理学的青年学者涌现出来。为了更好地帮助读者解决临床实际工作中遇到的问题,我决定翻译此书。该书语言通俗易懂,译文简洁明了,并保留了原书的图片及表格,以利于初学者学习参考。希望这本书能为我国心脏电生理学者的成长增砖添瓦,贡献一臂之力。

　　在本书的翻译过程中,得到了诸多好友、同仁、家人的关心和支持,感谢他们的鼎力支持及帮助,在此,由衷地表示最诚挚的感谢。

　　由于水平有限,翻译过程中疏漏难免,请各位读者不吝赐教。

2021 年 2 月于北京

前　言

　　介入心脏电生理学是一门快速发展的学科,早期被称为"希氏束电生理学",因为当时唯一可行的介入方法采用电极导管记录希氏束电位,通过记录到的电位来定位或量化传导系统疾病,以确定需要起搏器治疗的患者。此后,介入电生理突飞猛进:程序刺激在 20 世纪 70 年代掀起了一场革命,80 年代诞生了导管消融和更先进的电位记录方法(从记录旁路电位开始)。随后进展不断,包括复杂的有创和无创标测系统、复杂的入路及介入方法。植入式器械起初仅仅是由外科医生植入的简单的右心室起搏器,逐渐出现了植入式除颤器,它具有高度复杂的数据记录和采集功能、高度可程控性和识别功能、复杂的抗心动过速起搏算法以及智能除颤技术,甚至近期发展出无导线起搏器。基础医学的进步彻底改变了我们对心律失常机制的理解,并创造出激动人心的新疗法。大型的随机临床试验为临床决策提供了坚实的基础。

　　这些进步带来了巨大的挑战——需要掌握大量知识才能理解并应用临床介入心脏电生理学。如此大量的知识对学员和辅助医疗人员而言特别令人生畏,这些学员和医护人员需要掌握高精尖的专业技能,但缺乏临床电生理学专家的技术培训、知识基础和经验传授。

　　这就是编著《临床心脏电生理学手册》的原因:以简洁的方式表达所有实用的知识,理解心脏电生理问题和方法的精妙之处。我们的重点是阐述"知其然",目的是传授识别心律失常的关键知识、诊断和管理各种心律失常。然而,读者还可以阅读到有关"知其所以然"的大量知识——依据基础和临床循证医学的证据进行临床电生理决策。

　　我们希望您拿到的是一本类似优秀电生理学员的学习笔记的书,它记录着学员在培训中及文献学习中的点点滴滴。它旨在作为电生理手术室或病房中的快速查阅的信息来源或学习指南,在病例分析之前快速预习基本知识点,在病例完成后强化新观念及此次手术中遇到的方法。

　　总而言之,我们希望读者将《临床心脏电生理学手册》当作一种有重要参考价值的新工具,填补之前的空白,为读者提供该领域的重要学习资料。

Stanley Nattel

缩略语

A	心房的	BCL	基础周长
AAD	抗心律失常药物	BBR-VT	束支折返性室性心动过速
ABG	动脉血气	BNP	脑钠肽
ACI	平均复杂电位间期	BSA	体表面积
ACLS	高级心脏生命支持	CAD	冠状动脉疾病
ACT	活化凝血时间	CBC	全血细胞计数
AD	常染色体显性遗传	CCB	钙离子通道阻滞剂
AEAT	自律性异位性房性心动过速	CCS-SAF	加拿大心血管学会心房颤动症状分级
AERP	心房有效不应期		
AF	心房颤动	CFAE	复杂碎裂心房电位
AFL	心房扑动	CHF	充血性心力衰竭
AMVL	二尖瓣前瓣叶	CIED	心脏植入式电子器械
AP	旁路	CL	周期长度
APD	动作电位时程	CMC	环形标测导管
APERP	旁路有效不应期	CMR	心血管磁共振
ARP	心房不应期	CO	心排血量
ARVC	致心律失常性右室心肌病	COPD	慢性阻塞性肺病
AS	主动脉狭窄	cPPI	校正的起搏后间期
ASA	阿司匹林	CPVT	儿茶酚胺敏感性多形性室速
ASD	房间隔缺损	Cr	肌酐
ASH	非对称性室间隔肥厚	CRT	心脏再同步化治疗
AT	房性心动过速	CS	冠状窦
ATP	抗心动过速起搏	CSNR	校正的窦房结恢复时间
AV	房室的	CTI	三尖瓣环峡部
AVBCL	房室阻滞周长	DAD	延迟后除极
AVD	房室延迟	DAP	递减式心房起搏
AVN	房室结	DCCV	直流电复律
AVNERP	房室结有效不应期	DCM	扩张型心肌病
AVNRT	房室结折返性心动过速	dCS	远端冠状静脉窦
AVRT	房室折返性心动过速	DFT	除颤阈值测试
BB	β受体阻滞剂	DI	尿崩症
BBB	束支传导阻滞	DSM	动态基质标测
BC	血培养	DVT	深静脉血栓

EAD	早期后除极	ICL	间期置信水平
EAM	电解剖标测	IHR	固有心率
EAT	异位性房性心动过速	ILR	植入式心电记录器
EC	细胞外的	INR	国际标准化比值
ECG	心电图	IST	不适宜性窦性心动过速
EDV	舒张末期容积	IV	静脉注射
EF	射血分数	IVCD	室内传导延迟
eGFR	估算的肾小球滤过率	JET	交界性异位性心动过速
EGM	心腔内电图	JT	交界性心动过速
EHRA	欧洲心律学会	JVP	颈静脉压力
EP	电生理学	LAA	左心耳
EPS	电生理检查	LACA	左心房内环肺静脉口外线性消融
ERAT	房性心动过速的早期复发	LAD	左前降支
ERI	择期更换指征	LAO	左前斜
ERP	有效不应期	LAS	低振幅信号
ESC	欧洲心脏病学会	LAT	局部激动时间
ESV	收缩末期容积	LAVD	长房室间期
FAT	局灶性房性心动过速	LBB	左束支
FPERP	快径路有效不应期	LBBB	左束支传导阻滞
fQRS	滤波 QRS 间期	LCSD	左心交感神经切除术
FRP	功能不应期	LCX	左回旋支
GA	全身麻醉	LDAC	致心律失常性左室心肌病
HB	希氏束	LGE	延迟钆增强
HBE	希氏束电图	LIPV	左下肺静脉
HCM	肥厚型心肌病	LLSB	左胸骨下缘
HF	心力衰竭	LOC	意识丧失
HPS	希氏束-浦肯野系统	LQT	长 QT
HRA	高位右房	LQTS	长 QT 综合征
H-RB-LB	希氏束-右束支-左束支	LRL	下限频率
HR	心率	LSPV	左上肺静脉
HRT	心率震荡	LV	左心室
HRV	心率变异性	LVEF	左室射血分数
HTL	高位左胸交感神经切除术	LVH	左室肥大
HTN	高血压	LVOT	左室流出道
IAR	心房内折返性心动过速	LVSD	左心室收缩功能障碍
IC	细胞内的	MAAC	多阵列消融导管
ICD	埋藏式心脏复律除颤器	MAD	平均绝对偏差
ICE	心腔内超声心电图	MAP	平均动脉压
ICH	颅内出血	MASC	多阵列间隔导管

MAT	多局灶性房性心动过速	PLAX	胸骨旁长轴
MDMA	3,4-亚甲基二氧基甲基苯丙胺	PMT	起搏器介导心动过速
MDP	舒张中期电位	PMVT	多形性室性心动过速
MEA	多极阵列	POTS	体位性直立性心动过速综合征
MI	心肌梗死	PPI	起搏后间期
MIBG	间碘苯甲胍	PPI-TCL	起搏后间期–心动过速周长
MRAT	大折返性房性心动过速	PPV	正压机械通气
MRI	磁共振成像	PS	肺动脉瓣狭窄
MRSA	耐甲氧西林金黄色葡萄球菌	PSAX	胸骨旁短轴
MS	二尖瓣狭窄	PSNS	副交感神经系统
ms	毫秒	PSVT	阵发性室上性心动过速
MV	二尖瓣	PV	肺静脉
MVA	二尖瓣面积	PVABP	心室后心房空白期
MVC	二尖瓣关闭	PVAC	肺静脉消融导管
MVP	二尖瓣脱垂	PVARP	心室后心房不应期
NAFAT	非自律性局灶性房性心动过速	PVC	室性期前收缩
NCT	窄 QRS 波群心动过速	PVD	周围血管疾病
NCX	Na^+/Ca^{2+}交换	PVI	肺静脉隔离
ND-CCB	非二氢吡啶类钙离子通道阻滞剂	PVP	肺静脉电位
NIDCM	非缺血性扩张型心肌病	QOL	生活质量
NPV	阴性预测值	QTc	校正 QT 间期
NSR	窦性心律	RA	右心房
NSTEMI	非 ST 段抬高型心肌梗死	RAO	右前斜
NSVT	非持续性室性心动过速	RBB	右束支
OAC	口服抗凝药物	RBBB	右束支阻滞
ORT	顺向性折返性心动过速	RCA	右冠状动脉
OS	开口	RCM	限制型心肌病
P1	舒张末期浦肯野电位	RF	射频
P2	收缩期前浦肯野电位	RIPV	右下肺静脉
PA	肺动脉	RR	相对危险度
PAC	房性期前收缩	RRP	相对不应期
PAVPB	心房后心室空白期	RRR	相对风险降低
pCS	近端冠状静脉窦	RSPV	右上肺静脉
PE	肺栓塞	RV	右心室
PEA	无脉性电活动	RVa	右心室心尖部
PEI	预激指数	RVEDV	右心室舒张末期容积
PET	正电子发射断层扫描	RVEF	右室射血分数
PFO	卵圆孔未闭	RVH	右室肥大
PIP	口袋中备用药物	RVOT	右室流出道

SA	窦房	TFC	胸腔内液体量
SACT	窦房传导时间	TIA	短暂性脑缺血发作
SAECG	信号平均心电图	TRT	总恢复时间
SAM	二尖瓣收缩期前移	TSH	促甲状腺激素
SAVD	短 AV 延迟	TTE	经胸壁超声心动图
SCD	心源性猝死	TV	三尖瓣
SCI	最短复杂电位时间	TVA	三尖瓣成形术
SEM	收缩期喷射性杂音	TVAC	可调消融导管
SN	窦房结	TWA	T 波电交替
SND	窦房结功能不良	URL	上限频率
SNRT	窦房结折返性心动过速/窦房结恢复时间	V	心室的
		VA	室房的
SNS	交感神经系统	VBP	心室空白期
SPERRI	最短预激 RR 间期	VERP	心室不应期
SR	缓释	VF	心室颤动
SSRI	选择性 5-羟色胺再摄取抑制剂	VPB	室性期前收缩
ST	窦性心动过速	VRP	心室不应期
Staph	葡萄球菌	VSD	室间隔缺损
STEMI	ST 段抬高型心肌梗死	VT	室性心动过速
SVC	上腔静脉	VUS	意义未明的变异
SVT	室上性心动过速	WBC	白细胞
TARP	总心房不应期	WCL	文氏周长
TCA	三环抗抑郁药	WCT	宽 QRS 波群心动过速
TCL	心动过速周长	WMA	室壁运动异常
TEE	经食管超声心动图	WPW	预激综合征

目　录

第 **1** 章

概　论

心脏动作电位

心肌组织的电学和机械活动具备以下 5 种主要特征。

○ **自律性**：心肌细胞/组织产生冲动或刺激能力。在缺乏外部刺激的情况下，心肌起搏细胞会自发除极。这一特点可使心肌细胞产生频率合适的窦性心律以供机体所需。

○ **兴奋性**：心肌细胞/组织对冲动或刺激产生兴奋反应的能力。心肌细胞对心脏传导系统起搏细胞产生的冲动做出的反应表现为除极和复极。

○ **传导性**：心肌细胞/组织将冲动传导至其他区域的能力。虽然传导系统及心肌细胞均具有这个特性，而在传导系统内传导速度更快。

○ **不应期**：心肌细胞/组织发生兴奋后，到能再次兴奋的时间。这一特性防止心肌组织在前一次刺激后短时间内再次兴奋，从而避免快频率和折返性心律失常。

○ **收缩性**：心肌细胞/组织在兴奋后产生电-机械耦联、心肌收缩的特性。

心脏动作电位"快反应细胞"

不仅心房、心室肌细胞中存在动作电位，在希氏束-浦肯野快速传导系统(包括希氏束、左右束支、束状浦肯野细胞和心内膜浦肯野纤维传导系统)中也存在动作电位。

这些细胞动作电位包括静息电位、快速除极期、平台期。

除极

当心肌细胞受到刺激时产生的电活动称为除极。

○ **0 位相：快速除极期**

■ 快钠通道受到刺激后开放，导致钠离子膜电导(G_{Na})快速升高和(或)快钠电流(I_{Na})迅速内流。

■ 带正电荷的钠离子快速进入细胞，引起胞内电流的显著变化，决定了心肌细胞的

1

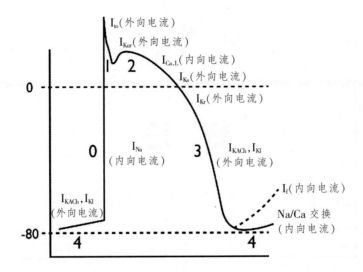

快速传导(传导速度约为 1m/s)。

复极

在除极结束后进入复极期,快钠通道关闭、快钠内流终止,在复极期恢复到极化状态的静息电位。

○1 位相:早期快速复极期

早期快速复极期开始于瞬时外向钾电流(I_{to})的开放。这种电流导致快速复极至大约 0mV(时间依赖性失活)。

○2 位相:平台期

主要由内向 L 型钙离子通道($I_{Ca,L}$)和外向钾离子通道快速延迟整流钾电流(I_{Kr})、缓慢延迟整流钾电流(I_{Ks})、内向整流钾电流(I_{Kl})。钠-钙交换电流($I_{Na/Ca}$)、钠-钾泵电流($I_{Na/K}$)在对平台期的维持中起次要作用,而在调节细胞内钠离子、钾离子和钙离子的浓度方面起主要作用。

○3 位相:平台期后的晚期快速复极期

最初,膜电位的净负变化是由 L 型钙离子通道的失活引起的。快速延迟整流钾电流(I_{Kr})和内向整流钾电流(I_{Kl})激活,产生更快的净外向电流,使电位较快地降至静息电位水平。3 位相通过控制动作电位时长(APD)来控制不应性。钠离子在正电压至 -60mV 时处于失活状态,因此在 0 位相快速除极期之后,心肌细胞在 3 位相降至 -60mV 以前处于不应期。动作电位降至 -60mV 的时长为有效不应期(ERP)。

○4 位相:静息期

静息期细胞膜内维持着匀速、稳定的极化状态(工作的心肌细胞为 -90mV)。当膜电位恢复到静息电位时,延迟整流钾离子通道关闭。电压门控内向整流钾电流(I_{Kl})保持开放,调控静息膜电位。

心室动作电位

与心房肌细胞相比，心室肌动作电位的特征有：

○ 动作电位时程更长。

○ 2 位相更高（缺少 I_{Kur}）。

○ 3 位相缩短，复极更快。

希氏束–浦肯野动作电位

与心肌细胞相比，希氏束–浦肯野的动作电位有以下不同：

○ 复极期（1 位相）较早。

○ 平台期（2 位相）更长。

○ 自律性：4 位相自动除极。

心脏动作电位"慢反应细胞"

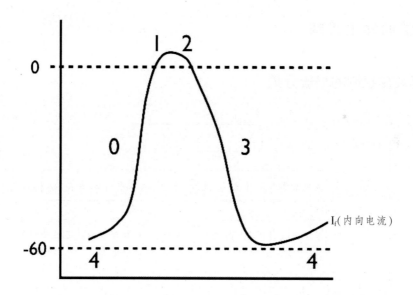

图像显示窦房结（SA）和房室结（AV）细胞的动作电位特征。与"快径路细胞"相比，这些动作电位的主要特征是自律性较高、除极期较慢以及 APD 较短。

　　○ 0 位相：快速除极期

　　0 位相除极较慢（传导速度为 0.02~0.05m/s），因为这是由 $I_{Ca,L}$ 产生的较小内向电流介导，而不是由 I_{Na} 介导的。

　　○ 1 位相：早期复极期

　　在"慢反应细胞"中，早期复极期并不明显，因为 I_{to} 电流很小且部分处于失活状态。

　　○ 2 位相：平台期

　　原则上，平台期与快反应细胞相似，但是因为 0 位相电流较小，所以从 0 期至 1 期、2

期的界限较难界定。

○ 3 位相：平台期后的快速复极期

慢径路的 3 位相钙离子通道变化与快反应细胞相似。$I_{Ca,L}$ 比 I_{Na} 电流小且恢复较慢，为时间依赖性钙离子通道，决定了慢反应细胞的有效不应期（ERP），所以与快反应细胞不同，APD 不是决定 ERP 的主要因素，APD 的改变几乎不影响 ERP。$I_{Ca,L}$ 的时间依赖性导致了电流快速递减，极大地限制了房室结（AVN）的最大兴奋冲动。这是一种很重要的保护作用，避免室上性心动过速（如心房扑动和心房颤动）时心室率过快。

○ 4 位相：静息期

慢细胞的自律性是以下因素共同作用的结果：①4 位相时自动除极主要以 I_f（一种超极化激活、低选择性、钠离子为主的进行性增强的内向起搏电流）、激活 T 型钙离子通道（$I_{Ca,T}$）及延迟整流钾通道失活；②最大负向"静息"膜电位（舒张中期电位，MDP）接近于阈电位（快通道电位为 -60~-50mV 及 -80mV）。所以，窦房结细胞的自律性最高，当窦房结功能不良时，房室结作为备用起搏心律。

心律失常的发生机制

心律失常发生机制的一般分类

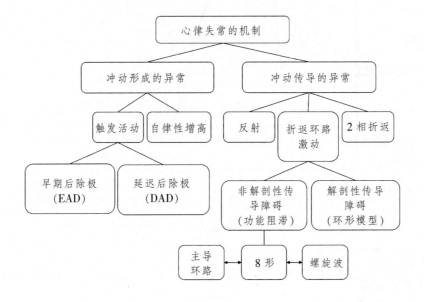

表 1.1　心律失常机制的特点

		局灶性		
	大折返性	微折返性	触发活动	自律性增高
程序刺激可诱发	是	是	是	否
程序刺激可终止	是(突止)	是	是(逐渐终止)	否(一过性抑制)
重整	是	是	是	是
拖带	是	是	否	否
特定位点拖带	是	是	否	否
超速起搏后抑制	否	否	是	是
超速起搏后加速	是	是	是	否
腺苷敏感性	否	否	是(终止)	否(一过性抑制)
儿茶酚胺敏感性	可能	可能	是	是
细胞周期的激动时间	100%	100%(50% 局灶性心电图)	<50%	<50%
大小	>2 心房节段	≤2 心房节段	1 心房节段	1 心房节段
消融靶点	关键峡部的双向阻滞		起源点	

冲动形成的异常

自律性异常

心肌细胞自动达到阈值电位后产生自发动作电位的能力。

○ 在无外部刺激的情况下,在第 4 位相进行自发除极。

○ 可能受到神经激素(交感和副交感神经)水平的影响。

○ 虽然所有心肌组织均可自动除极,但只有某些类型的细胞或组织具有起搏功能(按重要性升序排列):

■ 窦房结。

■ 特定心房细胞,如房室结。

■ 希氏束。

■ 左、右束支。

■ 束状浦肯野细胞。

■ 心内膜浦肯野纤维传导系统。

○ **异常自律性**(第 4 位相除极加速)可引起期前收缩或持续的快速性心律失常。

■ 通常这类心律失常缘于代谢原因:

• 急性缺血或缺氧。

• 心肌牵张。

- 电解质异常(低氧血症、低钾血症、低镁血症、酸碱紊乱)。
- 高交感活性。
  - 自律性异常引起的心律失常。
- 初始可表现为频率逐渐增快("温醒现象")或在终止时频率逐渐减慢("冷却现象")。
- 通常快速起搏不能诱发,因此不宜用电生理检查进行诱发。

触发机制

触发机制是指心脏组织受到一次刺激,触发一次以上动作电位的现象。

○ 心律失常具有自律性及折返性的特征。

- **自律性**:阳离子进入细胞可以产生新的动作电位。
- 心律失常表现为典型的温醒现象和冷却现象,钙通道或钠通道阻滞剂可能对其有效果。
- **折返性**:期前收缩和程序刺激可诱发折返。
- 与典型的折返机制相比,触发活动可能需要在间歇出现后快速起搏("间歇–依赖性"心律失常)。

○ 触发活动最常见的两种形式:

- 早期后除极(EAD):出现在心肌细胞完全复极化之前。
- EAD 是由 $I_{Ca,L}$ 的再次激活和(或)从肌浆网(SR)中自发释放钙离子(Ca^{2+})所致。
- 平台期 EAD 出现在 2 位相。
- 晚期 EAD 发生在 3 位相,是由 I_{Na} 的再次激活或从肌浆网(SR)中自发释放钙离子(Ca^{2+})引起的。
  - 延迟后除极(DAD):发生在 4 位相心肌细胞复极完全后。
- DAD 是由细胞内 Ca^{2+} 超载或 RyR_2 通路功能异常引起的,由肌浆网中自发释放 Ca^{2+},通过 Na^+/Ca^{2+} 交换(NCX)电流产生去极化电流。当过多的 Ca^{2+} 进入细胞,NCX 介导的电流交换激活(1 个钙离子转出细胞,同时 3 个钠离子进入细胞),引起舒张期膜内去极化。

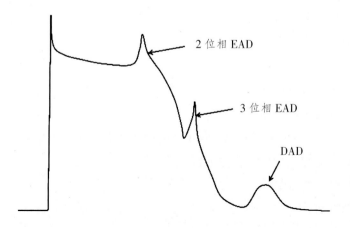

冲动传导的改变

折返机制

当激动传导不均一,分别进入处于除极化和复极化的不同通路,可引起折返。

○ 需要两个离散的平行传导"通路"。

■ 近端和远端相连。

■ 被障碍分开。

• 解剖性:瓣膜,血管,瘢痕。

• 功能性:被向心性激动(主导环)持续除极的中央核或可兴奋但未兴奋的区域(螺旋波)。

■ 包含不同的电生理特性。

• 其中一条通路的不应期必须长于另一条通路的不应期("快速"β 通路),而不应期较短的通路必须比另一条通路("慢"α 通路)传导慢。

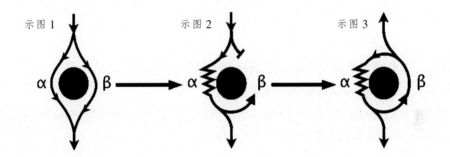

○ 折返机制(解剖学)

■ 窦性心律时,两条通路几乎同时进行除极(示图 1)。

■ 当存在异位节律(即房性或室性期前收缩)时,由于不同的传导速度和恢复时间,显现出两条通路。

• 当提前出现的激动进入 β(快)径路的不应期,α(慢径路)进入可激动期时,冲动将沿着 α(慢径路)传导(示图 2)。

• 冲动沿 α 慢径传导时,β 快径路可能从不应期中恢复。

• 当冲动到达 α 慢径远端时,β 快径路从不应期中恢复,冲动可逆行传导回到心房(回波,示图 3)。

• 如果 α 慢径已恢复,脉冲可再重新进入 α 慢径路,并触发反复折返脉冲,引起心律失常。

■ 注意:没有单一的起源点。

• 可在整个周期长度(CL)内记录折返激动;不存在最早激动点。

• 折返环附近的心房肌可被激动。

折返的定义

- ○ **周期长度**(CL):从除极到完成整个环路并返回起点所需的时间。
- ○ **波长**:折返可以发生的最小环路长度。
  - 波长等于传导速度和不应期(可重入环路的最短联律间期)的乘积。
- ○ **可激动间隙时间**:在整个周期长度中,环路可被"激动"的时间间隔。
  - 可激动间隙等于周期长度与不应期之差。
- ○ **可激动间隙距离**:环路内可被激动的空间距离。
  - 可激动间隙距离等于总环路长度与波长之差。

折返的分类

- ○ **微折返**:折返环较小,在体表心电图(ECG)上难以识别,如房室结折返性心动过速(AVNRT)。
- ○ **大折返**:折返环较大,在体表心电图上可见折返环,如心房扑动(AFL)。

拖带

拖带可证明心律失常的发生是由折返机制引起的,并存在可激动间隙。

- ○ 折返性心动过速可能被期前收缩重整。
- ○ 如果以比心动过速周长(TCL)短的起搏周期进行快速起搏刺激,则每次连续的起搏刺激可以诱发心动过速。
  - 连续重整称为拖带。
  - 拖带成功时,至少有两个连续的刺激是以相同时间通过传导通路顺向进行激动的。

拖带标准

- ○ 以固定心率起搏时存在固定融合,但拖带的最后一跳不是波群。
  - 拖带激动为起搏和心动过速的融合。
  - 当起搏终止时,最后一个搏动提前出现(拖带),但沿着环路传导(激动模式类似于自发性心律失常)。
- ○ 随着起搏频率的增加,有渐进式融合:
  - 在以心动过速发作时的稍短周期长度进行起搏时,起搏以最小限度进入环路,此时的激动类似于自发性心动过速(融合)。
  - 随着起搏 CL 的逐渐缩短,更大限度地进入环路,激动改变接近快速起搏。
- ○ 一个记录点发生阻滞后心动过速可终止,随后可见该处激动顺序的变化。
- ○ 在记录点以外进行 2 次稍快于心动过速的不同的频率起搏时,如果不终止心动过速,可以见到传导时间和心电图形态的变化。

拖带的应用

○ 证明心律失常机制是折返机制。

■ 注意：拖带不能证明起搏位点在环路内，因为如果可激动间隙很长，那么可通过在离环路很远的位置实现拖带。

○ 提示拖带位点为折返环路的一部分。

○ 也可以发现消融的靶点(如，具有良好起搏后间期的隐匿性融合)。

拖带和心律失常

○ 心房扑动(AFL)

■ 三尖瓣环峡部(CTI)的拖带对于证实它是折返环路的组成部分非常重要。

○ 室上性心动过速(SVT)

■ 房室拖带有助于区分房性心动过速(AT)(VAAV 表现)与房室结折返性心动过速(AVNRT)或房室折返性心动过速(AVRT)(VAV 表现)。

■ 希氏束起源 VPB 可能会重整 AVRT，但不会重整 AVNRT。

○ 室性心动过速(VT)

■ 拖带标测可用于激动标测、基质标测和起搏标测的补充。

■ 舒张期电位是消融的靶点，可以通过 PPI-TCL<30ms 的隐匿性拖带标测。

重整现象

拖带的电生理基础

○ 在持续性心律失常时，期前收缩进入可激动间隙，形成以下两个波。

■ 反向/逆行波(与折返性心动过速方向相反)：与前一次心动过速波峰碰撞。

■ 顺行/顺行波：较早(与下一次心动过速相比)可重入环路进行传导。

○ 重整定义为：

■ 心动过速至少加速 20ms。

■ 心动过速具有相同的激动/形态、周期长度。

■ 期前激动有可激动间隙并可进入环路。

起搏后间期(PPI)

○ 刺激通道上最后一个刺激脉冲至随后出现的最早局部电位的间期。

○ 表示冲动从刺激脉冲部位到心动过速环路、围绕环路并且回到脉冲发放部位的时间。

■ PPI 短于 30ms 时定义为折返环内。

○ 注意：

- 从重整开始到心律失常终止的联律间期反映了可兴奋性间隙的时间。
- 重整可通过标测回波 CL 与联律间期的关系来表示：
  - 典型的折返性心动过速表现为平坦、上升(随着联律间隔的缩短而回波周期增加)或者平坦和上升的混合曲线。
  - 触发活动可能出现平坦或降低的曲线。
  - 自律性心动过速可能出现平坦的反应。
- 不同位点的激动可能影响折返性心动过速的重整。
  - 重整的位点特异性不是自律性或触发激动的特征。

融合

两个激动波(一个为起搏刺激波,另一个起源于折返环路出口)同时出现,导致 QRS 波群形态、P 波形态或激动波形态介于两个波形态之间(完全起搏和折返性心动过速)。

- 显性融合(或 ECG 显示明显融合)需要：
  - 起搏节律与折返性心动过速有很大的不同。
  - 大部分心肌被两个波激动(即可发生 ECG 改变)。
  - 起搏周长足够短以重整心动过速。
- 局部融合：为心动过速的重整。局部融合 EGM 形态不变,没有明显的心电图融合。
- 隐匿性融合：发生于当起搏位点在环路内时,导致在正常位点前沿着环路顺向传导(因此 P 波、QRS 波群形态不变)。

左侧旁路:经主动脉和经房间隔途径治疗

表 1.2　经主动脉(逆行)和经房间隔(顺行)方法

	优点	缺点
经主动脉	避免房间隔穿刺	前侧壁或侧壁区域不确切
	更容易至后间隔区域	有冠状动脉或主动脉瓣损伤的可能性
经房间隔	容易操作导管	较难至左侧后间隔区域
	操作前鞘管的塑形有助于标测和消融	
	更容易至前侧壁或侧壁区域	

经主动脉(逆行)入路

- 并发症
  - 主动脉或主动脉瓣损伤。
  - 冠状动脉损伤,心肌梗死。

- 栓塞(主动脉粥样硬化)：卒中,外周栓塞。
  - 禁忌证
    - 严重外周血管疾病。
    - 严重主动脉瓣疾病或置换术后。
  - 操作过程
    - 右前斜(RAO)体位导管前进至主动脉瓣。
    - 导管朝后侧壁方向打大弯,跨过主动脉瓣。
    - 一旦进入左心室(LV),保持"J"形弯逆时针旋转导管,以将尖端向后转向二尖瓣环。
    - 然后松弯,到达瓣下区域。
    - 理想的定位：
      - 瓣环位置的轻微导管运动。
      - 重复前进、弯曲、扭转,然后重新固定位置。

经房间隔(顺行)入路

- 并发症
  - 心包积液或压塞。
  - 主动脉根部或肺动脉穿刺伤。
  - 右心房(RA)壁或左心房(LA)壁穿刺损伤。
  - 胸膜炎性的胸痛。
  - 栓塞：卒中,心肌梗死,外周栓塞。
  - 持续性房间隔缺损。
    - 引起右向左分流,可引起卒中和偏头痛。
  - 心电图下壁导联 ST 段抬高合并胸痛或无胸痛(0.6%)：
    - 由于①冠状动脉空气栓塞或②迷走神经反应(间隔穿刺对自主神经系统的机械破坏)。
- 解剖学
  - 真正的房间隔相对较小。
    - 仅为右心房壁的小部分。
  - 房间隔的解剖学关系(顺时针)。
    - 上：上腔静脉(SVC)。
    - 前上：主动脉根部(非冠状窦)。
    - 前：Koch 三角和三尖瓣环。
    - 前下：冠状窦(CS)口。
    - 下：下腔静脉。
    - 后上：肺动脉(PA)。

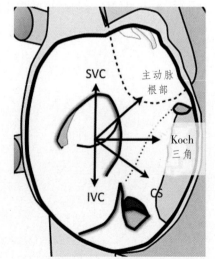

○ **器械**

- 针(标准长度 71cm):BRK-1,BRK-0 或 BRK-2 机械针,射频(RF)针。
- 鞘管(标准鞘管长度为 63cm,扩张管长度为 67cm):SL_0 或 SL_1。
- 压力检测:监测 LA 压力(主动脉或肺动脉压)。

○ **操作步骤**

- 根据操作者的偏好放置主动脉解剖参考标记。
  - 直接参照点:在主动脉根部逆行放置猪尾导管。
  - 间接参照点:希氏束通常位于主动脉根部附近。
- 将经穿刺鞘和扩张管通过 135cm 0.032~0.035 J 形导丝放置于 SVC。
- 取下导丝,并用肝素生理盐水冲洗装鞘管管腔。
- 然后在透视引导下置入房间隔穿刺针(以避免 SVC 损伤)。
- 取下内芯后,抽吸穿刺针并连接到压力传感器上。
- 将整个房间隔穿刺器械(穿刺针–鞘–扩张管)固定在一起。
  - 右手握穿刺针。
  - 左手握住鞘管和扩张管。
- 在左前斜(LAO)30°角透视下,房间隔穿刺器械顺时针旋转(后内侧 4~5 点),并顺利地从上腔静脉撤回到右心房。
- 在透视下观察导管时,注意两个不同的"跳跃":
  - 第一个为导管从 SVC 落入 RA。
  - 第二个为导管房间隔组织部位下降到卵圆窝。
- 在卵圆窝中,轻推房间隔穿刺器械。
  - 如果处于正确的位置,间隔穿刺器紧贴卵圆窝的边缘。
  - 如果穿刺器没有紧贴卵圆窝的边缘并滑至右心房上方,那么顺时针或逆时针旋转穿刺器,然后再从 SVC 退回 RA。
- 由于间隔穿刺鞘管紧邻房间隔,应注意 RA 压力逐渐衰减的过程。
- 在 LAO、RAO 影像上确认位置。

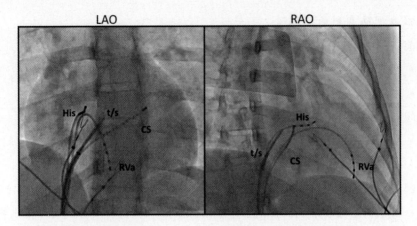

○ 导管的位置须位于：　　　　○ 导管的位置须位于：

■ 高于冠状窦电极近端。　　　■ 平行于冠状窦电极。

■ 主动脉标记点的右下方。　　■ 主动脉标记点及冠状窦电极
　　　　　　　　　　　　　　　的后方。

- ■ 确认位置后，在 LAO 投影中进行房间隔穿刺。
  - 操作者左手固定房间隔穿刺鞘管和扩张管时，操作者右手将针推出鞘管。
  - 穿刺针进入左心房(LA)时，可能会有突破感。
- ■ 在推进扩张管或鞘管前，确保穿刺针位于 LA 是至关重要的。
  - **压力波形**：应显示 LA 压力。
    - □ 注意：心包穿刺可见心房压力波形。
  - **动脉血**：应该从穿刺针中自由抽出鲜红色的动脉血。
    - □ 注意：动脉血可能从主动脉中抽出，但压力波形不同，心包穿刺不应回退，如果针在 RA 或 PA，则血液会变暗。
  - **造影剂**：注射造影剂至 LA 可判断 LA 解剖和确认位置。
    - □ 注意：造影剂应从 LA 流向 LV；若造影剂向上流，应怀疑主动脉穿刺。
  - **超声心动图**
    - □ 直接观察卵圆窝和 LA 的鞘管。通过鞘管内冲洗盐水引起 LA 气泡。
- ■ 如果对穿刺位置有任何疑问，则应撤回穿刺针并重新操作。
- ■ 一旦确认位置，用右手固定穿刺针，用左手将扩张管和鞘管轻轻推至 LA。
  - 在透视下可以观察到扩张管穿过房间隔。
- ■ 右手将穿刺针和扩张管固定就位，用左手将鞘管推进到 LA 中。
  - 如果压力传感器已连接好，那么当扩张管和鞘管推进时，应该看到 LA 压力。
  - LA 压力的消失表明鞘管贴在 LA 后壁上，或者已脱落到 RA 中。
- ■ 最后，将扩张管和穿刺针轻轻回撤。
  - 通过侧孔抽吸穿刺鞘(确保没有气泡)，然后连接至连续冲洗的测压管路。

○ **困难房间隔穿刺的处理**

- **前卵圆窝**
  - 卵圆窝 3 点、非 4~5 点更易引起主动脉穿孔。
  - 可以通过超声进行安全引导。
- **间隔坚硬**
  - 刺穿肌性房间隔或纤维化的房间隔(例如,穿透房间隔前先进行穿刺)。
  - 可以采用 RF 或 Endrys 穿刺针。
- **鞘管无法贴靠房间隔**
  - 将鞘管定位在常规的解剖学位置下 0.5cm。一旦到位,针头可以推出鞘管,并且轻轻向前推进整个鞘管。
  - 穿刺针推出时,应该紧贴房间隔并穿刺;如果它自由滑动,则放弃穿刺并在超声心动图引导下进行。
- **鞘管没有达到卵圆窝**
  - RA 扩张时,房间隔穿刺针的标准弯度可能无法到达卵圆窝内。
  - 选择更大范围弯度的穿刺针(例如,BRK-2 针或手动增加弯度)。

○ **穿间隔鞘管理**

- 鞘管必须连续/间歇肝素化。
- 应缓慢推进或撤回导管,避免空气进入。
- 拔除导管后,应回抽血以确保无空气留在鞘管中。

心腔内电图(EGM)

○ 心腔内电图为通过电极(阳极和阴极)之间的电压差记录心腔内的局部电活动。

○ 该信号经过滤波和增益的修正。

- **高通滤波**:衰减低于下限的频率。
  - 用于消除由于呼吸或导管移动、复极伪像和远场信号引起的低频振荡(高频信号随距离原点的距离增加而衰减得更快,因此只留下低频成分)。
  - 常规设置:30~40Hz(单极 EGM 设为 0.5Hz)。
- **低通滤波**:衰减高于上限的频率。
  - 用于消除环境或电子噪声。
  - 如果滤波器设置过高:正常信号会被过滤而丢失。
  - 如果滤波器设置过低:正常信号会被认作噪声而丢失。
  - 常规设置:250Hz 至 400~500Hz。
- **陷波滤波器**
  - 衰减 50~60Hz 的信号[衰减交流电(AC)引起的噪声]。

- 用后可能会导致信号成分被过滤丢失。
- 可以是单极或双极记录。

表 1.3　单极和双极电图(EGM)差异

单极 EGM	双极 EGM
● 形态很重要(QS 对 RS)	● 时间很重要(形态学作用较小)
● 受远场信号影响	● 代表局部的电活动
● 用于激动标测	● 在电生理检查中广泛使用
● 对于瘢痕组织标测作用较小	● 能够标测瘢痕中的 EGM

单极 EGM

- ○ **记录**：EGM 代表心脏内电极(阳极)和患者背部(阴极)电极之间的电流。
- ○ **形态学**：单极 EGM 可用于确定激动波前传的方向或起源点。
  - ■ 负向 QS 波：靠近起源点的电极。
  - ■ RS 波：远离起源点的电极。
- ○ **局部激动时间**(LAT)
  - ■ 在固定位置的记录电极：
    - 缓(浅)的正向波：说明激动波接近记录电极。
    - 陡峭(–dV/dt)的负向波：说明激动波经过电极尖端。
    - 浅的负向波：说明激动波离开记录电极。
  - ■ 最大负斜率(dV/dt)与最大钠通道传导(即激动波的局部到达)一致。
- ○ **优点**
  - ■ 更精确地测量局部激动时间。
  - ■ 提供有关传导方向的信息(未过滤)。
- ○ **缺点**
  - ■ 信噪比差；远场信号可能会掩盖局部电位。
    - 难以区分局部低振幅 EGM(即瘢痕组织)。
  - ■ 无法在起搏信号附件记录到不受干扰的 EGM。
    - 无法进行拖带标测。

双极 EGM

- ○ **记录**：EGM 记录心内导管相邻电极间的电信号。
  - ■ 远端电极作为阴极，近端电极作为阳极。
- ○ **形态学**
  - ■ EGM 记录的是在特定的时间点、两个电极间所有电位的总和(即两个单极 EGM

的总和)。

- 双极信号的初始峰值("内向曲折")对应电极下心肌的除极。
  ○ LAT
    - 正常组织:首先发生快速传导。
      - 滤波(30~300/500Hz)信号的初始峰值。
      - 最大的 EGM 绝对幅度。
    - 异常组织·难以确定(选择与单极记录的单相 QS 波相一致的双极性 ECM 信号)。
      - 碎裂电位:选择最早激动时的局部时间。
      - 双电位:在两个 EGM 中选择较大者。
  ○ 优点
    - 改善信噪比有助于识别高频成分(例如,瘢痕组织中的局部信号)。
  ○ 缺点
    - 形态学不能提供传导方向性的信息。
    - 不可能同时对同一对电极进行起搏和记录。
      - 需要在起搏 1 点到 3 点时,只能在 2 点和 4 点进行记录。

EGM 的分类和解释

- 低振幅
  - 定义:幅度<1.5mV。
  - 解释:纤维化/瘢痕面积;导管接触不良;远场信号。
- 碎裂电位
  - 定义:延迟(>70ms),具有多个峰/谷的低振幅电位。
  - 解释:梗死周围或慢传导区;导管运动;分支连接。
- 分离电位
  - 定义:间隔(>60ms)的两个电位。
  - 解释:局部传导阻滞(解剖/功能)或慢传导区。
- 晚电位
  - 定义:出现在 QRS 末端的电位。
  - 解读:延迟激活;局部传导阻滞(解剖/功能)或慢传导区。
- 连续性电位
  - 定义:持续整个心动周期且无舒张期等电位线。
  - 解读:缓慢传导区;伪差;电磁干扰。
    - 注意:舒张期连续激动代表病变心肌缓慢/碎裂传导(并不一定是折返环的必需)。
- 舒张中期电位
  - 定义:在舒张中期出现明显的电位,两侧有等电位线。

- 通常发生在主要心室波之前 10~100ms。
  - ■ 解释:表示舒张期折返路径的激动(慢传导区)。
  - ○ 低频电位
    - ■ 定义:坡度较缓(低 dV/dt)的低振幅电位。
    - ■ 解读:远场信号;伪差。
  - ○ 单相电位
    - ■ 定义:有损伤电流时可见的形态。
    - ■ 解读:局部压力过大;局部损伤组织。

心脏三维标测

一般原则

- ○ 何时需要进行心脏三维标测
  - ■ 持续性局灶性房性心动过速或室性心律失常。
  - ■ 既往心脏手术/心房瘢痕引起的大折返。
  - ■ 心房颤动消融后的房性心动过速。
  - ■ 心内膜和心外膜瘢痕介导的室速消融。
  - ■ 不可标测(不稳定)室性心动过速的基质标测。
  - ■ 需要进行多位点标测和非接触标测(即多形性心动过速)。
- ○ 心脏三维标测的限制性
  - ■ 连续位点标测耗时(通常需要至少 30~40 个点来分析心律失常机制和折返环路)。
  - ■ 非持续或难以耐受的心动过速非常困难。
  - ■ 心动过速周长或形态变化需要在同一腔室内重新标测。
- ○ 心脏三维标测数据可以显示如下:
  - ■ LAT 激动图:每个特定颜色依次代表不同的激动时间及顺序(最早的为红色,最晚的为紫色)。
    - 三维标测可显示出心律失常的激动顺序和传导路径。
  - ■ 扩布标测:将 LAT 标测的激动传导路径动态地展示出来。
  - ■ 等时图标测:与 LAT 类似,但是每种颜色代表特定的持续时间(如 5ms),以便更好地显示出传导速度。
  - ■ 电压标测:不同的信号幅度标为不同的颜色,以突出异常心肌。
    - 动态基质标测:多点序列形成的电压标测。在心动周期中,根据最大单极峰值电压的百分比确定瘢痕区域。
  - ■ 复杂碎裂心房电图(CFAE):
    - CARTO——间期置信水平(ICL):指定持续时间(如 2.5s)内连续波形中被认定

为 CFAE 的间期数。观察到的数目越多(ICL 越高),CFAE 的分类就越有把握。

- CARTO——最短复杂电位时间(SCI)或平均复杂电位时间(ACI):在指定的持续时间(如 2.5s)内观察到的连续 CFAE 波形之间的最短或平均间隔(以 ms 为单位)。间隔越短,CFAE 的分类就越有把握。
- NavX——碎裂指数:指定时间(如 1~8s)内 EGM 局部峰-峰 CL 间隔的平均值或标准差。平均 CL 越短,EGM 显示为越快的碎裂波。

三维电解剖标测(EAM)系统

CARTO(Biosense Webster,Diamond Bar,CA)

○ 由 3 个产生超低磁场的线圈定位消融导管远端电极上的磁性传感器。导管的三维位置和方向可以通过放置在患者背部(理想的是靠近目标心腔)的外部参考电极(俯仰,滚动,偏航)确定。

Ensite NavX(St. Jude Medical,St. Paul,MN)

○ 由 3 对皮肤电极产生经胸定位电场,形成 x(左至右)、y(颈至左腿)、z(从前至后)的立体轴。

○ 3 对皮肤电极间交替传送 5.6kHz 的低电流,通过测量相对于参考电极的每个轴(x、y 和 z)的局部电压梯度来确定导管的位置。

○ 注意:

■ 稳定的参考导管是必要的(如 CS、主动脉或主动固定导管)。

■ 呼吸补偿可以纠正手术过程中经胸阻抗的变化。

■ 电场放大算法可应用于几何构造,以校正可能扭曲腔室解剖形状的非线性阻抗。

非接触标测

○ 多电极阵列(MEA)是一种由 64 电极形成的网格,用于提供任一心腔的整体及电子标测,可以在每一跳中进行心律失常的标测。

图像融合

图像融合是指通过计算机把同一心腔的用两种不同方法创建的模型进行整合。

○ 图像融合涉及以下 3 个基本过程。

■ 图像采集:通过计算机断层扫描、磁共振成像、心内超声心动图或旋转血管造影进行解剖成像。

■ 分割:将心脏腔室的图像与相邻结构进行隔离。

• 该过程包括选择感兴趣的心脏层面,然后调整血流密度以突出兴趣腔室。此后,通过手动调整误差将腔室与周围结构分开。

　　■ 融合：在电解剖标测系统(EAM)内对齐、合并腔室。
　○ 图像融合的陷阱。
　　■ 容量状态可能改变腔室大小(尽可能靠近手术日采集数据)。
　　■ 融合可能会受运动伪差的影响。
　　■ 心房顶部或前壁过度贴靠可能会使 EAM 扭曲。
　　■ 如果仅将肺静脉(PV)口作为界标，在矢状面上可能发生旋转误差。

心律失常标测

接触(激动)标测

通过固定参照，评价激动传导时间和方向。
　○ 用于：
　　■ 血流动力学稳定的心动过速。
　　■ 频发期前收缩。

处理

　○ **定义参考电位**：基于所有时间稳定一致的信号。
　　■ 最佳：初始的 P 波(AT)或体表 QRS 波群(VT)。
　　■ 可选：可在体表记录到的稳定的心内 EGM。
　○ **定义兴趣窗口(诊断界标)**：用于确定相对于参考的局部 EGM 时间(即早期与晚期)。
　　■ 窗口起始：应设置在心动过速发作 ECG 的前面(CL 的 33%~50%)。
　　　• 注意：如果在起搏过程中进行标测，则在起搏脉冲后 10ms 为空白期。
　　■ 窗口宽度：应覆盖> 90%的心动过速周期。
　○ **标测**
　　■ 通过体表 12 导联心电图确定感兴趣区域。
　　■ 同时进行心内标测(例如，高右心房、CS、希氏束、右心室心尖)。
　　■ 最后，将导管记录到的局部激动时间与参考值进行比较。
　○ **信号采集**
　　■ 双极 EGM
　　　• 正常组织：LAT=初始快速传导。
　　　　□ 替代方法：滤波后(30Hz 至 300~500Hz)信号的初始峰值，或绝对最大 EGM 幅度。
　　　• 异常组织：LAT=更难确定 (选择与单极 EGM 记录到的单相 QS 波一致的双极信号)。
　　　　□ 碎裂电位：在最早激动的局部时间。
　　　　□ 双重电位：选择两个 EGM 中较大的一个，记录局部时间。

- 单极 EGM：LAT=最大负斜率
  - 符合最大钠通道传导。
  - 应当呈单相 QS 形态。
- **数据分辨率**
  - 通常需要最少采集 50~100 点来准确定义心律失常的发生机制。
  - 重点关注区域需要最少采集 10~20 点。

解释

- **局灶性心动过速**
  - 由单一点引起的离心激动。
  - 通常只有 50% 的 TCL 可以在单一腔室内标测到。
  - 目标：确定心律失常的起源点。
- **折返性心动过速**
  - 为"早接晚"环形激动模式。
  - 通常情况下，90% 以上的 TCL 可以在心动过速腔室内标测到。
  - 目标：确定关键峡部。

非接触式激动标测

多标阵列(MEA)可提供任一心腔的整体同步电标测。理论上只需要一次心动周期来确定激动模式；然而在实践中，必须分析多次心动周期以确保数据一致。

- 用途：
  - 血流动力学不稳定的心动过速。
  - 较难捕捉到的心律失常，如期前收缩(PAC 或 VPB)或非持续性心动过速。

步骤

- MEA 通过>0.035"的导丝推至目标心腔。
- 术中需要抗凝：目标值 ACT>250(右侧手术)或>300(左侧手术)。
- **解剖**
  - 常规导管用于采集 MEA 腔室解剖结构。
  - 导管发射 5.68 kHz 弱电流，MEA 的两个环形电极根据所接收的信号确定其位置。
- **设置**
  - 低通滤波器(25~300Hz)：用于消除环境噪声。
  - 高通滤波器(0.1~32Hz)：用于消除复极伪影和远场影响(心外膜或相邻腔)。
    - 以 2Hz 开始：保留低振幅去极化/慢传导区域。
    - 如果寻找传导缓慢/舒张电位的区域，则降至 0.5~1Hz。
- **使用等压图定义心动过速的发生机制和激动顺序**

- MEA 采集腔室内单极信号,进行放大,并使用数学方法重建 3360 个"虚拟"单极 EGM。
- 然后慢速回放(如 1:50)心动周期中的激动顺序。
  - 激动时间不同(> 40ms)的区域提示存在传导阻滞。
- 以快速扫描速度(如 400mm/s)显示 EGM。
  - 最早的 QS 波表示最早的激动部位。
  - 最初的 R 波可能表明激动来自邻近位置或腔室。
- 一旦发现潜在消融区域,应使用接触标测导管进行确认。

局限

○ 非接触激动标测不太适用于较大的腔室,因为如果从 MEA 至心内膜>40mm,则精确度会受到影响。
○ 低幅信号可能检测不到(例如,碎裂电位、舒张电位)。
○ 难以避免心内膜或消融导管接触导致信号饱和及伪差。
○ 等压图受滤波器设置和电压阈值影响。
○ 心腔表面插值导致"假腔"。

拖带标测

○ 拖带的意义如下。
  - 确定心动过速的机制为折返。
  - 定位折返环所在心腔(或位置)。
  - 定位折返环中维持心动过速的关键位点(例如,慢传导通路或舒张期通路的峡部)。

步骤

○ 心动过速时以比 TCL 快 20~30ms 起搏感兴趣心腔,并逐渐加速使得心动过速心率达到起搏心率。

决定起搏位点是否位于折返环关键区域

○ 是否存在隐匿性拖带或融合表现?
  - 当起搏形态(QRS 波群或 P 波)及心内激动与心动过速相同时会发生隐匿性拖带。
  - 隐匿性拖带提示起搏发生于心动过速折返环的内环[例如,舒张通路(慢传导区域)或者旁观者通路]。
  - 隐匿性拖带与融合不同,融合时起搏引起的形态和心内激动图形与心动过速时不完全相同。
    - 融合可能是由折返环外(外环、邻近区域或旁区)、双向传导或多个出口的起搏引起的。
○ 什么是起搏后间期(及 PPI−TCL)?

- PPI 是在起搏位点测量的,从最后一个拖带刺激至下一个非起搏电图的时间。
- PPI 变异
  - PPI 不一致(PPI 变异>30ms):局灶性房性心动过速(FAT)。
  - PPI 一致(PPI 变异<10ms):折返(微折返或大折返)。
- PPI 时间(PPI–TCL)
  - 如果该位点位于折返环内部,则 PPI 应等于激动完成折返所需的时间(PPI–TCL≤20ms)。
    □ 隐匿性拖带 PPI=TCL:折返环内反应。
  - 如果该位点是旁区,则 PPI 大于心动过速周期。
    □ 拖带伴融合及 PPI>TCL:环外反应。
    □ 隐匿性拖带伴 PPI>TCL:旁观者区域。
  - 注:快速起搏可导致缓慢传导区的递减传导(也称为速率依赖性 PPI 延长)。
○ 什么是刺激和激动时间?
  - 如果折返环内起搏,激动时间(局部 EGM 至随后的 QRS 波群的时间;EGM–QRS)应该等于刺激时间(起搏 EGM 至随后的 QRS 波群的时间;Stim–QRS)(<25ms)。
  - 可以通过 Stim–QRS/TCL 评估折返环内的位置。
    - <30%=出口;30%~50%=中心;50%~70%=近端;>70%=内环。
  - 如果位点位于旁观者区域,刺激时间会超过激动时间。

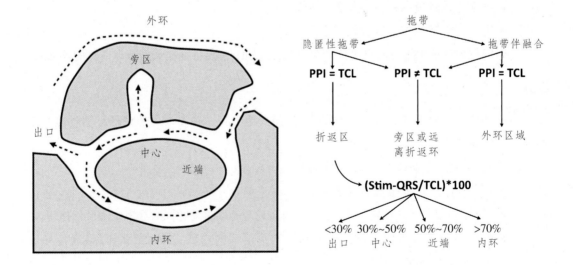

基质标测

基质标测的原理基于致密瘢痕区和慢传导区可与正常健康组织区分开。

○ 用于瘢痕相关的血流动力学不稳、非诱导性或非持续性心动过速(例如,缺血性室性心动过速、切口性心动过速)。

心室电压标测(贴靠)

- *致密瘢痕*
  - 双极 EGM<0.5mV。
- *边界区瘢痕*
  - 右室心内膜(RV)
    - 双极 0.5~1.5mV。
    - 单极 0.5~5.5mV(游离壁)。
  - 左室心内膜
    - 双极 0.5 至 1.5~2.0mV。
    - 单极 0.7~8.3mV(也可以说是心外膜或心肌中层瘢痕在心内膜的反映,所谓的"影子")。
  - 心外膜:0.5~1.0mV。
- *正常组织*
  - 双极>1.5mV。

心房电压标测(贴靠)

- 双极振幅:
  - >1.0mV 为正常。
  - <0.5mV 可能异常。
  - <0.05~0.1mV 可能为瘢痕。
- 由于这种方法没有得到很好的验证,标测应该包括电静止区域、双电位和碎裂电位,以描绘潜在的折返环。

非接触基质标测

- *动态基质标测(DSM)算法*
  - 使用心室峰值负电压的百分比。
- 不使用绝对截断值点,因为 MEA 重建的电压可能会受到腔室大小和质量差异的影响。
  - 窦性心律:DSM 峰值负电压<34%与心室瘢痕相关。
  - 心室起搏:DSM 峰值负电压<20%与心室瘢痕相关。
- 高低位滤波器设置:2~150Hz。

起搏标测

起搏标测原理是以相似的 CL 在心动过速起源点附近起搏,产生与心动过速类似的心肌激动。

- 适用于所有类型的心律失常:

- ■ 最适用于局灶性心律失常(特别是特发性室速),心电图图形取决于心肌激动的顺序。
- ■ 对于折返机制,起搏标测一般会反映出口位置。
- ○ 通常用于确定激动图形:
  - ■ 将在心律失常期间获得的 12 导联心电图与在 TCL(或联律间期)起搏过程中获得的 12 导联心电图进行比较。
  - ■ 如果处于心动过速过程中,则以此 TCL 快 20~40ms 的速度起搏。

解释

- ○ **匹配**
  - ■ 起搏标测图形与 12 导联图形完全相同或接近完全相同,表明该处为心动过速起点。
  - ■ 主观匹配:≥10 个导联匹配可认为充分。
  - ■ 客观匹配(软件自动匹配):相关(相关系数)应用更加广泛;然而,MAD 评分(平均绝对偏差)对波形振幅的差异更敏感。
    - • MAD 范围从 0%(完全相同)至 100%(完全不同)。
    - • 评分<12%对成功确定消融靶点的敏感性为 93%,特异性为 75%。
    - • 评分>12%~15%对成功确定消融靶点有 100%的阴性预测价值,表明该位置无消融靶点。
- ○ **起搏标测时的 Stim-QRS 值**
  - ■ 正常心肌起搏时 Stim-QRS<20~40ms。
    - • Stim-QRS>40ms 与缓慢传导区域或峡部保护相关。
  - ■ Stim-QRS 可用于标测窦性心律和室速过程中受保护的峡部。
    - • 当起搏位点沿峡部出口到入口移动时,Stim-QRS 应逐步延长(见拖带部分)。

局限性

- ○ **不精确**
  - ■ 主观判断好的(12/12)起搏标测应该在较大区域内实现(最多 1cm²)。
  - ■ 然而在短距离内(~5mm)可以看到微小的差异(顿挫,振幅变化)。
- ○ **假阴性**(即使在峡部起搏时的起搏电图 QRS 波群与 VT 时不同)。
  - ■ 双向传导:窦房结出口与 VT 相反或融合多个出口。
  - ■ 仅在心动过速时存在功能性屏障:例如,VT 时,即便是在关键峡部内起搏,窦道内的 QRS 波群形态可能完全不同。
  - ■ 夺获其他局部组织干扰峡部起搏。

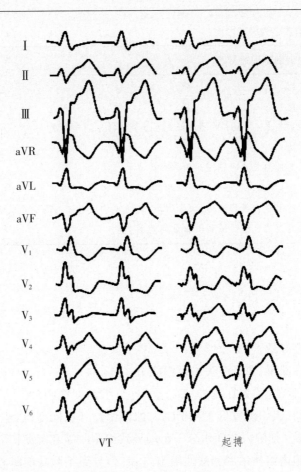

<table>
<tr><td>I</td></tr>
<tr><td>II</td></tr>
<tr><td>III</td></tr>
<tr><td>aVR</td></tr>
<tr><td>aVL</td></tr>
<tr><td>aVF</td></tr>
<tr><td>V_1</td></tr>
<tr><td>V_2</td></tr>
<tr><td>V_3</td></tr>
<tr><td>V_4</td></tr>
<tr><td>V_5</td></tr>
<tr><td>V_6</td></tr>
</table>

VT　　　　　　　　起搏

消融能量

射频消融(RF)能量

○ 最常用的消融能量。

○ 与直接电流(DC)消融相比,射频消融具有以下优势:

■ 减轻能量输送时的不适感。

■ 缺乏骨骼肌和心肌刺激。

■ 相对离散的消融灶无气压伤。

■ 提前终止消融以避免有即将发生并发症的可能。

○ *作用机制*

■ 在导管头和分散电极之间传递交流电。

■ 当射频电流从低电阻导管通过高电阻组织(电阻加热)时,电磁能量转换为热能。

• 在导管头与组织界面局部产生的热量随后分散到周围组织(传导加热和随后的热损伤)。

表 1.4 射频消融范围大小的决定因素

因素	对消融范围的影响
能量	正比
电极温度	正比
能量传递时间	指数关系：约 50% 的消融灶是在消融 5~10s 内产生的
贴靠力度	正比
血流	作为散热装置可以减小消融灶大小
电极大小	正比：更大表面积的对流冷却(电极周长和长度)提供了更大的功率
导管冲洗	通过电极内循环流体(闭合回路)或通过消融电极上的小开口来冷却电极，可以提供更大的能量传输和更深层的消融

冷冻能量

- ○ **作用机制**
  - ■ 冷冻效果

    进行性低温导致：

    - 细胞代谢减慢：离子泵失去运输能力。
    - 冰晶的形成：首先在胞外(EC)空间(组织温度在 $-15°C$ 以下)，然后在细胞内(IC)空间(组织温度低于 $-40°C$)。冰使细胞外空间变得相对高渗，使细胞产生渗透梯度。细胞内空间水分子运动导致细胞收缩和沉淀扩散(H^+ 移出细胞)。增加的细胞内溶质浓度和酸性细胞内 pH 值导致细胞功能障碍和死亡。
  - ■ 解冻与组织愈合
    - 被动组织复温诱导细胞损伤通过：①再结晶和聚合 IC 和 EC 的冰，加剧了渗透破坏；②与充血血管损伤相关的微循环功能恢复。
    - 反应性炎症与解冻同时发生，之后是修复和纤维化。其结果是一个成熟的消融灶，伴有一个界限清楚的中央致密纤维组织。

表 1.5 冷冻消融的潜在优势

优势	临床价值
可逆性抑制传导组织	"安全标测"能够降低不经意造成房室传导阻滞的风险
	"效能标测"预测成功消融位点
心脏组织粘连	减少邻近结构的损坏风险
	允许消融过程中的程序刺激
界限清楚的均质病变	不导致心律失常
保持超微结构的完整性	血栓/栓塞风险降低
	降低穿孔、肺静脉狭窄的风险
减少患者在手术过程中的不适	更舒适
	减少药物镇静

(杨靖 译)

第 2 章

电生理检查和流程

电生理检查

适应证

- 可疑症状性窦房结功能障碍患者的窦房结功能评估。
- 可疑希氏束–浦肯野系统阻滞引起症状的患者。
- 评价窄 QRS 波群心动过速患者。
  - 药物治疗反应不佳,同时发作次数频繁或耐受性差的患者。
  - 推荐导管消融而非药物治疗的患者。
- 经过临床分析诊断不清的宽 QRS 波群心动过速患者的评价。
- 预激综合征患者的评估。
  - 评估患者进行导管消融或外科消融治疗旁路(AP)。
  - 存在不明原因晕厥或猝死生还的心室预激患者。
- 不明原因晕厥的评价,包括疑似结构性心脏病,经过临床评估后仍有不明原因晕厥的患者。
- 无急性心肌梗死证据或急性心肌梗死 48h 后猝死生还患者的评估。
- 对原因不明的心悸及不适当心动过速患者的评估。

并发症

- 并发症的发生率和类型取决于所采取的检查流程(见表 2.1)。
  - 房性心动过速(AT)或心房扑动的并发症发生率为 4%~5%。
  - 房室交界区消融的并发症发生率为 2%~3%。
  - 房室结折返性心动过速(AVNRT)的房室结改良消融的并发症发生率为 3%~4%。
  - 房室旁路消融的并发症发生率为 2%~4%。
  - 室性心动过速(VT)消融的并发症发生率为 5%~8%。

表 2.1   电生理诊断和治疗相关并发症

并发症	电生理检查	消融治疗
死亡	<0.1%	0.3%
穿刺部位并发症	0.2%	0.6%
栓塞(系统性栓塞或脑栓塞)	<0.1%	0.2%~0.5%
心肌缺血或梗死	<0.1%	0.1%~0.2%
需要起搏治疗的房室传导阻滞	<0.1%	0.5%~2.0%
心包积液	<0.1%	0.3%~2.0%
心包压塞	<0.1%	0.2%~0.7%
心包炎/胸痛	<0.1%	<1.0%
静脉血栓形成	0.5%~1%	0.5%~1%
大出血	<0.1%	0.2%~0.7%
起搏电极移位	<1%	<1%
气胸	0.1%	0.1%
合计	1%	3%

标准导管放置

高位右心房

- 使用 Josephson 形或 Cournand 形导管。
  - 四极电极导管用于同时刺激和记录。
- 推荐位置是右心房高位后侧壁与上腔静脉(SVC)交界处,此处接近窦房结(SA)所在的位置。
  - 如果电极放置困难,可使用右心耳(前壁)。
  - 技术:在前后位投影,将导管推送至 HRA,并向后旋转导管。
- 记录时,请记住:
  - 此处心腔内电图记录的是高位右心房肌细胞的除极波。
  - 此处心腔内电图记录的时间接近体表心电图上 P 波的起始。

右心室

- 使用 Josephson 形或 Cournand 形导管。
  - 四极或双极电极导管用于同时刺激和记录。
- 推荐位置是右心室心尖部(RVa)。
  - 如果电极放置困难或者需要双部位起搏,可使用右室流出道(RVOT)。
  - 技术:在前后位或 RAO 投影,将导管推送至 RAa。
- 记录时,请注意:

- 此处腔内电图记录的是希氏束-浦肯野系统激动后的 RV 除极波。
- 此处腔内电图记录的时间接近体表心电图上 QRS 波群的起始。

希氏束导管

○ 使用 CRD2、Josephson 形或 Cournand 形导管。
○ 通常的位置是 LAO 投影时接近三尖瓣(TV)1~2 点,此处希氏束电位比较清楚。
  - 技术:在前后位或 RAO 投影,导管位置跨过 TV 前上方后轻轻后撤,顺时针旋转确保导管贴靠在间隔。
○ 记录时,请注意:
  - 此处心房电图记录的是靠近房室结的低位右心房心房肌细胞的除极波。
  - 希氏束电图记录的是房室结出口电位之后希氏束近端的除极波。
  - 此处心室电图记录的是靠近房室结的心室肌细胞的除极波。
    - 此处腔内电图记录的时间接近体表心电图上 QRS 波群的起始,因为室间隔是心室内最早激动的区域。
○ 警告
  - 心房电位太小可导致:
    - 由于记录到右束支电位而低估了 HV 间期。
    - 影响房室结和主动脉根部位置的判定。

冠状静脉窦

○ 使用多极导管(8~10 电极)来记录 LA 的激动顺序。
○ 定位取决于使用哪种方法。
  - 下腔静脉法
    - 导管跨过 TV 向下打弯,然后顺时针旋转后撤,直到记录到心房电位和心室电位相等。一旦进入冠状窦口,立即伸直导管,同时继续顺时针旋转,使导管头端沿着冠状静脉窦的走行方向向上推送。
  - 上腔静脉法
    - 导管跨过 TV,然后朝向下腔静脉(IVC)后撤,同时逆时针旋转直到记录到心房电位和心室电位相等。
  - 导管放置困难包括以下原因:
    - 导管无法置入冠状静脉窦口。
    - 由于瓣膜阻挡,导管不能推送到 CS 远端。
    - 反复导管移位;考虑使用支撑鞘管(SR_0 或 SL_2)或换用上位法。
○ 记录时,请注意:
  - 此处心房电图记录的是靠近二尖瓣环的左心房心房肌细胞的除极波。
    - 正如窦房结的激动顺序一样,CS 也是从近端到远端的除极顺序。

- 此处心室电图记录的是靠近二尖瓣环的心室肌细胞的除极波。
- 警告
  - 冠状静脉窦电极放置深度不够使远端电极位于 CS 中部，而近端电极在 CS 口以外时可导致将激动顺序误判为偏心性分布。

基本传导间期的测量

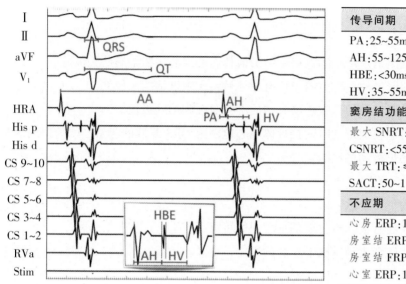

传导间期
PA:25~55ms
AH:55~125ms
HBE:<30ms
HV:35~55ms

窦房结功能
最大 SNRT:≤1.5s
CSNRT:<550ms
最大 TRT:≤5s
SACT:50~115ms

不应期
心房 ERP:180~330ms
房室结 ERP:250~400ms(前向)
房室结 FRP:330~550ms
心室 ERP:180~290ms

周期长度

- 周期长度(CL)是指每个连续的心跳之间的时间长度,以 ms 测量。

PA 间期(正常:25~55ms)

- PA 间期代表了心房内传导时间。
  - 它代表激动从窦房结区传导到房室结区的时间。
  - PA 间期的测量是从任何通路上的最早心房激动(体表心电图 P 波或最早心房电位)测量到希氏束导管上的快速心房电位反折处。

AH 间期(正常:55~125ms)

- AH 间期代表房室结的传导时间。
  - 它代表激动从低位右心房经过房室结传导到希氏束的时间。
  - AH 间期的测量是从希氏束导管上最早的快速心房电位反折处 (体表低位 RA 除极)测量到希氏束电位的起始处。
  - 由于自主神经张力的改变,其变化可达 20ms。

希氏束电位(HBE)持续时间(正常:<30ms)

○ HBE 代表了希氏束激动所需时间。

■ HBE 的测量是从希氏束电位的起始到希氏束电位的结束。

■ 轻微传导延迟 HBE 可出现顿挫,显著传导延迟可造成 HBE 分离。

HV 间期(正常:35~55ms)

○ HV 间期代表激动从希氏束经过希氏束−浦肯野系统传导到心室肌所需的时间。

■ HV 间期的测量是从 HBE 的起始到最早心室激动(体表心电图 QRS 波群或最早心室电位)。

PR 间期

○ PR 间期是 PA 间期、AH 间期和 HV 间期的总和。

QRS 波群持续时间(正常:<120ms)

○ QRS 波群持续时间是心室除极所需的时间。

QT 间期(正常:男性<440ms 或女性<460ms)

○ QT 间期是心室除极和复极所需的时间。

不应期

○ 心脏除极以后不能被再次除极的这段时间称为不应期(通常从细胞动作电位的 0 位相到 3 位相晚期)。

○ 随着联律间期的缩短,将观察到 3 种特征的不应期。

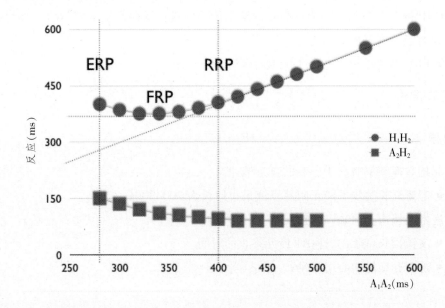

相对不应期(RRP):"改变"

- 随着联律间期的持续缩短,最初的刺激"输入"(例如,S_1S_2)与相应的组织反应或"输出"(例如,H_1H_2 或 A_2H_2)之间保持着稳定的关系。
- 随着联律间期的缩短,相应的组织反应发生变化,更短的联律间期仍然可以引起组织反应;但是,影响的程度减小了。
- 当出现输出间期与输入间期不等时,这一点被定义为相对不应期(RRP)。
- RRP 也被定义为开始出现延迟或递减传导的点(也就是说,如果刺激来得晚一些就可以正常传导)。
    - **递减传导**:联律间期的进一步缩短导致传导速度减慢。
        - 递减传导可见于那些依赖于"缓慢"内向钙电流进行除极的组织(例如,房室结)。
        - 浦肯野纤维依赖于"快速"钠通道,几乎没有递减传导。
        - 心肌(心房和心室)仅有轻微的递减特性。
    - **延迟**:额外刺激和组织产生的电位之间的延迟。
        - 延迟出现在短联律间期的额外刺激作用于相邻心肌组织的不应期时。

功能不应期(FRP):"最佳"

- 随着联律间期进一步缩短,组织反应性发生改变,从而达到"最佳"传导间期(即,最短的输出耦联间期)。
    - 从功能上讲,这是对组织输出量的定量测量(传导速度和不应性)。
        - 它定义了组织/结构输出的下限。

有效不应期(ERP):"丢失"

- 此后,进一步缩短的联律间期将导致组织输出逐渐"恶化"到有效不应期。
- ERP 被定义为刺激脉冲不能经过组织传导的最长联律间期(也就是说,如果刺激来得再晚一些就可以传导)。
    - ERP 出现在动作电位 3 位相的最后 1/3。

不应期的评价

递增起搏

- 起始起搏频率略高于患者的自主节律。
    - 起搏周长逐步下降至阻滞点或最小周长为 200~300ms。
- 递增起搏用于明确以下情况:
    - 文氏周长(WCL),即 1:1 传导终止的时间。
    - 是否存在逆向心房激动。

心房递增刺激导致递减传导

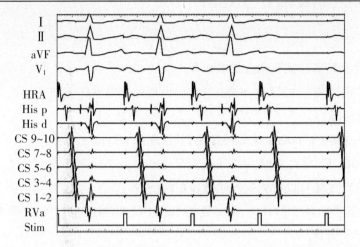

随着心房起搏周长逐步缩短,房室结在最终出现阻滞之前呈现递减传导(倒数第二跳至最后一跳)。

延迟的 4 个时期

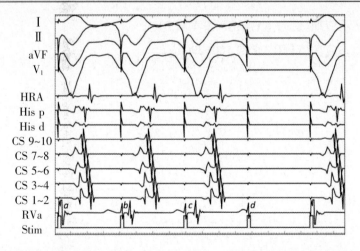

心室起搏期间,最初没有延迟(a. $V_1V_2=S_1S_2$)。当起搏刺激(或额外刺激)侵入心室肌的不应期时,可以观察到起搏刺激(S)与心室电位(V)之间存在延迟(b.延迟开始:$V_1V_2>$ S_1S_2)。此后,可以观察到更明显的延迟(c. $V_1V_2>>S_1S_2$),最后到达组织不应期(d.没有 V_2)。

- 逆向心房激动的顺序(向心性或偏心性)。
- 阻滞部位(AH 或 HV)。

额外刺激

○ 用于诱发及评估的额外刺激技术如下：

- 一系列固定周长的脉冲(8 跳 S_1)之后出现的固定联律间期的 1 跳或多跳额外刺激(S_2、S_3 等)。
- 通常以 8 跳(S_1)600ms 的脉冲起始，其后跟随 580ms S_2 刺激。
- 联律间期(S_2)每次减少 10~20ms，直至 200ms 或不应期。
- 根据研究方案可以增加额外的额外刺激(S_3、S_4 等)。
- 注意：随着 S_1 周长的减少，大多数组织的不应期(除房室结外)必须至少在两个基础周长下测量。
  - 通常重复 S_1 400ms(取决于基础心率)。

○ 额外刺激评估包括以下内容：

- 前向不应期
  - 房室结有效不应期(AVNERP：正常 250~400ms)。
  - 心房有效不应期(AERP：正常 180~330ms)。
- 逆向不应期
  - 室房不应期(逆向 AVNERP 或 VAERP)。
  - 心室不应期(VERP：正常 180~290ms)。

使用额外刺激技术评估 AV 递减传导

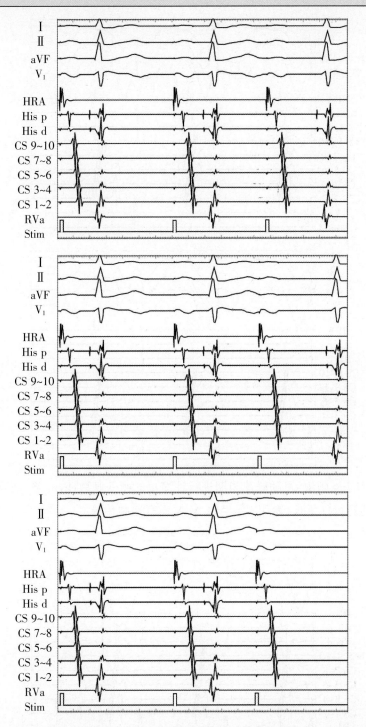

使用稳定的 S_1 刺激，跟随联律间期进行性缩短的额外刺激（S_2）。房室递减传导首先出现在 AVN，导致 AH 间期延长。当联律间期进一步缩短时，最终在 AVN 水平出现房室传导阻滞（例如，出现传导阻滞而没有希氏束除极）。

使用额外刺激技术评估 VA 递减传导

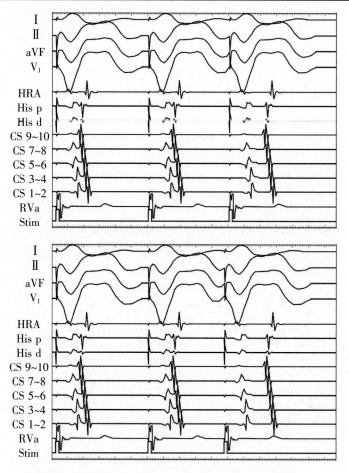

使用稳定的 S_1 刺激，跟随联律间期进行性缩短的额外刺激(S_2)。当 S_1S_2 联律间期更短时，VA 间期进行性延长，表明 VA 经过 AVN 逆行递减传导。

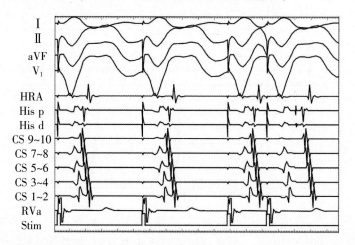

与前面两幅心腔内图相反，此图的传导延迟出现在希氏束–浦肯野系统而不是 AVN(V_2H_2 间期延长)。

传导曲线

- 技术手段包括评价前向传导和逆向传导。
  - 前向传导曲线
    - 低位心房 A_1A_2 间期(例如,在希氏束导管上)与输出间期(H_1H_2)。
    - 低位心房 A_1A_2 间期(例如,在希氏束导管上)与低位心房 A_2H_2 间期。
  - 逆向传导曲线
    - 低位心房 V_1V_2 间期(例如,在希氏束导管上)与输出间期(A_1A_2)。
    - 低位心房 V_1V_2 间期(例如,在希氏束导管上)与低位心房 V_2A_2 间期。
- 正常前向传导曲线:

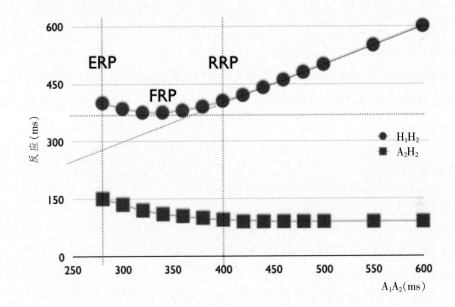

- 当 S_1S_2 联律间期稳定下降时,最初 H_1H_2 与 A_2H_2 之间保持稳定的关系。
- 随后出现:
  - 随着 A_1A_2 联律间期的进一步缩短,AVN 出现递减传导,表现为 H_1H_2 间期和 A_2H_2 间期的递增性延长。
  - 正常的 HV 间期没有递减传导反应,当 S_1S_2 达到一个短联律间期时,由于出现房内传导延迟,导致 A_1A_2 间期延长。
- 不连续的前向传导曲线:

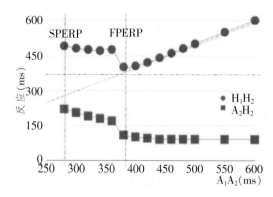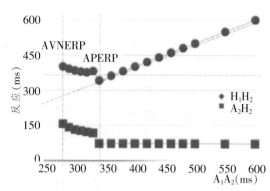

曲线的初始部分代表了快径的递减传导。当到达快径有效不应期(FPERP)时,快径发生阻滞,从而"跳跃"至慢径传导(当 S_1S_2 联律间期下降 10ms 时,A_2H_2 间期或 H_1H_2 间期延长≥50ms),慢径继续递减传导直至到达慢径有效不应期(SPERP)。注意:30%的正常对照人群可出现 AH 跳跃性延长而不伴回波。

曲线的初始部分代表了旁路没有递减传导。当到达旁路有效不应期(APERP)时,旁路发生阻滞,从而"跳跃"至房室结传导,开始出现递减传导直至到达房室结有效不应期(AVNERP)。注意:经房室结的传导可出现 AH 递减传导,而经旁路的传导呈现房室非递减传导,可导致 HV 间期进一步缩短/更多地呈现出预激特征。

确定不应期的困难

○ 不应期依赖于自主神经张力。
- 交感神经张力升高可导致传导速度增快,不应期缩短。
- 副交感神经张力升高可导致传导速度减慢,不应期延长。

○ 准确评估逆向 AVNERP。
- 心室刺激时,AVN 接收的输入信号经过希氏束。
- 从定义上说,逆向 AVNERP 是指不能通过房室结逆传到心房之前最长的 H_1H_2 间期。
- 有些时候逆传希氏束电位隐埋在心腔内电图之中,这时更推荐使用 VA 逆传 ERP 代替 AVNERP 进行评估。

○ 心房组织不应期之后依然可能存在 AVN 传导,因为:
- AVNERP 短于心房 ERP(AERP)。
- 短联律间期的脉冲刺激使心房组织间的传导明显延迟,从而使到达房室结的时间仍大于 AVNERP。

○ "裂隙"现象:
- 脉冲刺激在一定的 S_1S_2 间期发生传导阻滞后,在更短的 S_1S_2 间期又重新出现传导,直至最终在更短的 S_1S_2 间期传导消失。
- 裂隙现象的出现是因为脉冲刺激传导过程中跨越了两个 ERP 不等的组织结构。
  • S_1S_2 刺激首先阻滞于第二个组织结构(例如,希氏束–浦肯野系统或房室结)。

- 当 S_1S_2 联律间期更短时,第一个组织结构出现传导延迟(例如,房室结或心房肌),导致脉冲刺激可以传导通过第二个组织结构(例如,希氏束–浦肯野系统或房室结),但传导间期延长。
- 当 S_1S_2 联律间期进一步缩短时,第一个组织结构出现传导阻滞。
- 通常认为阻滞首次出现时房室传导终止。
- 心律失常的诱发:
  - 随着额外刺激联律间期的缩短,心律失常出现的风险增加,在 AVNERP 附近的额外刺激常常可以诱发室上性心律失常。

前向传导

心房递增起搏

- 推荐使用 HRA 或 CS 近端(首选)进行心房递增起搏,有时也可使用 CS 远端(可疑存在左侧旁路)。
- 确定以下参数:
  - 是否存在预激。
  - 前向传导文氏周期:
    - 文氏周期的定义是在 1:1 前向传导终止时的周长(正常 350~450ms)。
    - 应该注意房室传导阻滞的位置(AH 或 HV)。

额外刺激

- 应该使用两种不同的基础周长(通常是 600ms 和 400ms)。
- 确定以下参数:
  - 前向传导曲线(参见上文)。
  - 不应期:
    - AVNERP(正常 250~400ms)。
    - AERP(正常 180~330ms)。
      - 注意:如果 AVNERP 出现之前即达 AERP,使用更短的基础周长可使 AERP 缩短而使 AVNERP 延长。
      - 如果短联律间期的额外刺激发现房内明显传导延迟,则需要进行双额外刺激(S_2S_3)。

解析

- 正常表现包括:

- 当 S_1S_2 联律间期稳定下降时,最初 H_1H_2 与 A_2H_2 之间保持稳定的关系。
- 随着联律间期缩短,AVN 出现递减传导,导致 H_1H_2 间期和 A_2H_2 间期出现递增性延长。

○ 异常结果包括:

- 传导曲线不连续(参见上文)。
- 回波
  - 额外刺激通过前传支(如慢径)下传,而通过逆传支(快径等)返回。
  - 回波的存在验证了心动过速的基质。
  - 需要与房内折返相鉴别。
    - 真正的房室结回波存在"足–头"激动顺序(希氏束在 HRA 之前)。
    - VA 回波可连续出现在多次不同的联律间期刺激时。

房室结回波

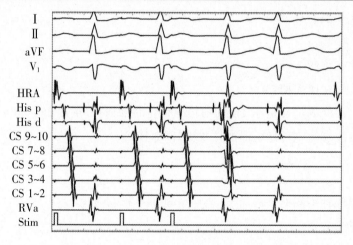

一次稳定的额外刺激(S_1)后跟随一次额外刺激(S_2),刺激通过慢径前传,然后通过快径逆传至心房。在此病例中,刺激再次通过慢径下传出现一个回波,但最终阻滞在逆传快径。

逆向传导

○ 逆向传导通常不如前向传导有效。

- 逆向传导通常在更长的周长发生阻滞。
- 正常情况下,阻滞最先发生在希氏束–浦肯野系统。
- 阻滞很难区分部位,因为希氏束电位常常埋藏在心室电位之中。

心室递增起搏

- 评估以下参数:
  - 是否存在逆向心房激动。
  - 逆向心房激动顺序(向心性或偏心性)。
  - 逆传 VA 传导时间。
  - 逆传 VA 文氏周期:
    - 文氏周期的定义是在 1:1 逆传终止时的周长。

额外刺激

- 应该使用两种不同的基础周长(通常是 600ms 和 400ms)。
- 评估以下参数:
  - 逆向传导曲线(参见上文)。
  - 不应期:
    - VA 传导阻滞(逆向 AVNERP)。
    - 心室 ERP(正常 180~290ms)。

解析

- 正常表现包括:
  - 尽管使用药物激发,仍然不存在 VA 传导。

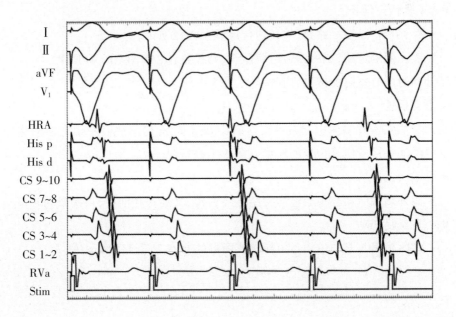

■ 向心性心房激动。

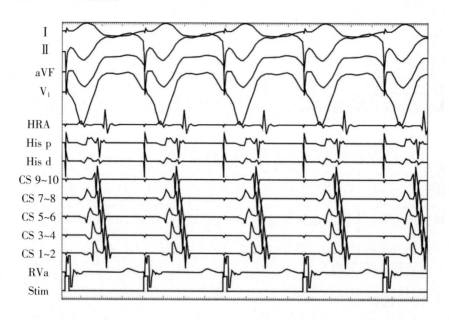

■ VA 递减传导。

• 随着 V_1V_2 间期缩短，V_2A_2 进行性延长，导致 $V_2A_2 > V_1A_1$。

○ 异常结果包括：

■ 偏心性心房激动（右侧和左侧游离壁旁路）。

■ VA 没有递减传导。

■ VA 跳跃性延长。

• 存在房室结双径路，从快径逆传跳跃至慢径逆传。

• 存在间隔旁路，从旁路逆传跳跃至 AVN 逆传（AVNERP<APERP）。

○ 额外刺激后心室附加搏动，因为：

■ 束支折返。

• 右心室额外刺激引起右束支逆向传导阻滞，S_2 跨间隔经左束支逆向传导，随后激动又沿着恢复传导的右束支前传至心室肌。

■ 心室回波。

• 额外刺激激动心室后经房室结慢径逆传，又经快径前传，再次激动心室。

■ 心室反复搏动。

• QRS 波群形态与 RV 心尖部起搏图形的 QRS 波群起始部相似。

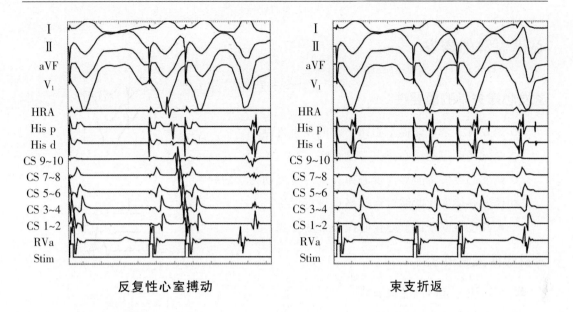

反复性心室搏动　　　　　　　　束支折返

解析逆向传导曲线的难点

- ○ 房室结融合和逆向传导延迟。
  - ■ 经房室结逆向传导的心房激动会掩盖旁路的逆向传导。
  - ■ 潜在的旁路逆向传导可在房室结逆传激动延迟时显露(例如,心房激动顺序由向心性变为偏心性):
    - • 逆向额外刺激。
    - • 缩短起搏周长。
    - • 左心室起搏显露左侧旁路(例如,在靠近 AP 插入点的部位起搏)。
    - • 静脉注射腺苷短时间阻断 AVN 逆传。
- ○ 房室结和间隔旁路逆向传导时间接近。
  - ■ 逆传在 AP 和 AVN 间转换时没有 VA 跳跃性传导或逆传心房激动顺序突然改变。
  - ■ 以下方式可以帮助判断是否存在 AP:
    - • 静脉注射腺苷不能阻断 VA 逆传。
    - • 希氏束旁起搏。
    - • 心动过速时希氏束同步的心室额外刺激可以使心房激动提前。
- ○ 房室结逆传完全通过快径,其后出现 VA 阻滞。
  - ■ 以下现象可以排除 AP:
    - • 静脉注射腺苷后 VA 逆传终止。
    - • 希氏束旁起搏。
    - • 心动过速时希氏束同步的心室额外刺激不能使心房激动提前。

心律失常的诱发

诱发心律失常的重要性

- 诱发方式常常能提示心律失常的发生机制。
- 诱发能确定临床心律失常的存在。
- 诱发心律失常能够评价心律失常对血流动力学的影响。
- 诱发心律失常能够对治疗终点进行评价。
  - 其也有助于评价终止心律失常的方式。

诱发心律失常的技术

- 短阵快速起搏或递减起搏。
  - 递减起搏直至不应期。
  - 多部位短周长(接近不应期)的短阵快速起搏。
- 程序额外刺激。
  - 多部位 1~3 个额外起搏(心房:HRA 和 CS;心室:基底部和 RVOT)。
- 药物试验辅助,例如:
  - 异丙肾上腺素 1~4μg/min 静脉输注。
  - 肾上腺素 0.01~0.1μg/(kg·min)静脉输注。
  - 阿托品 500μg 至 1mg 静脉推注。
  - 腺苷 6~18mg 静脉推注(对心房颤动的诱发最有用)。

心动过速的观察指标

- 诱发心动过速后,应该记录以下关键信息:
  - 和临床心动过速进行对比。
  - 诱发和终止方式。
  - 心动过速发作过程中的 AV 关系。
  - VA 间期和心房激动顺序。
  - 其他指标。

房速的诱发

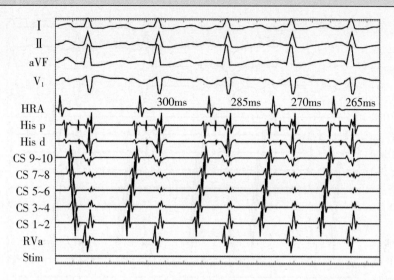

心律失常的起始是一个心房期前收缩(和窦性心律相比,P 波形态和心房激动顺序都不同),其后诱发房性心动过速。注意:温醒现象的证明——心动过速起始后频率逐步增加的现象。

房室结折返性心动过速的诱发

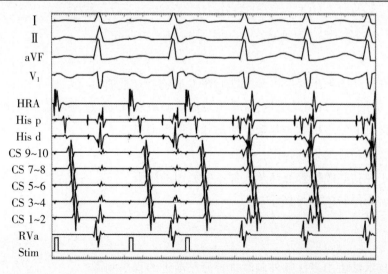

心房额外刺激技术:HRA 基础周长刺激证明 AVN 经快径传导,额外刺激后快径阻滞,跳跃至慢径传导。激动下传至心室,同时经过恢复传导的快径逆传至心房,形成折返。

顺向型房室折返性心动过速的诱发

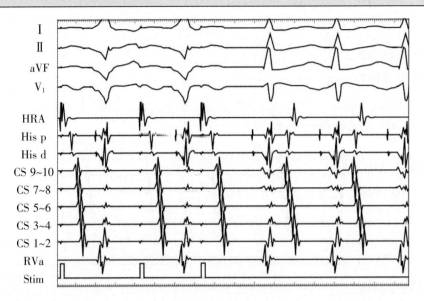

心房额外刺激技术：HRA 基础周长刺激显示后间隔旁路参与的接近最大限度地预激。额外刺激后旁路阻滞，前向传导完全经由房室结。激动下传心室，同时经过恢复传导的旁路逆传至心房，形成折返(CS 近端逆传 A 波最早)。

心室程序刺激

背景

- ○ 心源性猝死的最主要原因是室性心律失常(室速、室颤)。
  - ▪ VT 的最主要机制是折返，常常围绕瘢痕心肌形成(例如，陈旧性心肌梗死)。
  - ▪ 不常见的发生机制包括触发活动和自律性增高。
- ○ 心室程序刺激的指征包括：
  - ▪ 用于评估心源性猝死高危人群不明原因的晕厥。
  - ▪ 消融治疗时研究 VT 的特征。

原理

- ○ 主要技术是使用多次额外刺激进行循序渐进的程序刺激。
  - ▪ 提高敏感性的方法：
    - • 增加额外刺激的数量。
    - • 多个不同周长的基础刺激。
    - • 心室多部位起搏(经典部位包括 RVa 和 RVOT)。

- 递增起搏(例如,短阵快速起搏)。
- 静脉输注异丙肾上腺素。
    - 特异性下降:
- 高输出刺激(超过阈值两倍的输出)。
- 联律间期<200ms 的额外刺激。
- 使用>3 个额外刺激。

流程

○ 起始以 600ms S_1 刺激 8 次,跟随单个额外刺激 S_2。
- S_2 联律间期每次递减 10ms,直至 200ms 或达到心室不应期。
- 当 S_2 到达 ERP 时,以 ERP + 50ms 发放第二个额外刺激 S_3。
- S_3 联律间期每次递减 10ms,直至 200ms 或达到心室不应期。
- 当 S_3 到达心室 ERP 时,S_2 每次递减 10ms 扫描,直至 S_3 再次夺获。
- 以更短联律间期的 S_3 和 S_2 继续扫描,直至 200ms 或达到心室不应期。

○ 若未诱发 VT,重复以下步骤:
- 首先,在 RVa 以 400ms 连续起搏。
- 其次,在 RVOT 以 600ms 和 400ms 连续起搏。
- 第三,在 RVa 和 RVOT 以 600ms 和 400ms 基础刺激后,分别增加第三个额外刺激 S_4。

○ 若 VT 仍未诱发,考虑:
- 静脉输注异丙肾上腺素(或其他药物:肾上腺素,阿托品)后重复以上程序刺激。
- 递增短阵快速起搏。
- 长–短序列刺激(例如,S_1 刺激后跟随一个长联律间期的 S_2 和短联律间期的 S_3)。

解析

○ 诱发持续性单形性 VT 视为阳性结果。
- 心腔内电图显示为室房(希氏束)分离。

单形性室速的诱发

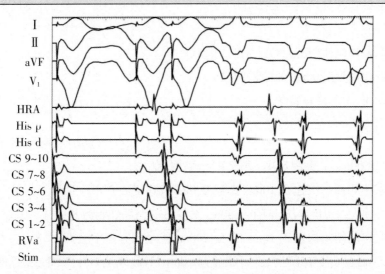

RV 基础周长起搏证明 VA 无传导,额外刺激后诱发单形性 VT。注意:VA 分离。

- 应获得 12 导联心电图的确认(尽可能与临床 VT 进行比较)。
- 诱发 VF 或非持续性多形性 VT 常常是非特异性结果,但是必须结合试验解析发生的原因。
- 如果是由>3 个额外刺激或长联律间期的额外刺激所诱发,则特异性相对较好。

逆向型房室折返性心动过速的诱发

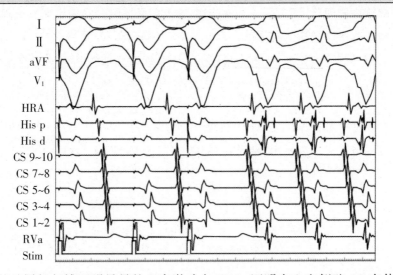

RV 基础周长起搏证明最早的心房激动在 HRA,证明右心室侧壁 AP 有传导。额外刺激后 AP 阻滞,逆向传导经由房室结到心房(向心性心房激动顺序,最早心房激动在希氏束和 CS 近端)。激动经过恢复传导的旁路下传至心室,逆传经希氏束-浦肯野系统(注意逆传的希氏束电位)至心房,形成折返。

心动过速时观察心房激动顺序

正常的前向激动

- 窦房结发放的脉冲放射状传导至右心房和左心房,并向下传导到 AVN(HRA→希氏束上心房电图→CS 近端→CS 远端)。
- 激动经过 AVN 时产生延迟传导,使心房有足够的时间进行机械收缩。
- 然后脉冲经过希氏束-浦肯野系统传导到心室,然后通过经典的室间隔→RV 和 LV 心尖部→游离壁→基底部模式进行激动传导,左心室后基底部总是最后激动(最晚的 V 激活出现在 CS 中-远端)。

正常的逆向激动

- 激动经过心室肌传导到浦肯野纤维→希氏束→CS 近端到远端→HRA。
- 注意:评价心房激动顺序的前提是 CS 导管放置在合适的位置。
  - 如果 CS 导管放置得太近,可能会因为 CS 中段电极放置在 CS 口处最早激动,造成原本的向心性激动顺序变为"人"形分布。
  - 如果 CS 导管放置得太远,前间隔和后间隔的激动可使 CS 远端和近端的激动早于 CS 中段,从而造成相反的"人"形分布。

解析

- 解析心动过速时的心房激动顺序对于诊断是最有用的,尽管存在 AP 时亦可通过心室起搏获得诊断信息。
- **向心性分布的心房激动**
  - 最早的心房激动在间隔(His A-BGM),随后在低位 LA(从 CS 近端到远端),然后到达窦房结区域(HRA;His A-BGM 后约 30ms)。
  - 可见于:AVNRT,前间隔 AP,传导缓慢 AP,传导不良 AP,房室型 AP。

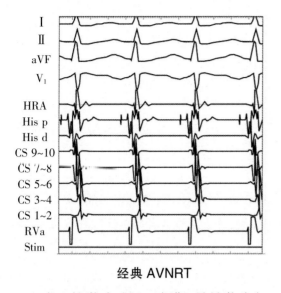 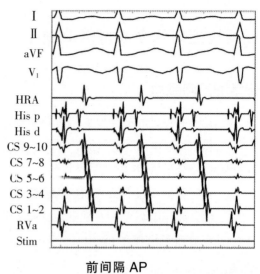

经典 AVNRT

向心性激动,短 VA 间期,最早激动在希氏束(快径路出口)。

前间隔 AP

向心性激动,长 VA 间期,近端冠状窦和高右心房几乎同时激动。

○ **偏心性分布的心房激动**

最早心房激动在 CS 近端	最早心房激动在 CS 远端

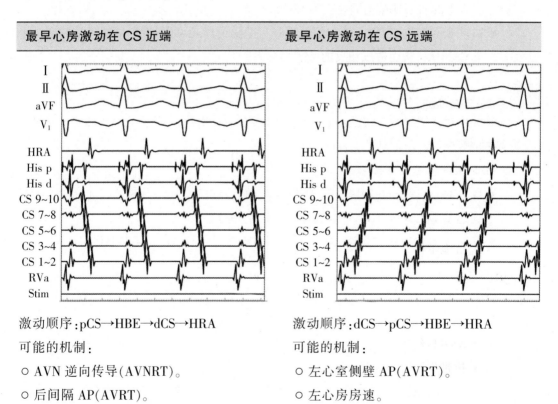

激动顺序:pCS→HBE→dCS→HRA

可能的机制:

○ AVN 逆向传导(AVNRT)。

○ 后间隔 AP(AVRT)。

激动顺序:dCS→pCS→HBE→HRA

可能的机制:

○ 左心室侧壁 AP(AVRT)。

○ 左心房房速。

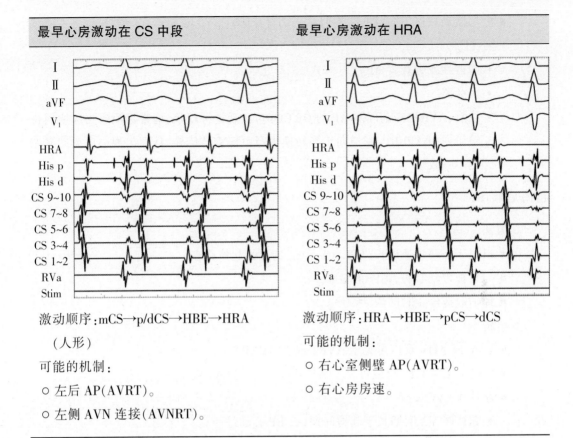

最早心房激动在 CS 中段

激动顺序：mCS→p/dCS→HBE→HRA

（人形）

可能的机制：

○ 左后 AP(AVRT)。

○ 左侧 AVN 连接(AVNRT)。

最早心房激动在 HRA

激动顺序：HRA→HBE→pCS→dCS

可能的机制：

○ 右心室侧壁 AP(AVRT)。

○ 右心房房速。

通过右心室超速起搏进行心室拖带标测

心房激动顺序

○ 方法

■ 以短于心动过速周长(TCL)10~40ms(通常为 20ms)的周长起搏心室。

■ 一旦拖带到心房，则停止起搏。

■ 评价拖带标测时的心房激动顺序，并与心动过速时的心房激动顺序进行比较。

○ 解析

■ 心房激动顺序相同(即，起搏时=心动过速时)：

• AVNRT(慢/快型)。

• AVRT：经前间隔 AP 的顺向型 AVRT(ORT)。

• 拖带失败可能有以下原因：

□ RV 起搏时心动过速终止(重新诱发心动过速并重复拖带)。

□ TCL 短于 VA 阻滞的周长(在这些病例中，拖带标测不能提供有效的诊断信息)。

• 注意：心房激动顺序相同时基本排除 AT。

- 心房激动顺序不同(即,起搏时≠心动过速时):
  - AT。
  - 隐匿性或旁观者 AP。
  - 多旁路。
  - 注意:AVRT(经前间隔 AP 的 ORT)亦可出现这种现象,拖带标测时当起搏周长短于逆向 APERP,则逆向传导转换为经由房室结传导,从而出现心房激动顺序的不一致。

起搏后顺序

- ○ 方法
  - 以短于心动过速周长(TCL)10~40ms 的周长起搏心室。
  - 一旦拖带到心房,则停止起搏。
  - 评估起搏停止时的激动顺序。
- ○ 解析
  - VAV 或 AHV 反应可见于 AVRT 或者 AVNRT。
  - VAAV 或 AAHV 反应可见于 AT 或者长 HV 的 AVNRT。
  - 假性 VAAV 反应:
    - 起搏时 VA 间期长于起搏间期(长 RP 心动过速)。
      - □ 起搏停止时可出现明显的 VAAV 反应, 这时第一个 A 波来源于倒数第二次心室起搏,第二个 A 波来源于最后一次心室起搏。在心室拖带标测时可持续观察到这种双 VA 间期现象。
      - □ 相反,AT 时的 VA 时间并不反映起搏的 VA 间期。
    - AVNRT 时 VA 时间为负值(短 RP 心动过速)。
      - □ 经典的 AVNRT,VAAV 的第一个 A 波是心室经由 AVN 和希氏束逆传,希氏束电位后即刻出现同步的 A 波和 V 波,导致出现 VAHAV 现象。
      - □ 相反,AT 时 VAAV 反应的第一个 A 波不经由房室结逆传,因此,两个 A 波之间没有希氏束电位,呈现 VAAHV 现象。

房室结外 VAAV (AAHV)反应

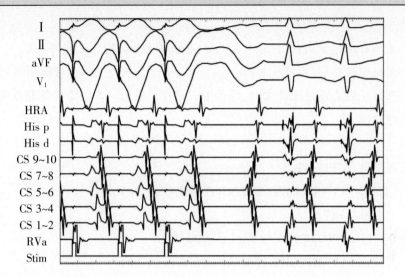

　　AT 时心室拖带标测出现 VA 1∶1 逆传,抑制了 AT。心室起搏停止时,最后一跳 V 波逆传至心房(A 波),紧接着再次出现第一跳房速(A 波),然后经 AVN 传导到心室(V 波;VAAV 反应)。

房室结 VAV(AHV)反应(AVNRT,AVRT)

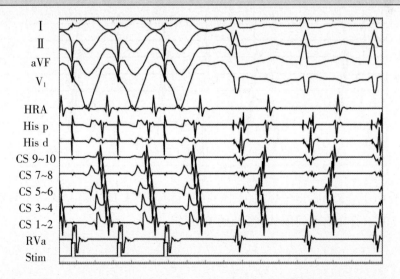

　　经典 AVNRT 时心室拖带标测出现 VA 1∶1 逆传。心室起搏停止时,最后一跳 V 波通过 AVN 快径逆传至心房 (A 波), 紧接着经过慢径前传至心室 (V 波;VAV 反应)。AVRT 时有相似的反应,最后一跳 V 波通过 AP 逆传至心房(A 波),紧接着经过 AVN 前传至心室(V 波;VAV 反应)。

起搏终止后的回归周长

○ 方法

- 以短于心动过速周长(TCL)10~40ms(通长为 20ms)的周长起搏心室。

- 一旦拖带到心房,则停止起搏。

- 起搏停止后心动过速持续时,评价 RV 导管上最后一次心室起搏刺激到下一次 V 波的时间。

○ 解析

- 起搏后间期(PPI)–TCL。

  - \>115ms：AVNRT,ORT(递减 AP 或距离较远 AP)。

  - <115ms：ORT。

- 校正 PPI(cPPI)=PPI–TCL–(AH_{RVP}–AH_{SVT})。

  - \>110ms：AVNRT,ORT(递减 AP 或距离较远 AP)。

  - <110ms：ORT。

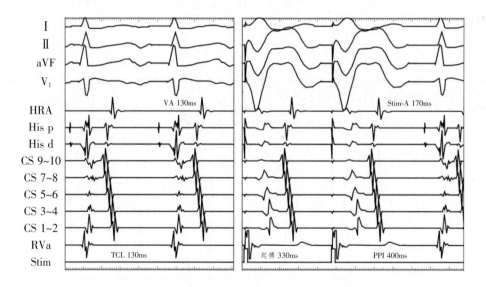

SVT 发作时 RV 330ms 拖带标测(左图：TCL 350ms,VA 130ms)。SA–VA 间期为 40ms, PPI–TCL 为 50ms,符合右后间隔 AP 参与的 ORT。

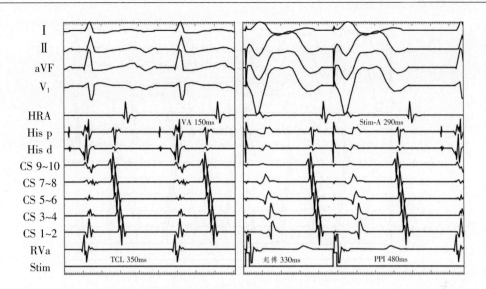

SVT 发作时 RV 330ms 拖带标测（左图：TCL 350ms，VA 150ms）。SA-VA 间期为 140ms，PPI-TCL 为 130ms，符合不典型 AVNRT。

起搏时的 VA 间期

○ 方法

■ 以短于心动过速周长（TCL）10~40ms（通常 20ms）的周长起搏心室。

■ 一旦拖带到心房，则停止起搏。

■ VA 间期的测量是从 RV 导管上最后一次心室起搏刺激到最后一次拖带的 HRA 电位（Stim-A$_{RVP}$），比较拖带标测的 VA 间期和心动过速发作时的 VA 间期（VA$_{SVT}$）。

○ 解析

■ Stim-AR$_{VP}$-VA$_{SVT}$。

• <85ms：经间隔 AP 的 ORT（AVRT）。

• >85ms：AVNRT，左侧 AP，隐匿性递减 AP。

■ VA$_{SVT}$ 与 Stim-A$_{RVP}$ 的比值。

• 0.27~0.32：AVNRT。

• 0.9~1.08：后间隔 AP。

• 0.94~1.29：前间隔 AP。

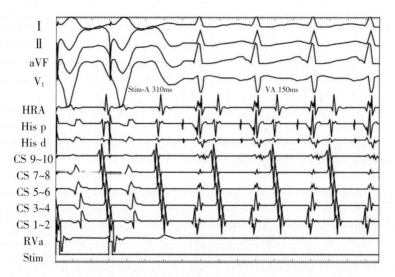

Stim–A$_{RVP}$–VA$_{SVT}$ 间期为 160ms，提示为不典型 AVNRT。

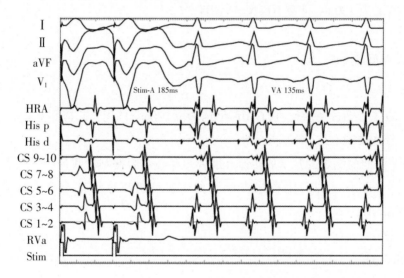

Stim–A$_{RVP}$–VA$_{SVT}$ 间期为 50ms，提示为经前间隔 AP 的 ORT。

心动过速时心室起搏策略

RV 不同部位拖带

- RVa 和 RV 基底部拖带标测经常用于鉴别不典型 AVNRT 和间隔旁递减 AP 参与的 AVRT。
- 方法
  - 以短于心动过速周长（TCL）10~40ms（通常为 20ms）的周长起搏 RVa。

- 一旦拖带到心房,则停止起搏。
- 在 RV 基底部以短于心动过速周长 10~40ms(通常为 20ms)的周长重复拖带。
○ 解析
- 右心室基底部(cPPI-TCL)-右心室心尖部(cPPI-TCL)>30ms。
  - 支持 AVNRT 或 AT(最短的 VA 时间在心尖附近)。
- 心尖部($Stim-A_{RVP}-VA_{SVT}$)-基底部($Stim-A_{RVP}-VA_{SVT}$)<0ms。
  - 支持 AVNRT 或 AT。

希氏束旁拖带

○ 夺获与非夺获希氏束时分别进行拖带标测经常用于鉴别不典型 AVNRT 和间隔旁递减 AP 参与的 AVRT。
○ 方法
- 以短于心动过速周长 10~40ms(通常为 20ms)的周长高输出起搏(例如,20mA,2.0ms),同时夺获 RV 间隔部心肌和希氏束,导致逆向激活 AVN,前向激活心室,呈现窄 QRS 波群。
- 以低输出再次重复拖带,未夺获希氏束,而夺获右心室心肌,呈现 LBBB 形宽 QRS 波群。
- 评估希氏束夺获与未夺获时的 Stim-A 和 PPI-TCL。
○ 解析
- δStim-A(希氏束未夺获-希氏束夺获)。
  - >40ms 支持 AVNRT。
  - <40ms 支持 AVRT。
- PPI-TCL(刺激到局部 V 波)-未夺获希氏束时的拖带。
  - >100ms 支持 AVNRT,ORT(递减 AP 或游离壁 AP)。
  - <100ms 支持 ORT。

心动过速时的希氏束旁拖带：AVNRT

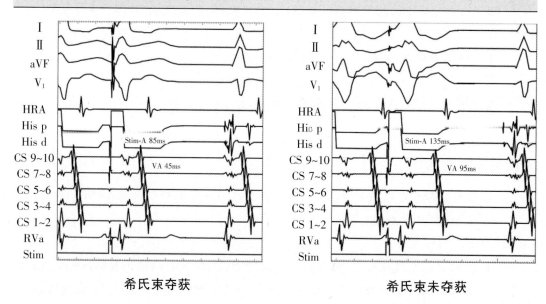

希氏束夺获   希氏束未夺获

　　窄 QRS 波群心动过速时，最早心房激动在 CS 近端。两图显示的分别为两次独立的拖带标测。左图希氏束夺获，右图希氏束未夺获，δStim-A（希氏束未夺获–希氏束夺获）50ms，符合 AVNRT。

心动过速时的希氏束旁拖带：经后间隔旁路的 ORT

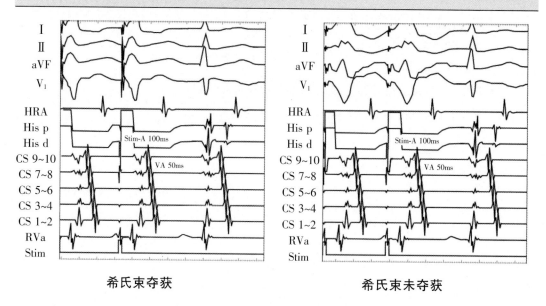

希氏束夺获   希氏束未夺获

　　与上图的拖带方法相似，此例患者 δStim-A（希氏束未夺获–希氏束夺获）0ms，符合经后间隔旁路的 AVRT。

右心室短阵快速起搏

- 方法
  - 心动过速时,在 RVa 以 250~350ms 起搏。
- 解析
  - 如果 SVT 持续而 VA 分离,则排除 AVRT。
  - 如果 SVT 终止而没有心房激动,排除 AT。

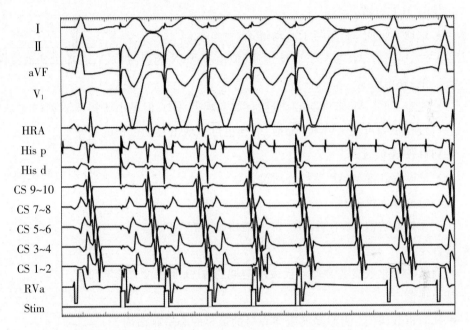

心室 300ms 短阵快速起搏,心动过速未终止,VA 分离,排除 AVRT。

心室舒张期期前收缩

- 希氏束不应期的室性期前收缩(VPB)用于确定存在逆向传导的 AP(典型的间隔旁路),鉴别 AVRT 和不典型 AVNRT。
  - 和希氏束电位同时发放的期前收缩不能经由 AVN 逆传至心房,因为希氏束处于不应期。
- 方法
  - 测量 RV 导管 V 波峰值到希氏束导管上希氏束电位的时间。
  - 心动过速时,以上述间期增加 20ms 起始进行期前收缩,逐步缩短起搏的联律间期(例如,递减 10ms)。
- 测量
  - 选择最靠近预期希氏束电位的室性期前收缩。
  - 测量期前收缩前后 CS 近端和(或)希氏束上的 AA 间期。

○ 解析

■ 心动过速终止。

• 诊断存在 AP,同时 AP 参与了心动过速。

■ VPB 使心房激动提前。

• 证明存在另一条通路进入心房(例如,逆向传导 AP);然而,这并不能证明 AP 参与了心动过速。

■ VPB 使心房激动提前,同时 SVT 发生重整(如,V 波后 A 波提前,随后 AA 间期保持与 TCL 一致)。

• 这通常证明 AP 参与了心动过速。

• 注意:尽管 AP 参与了心动过速,但由于 AVN 的递减传导,心动过速的提前(重整)并不明显。

• 注意:即使 AP 未参与心动过速(如旁观者 AP),但是由于提前激动的 A 波进入慢径传导可使 AVNRT 提前,同样也可呈现出心动过速的重整。

■ VPB 使 A 波延迟。

• 诊断存在递减 AP 参与心动过速。

■ 心房激动无反应。

• 无诊断价值:既不能诊断,亦不能排除存在 AP。

○ 警告

■ 周长的变化或交替会使希氏束不应期的 VPB 变得没有诊断价值。

○ 其他现象

■ 预激指数(TCL−能够提前激动心房的最早的心室刺激周长)。

• <45ms:间隔 AP,左侧游离壁 AP+LBBB。

• 45~75ms:右侧游离壁 AP。

• >75ms:左侧游离壁 AP。

• >100ms:AVNRT。

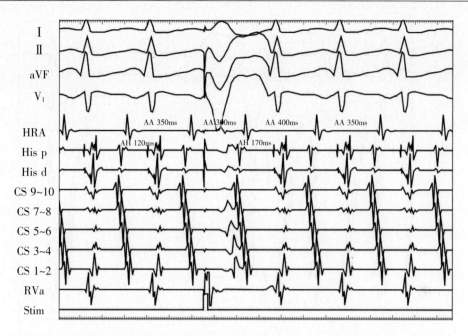

希氏束不应期室性期前收缩（VPB）使 A 波提前 50ms，证明存在 AP（但是不确定是否参与心动过速）。注意：其后 AH 延长（120～170ms），表明心动过速没有重整。

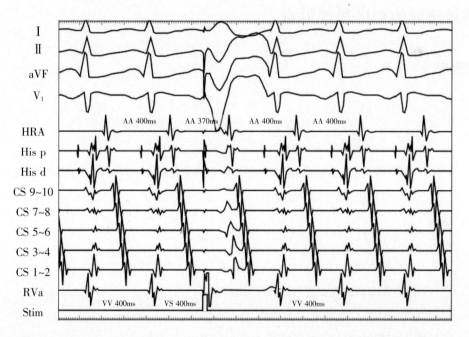

希氏束不应期室性期前收缩（提前 70ms）使 A 波和心动过速周长提前 30ms（因为存在递减 AP），证明存在 AP 参与心动过速。

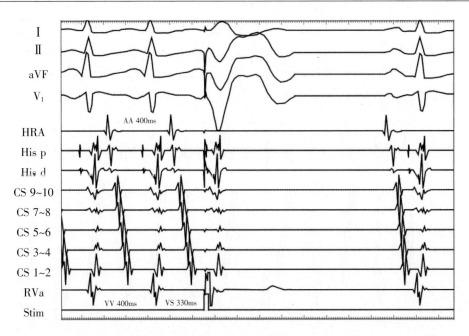

　　希氏束不应期室性期前收缩(提前 70ms)没有传导至心房而终止心动过速,证明存在 AP 参与心动过速(心室是参与折返环路的重要部分)。

心动过速时的心房起搏策略

心房拖带

○ 方法

■ 以短于心动过速周长 10~40ms(通常为 20ms)的周长起搏心房。

■ 一旦心室被拖带,则停止起搏。

■ 不同部位拖带:在心房内感兴趣的不同部位重复拖带(例如,三尖瓣峡部、右心房侧壁、对于 CTI 依赖的心房扑动进行房间隔部位拖带或 CS 近端和远端进行左心房拖带)。

○ 解析

■ 第一个 VA 回波。

• 固定的/关联的 VA 间期 (与心动过速的 VA 间期相比<10ms) 提示 AVNRT,ORT;排除 AT 或交界性心动过速(JT)。

• 变化的 VA 间期提示 AT 或者 JT。

■ 起搏后间期(PPI):刺激到局部 A 波的周长。

• 隐匿性拖带,PPI-TCL ≤20ms:拖带在折返环路。

• 隐匿性拖带,PPI-TCL >20ms:拖带在旁区。

• 显性拖带,PPI-TCL >20ms:拖带在折返环路外。

■ 起搏后激动顺序。

- AHA：AVNRT，AVRT，AT。
- AHHA：交界性异位心动过速(JET)。

AHA(AHVA)反应

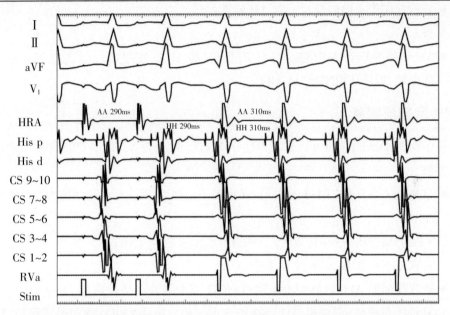

心房 290ms 超速起搏拖带(TCL 310ms)。标记 HH 间期,最后一跳 H 波提前。起搏停止后,观察到 AHA 反应。

AHHA 反应

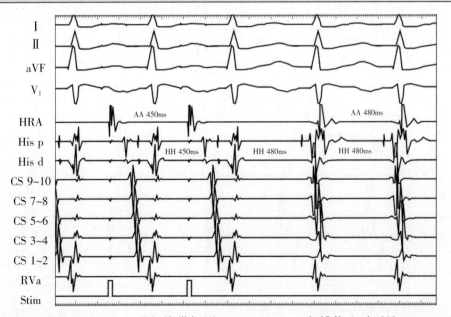

对交界性心动过速以 450ms 进行拖带标测(TCL 480ms)。起搏停止时可见 AHHA 反应。

短暂心房超速起搏

- ○ 方法
  - 以引起房室传导阻滞的最长周长起搏心房。
  - 分析起搏停止前的最后一次 AH 间期。
- ○ 解析
  - AH 依赖的心动过速终止(与心动过速时的 AH 间期相比,心动过速终止时 AH 间期变短)提示 AVRT 或 AVNRT。

舒张期心房期前刺激

- ○ 用于鉴别 AVNRT 和非折返性交界性心动过速(例如,短 VA 的窄 QRS 波群心动过速)。
- ○ 方法
  - 当交界区处于不应期时 (时间同希氏束不应期),发生长联律间期的房性期前收缩(PAC)。
    - 随后的希氏束提前(或延迟)并重整心动过速:AVNRT。
    - TCL 不受影响:交界性心动过速。
  - 短联律间期 APC 能够帮助鉴别 AVNRT 或交界性心动过速:
    - 希氏束提前,出现短 AH 间期并终止心动过速:AVNRT(前向激活快径,使逆向传导时快径处于不应期)。
    - 希氏束提前,出现短 AH 间期并重整心动过速:交界性心动过速。

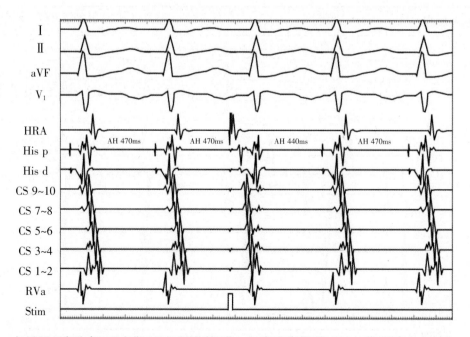

交界区(希氏束)不应期 PAC 刺激使下一次希氏束提前 30ms,提示为 AVNRT。

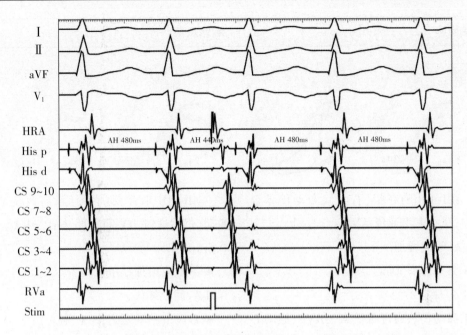

交界区(希氏束)不应期 PAC 刺激使希氏束提前 40ms,提示为交界性心动过速。

窦律下的起搏策略

希氏束旁起搏

○ 希氏束旁起搏用于鉴别间隔旁路和 AVN 逆向前出口。

○ 方法

■ 定位导管位置以记录逆传希氏束和心房激动(S_1A_1 和 H_1A_1)。

■ 在 RV 前基底部间隔面希氏束以远 1~2cm 邻近右束支近端(HB–RB)处,以心动过速周长起搏心室并记录。

■ 以心动过速周长高输出起搏(例如,20mA,2.0ms),直接夺获 RV 间隔部心肌和 HB–RB,前向激活心室呈窄 QRS 波群,经房室结逆传激动心房。

■ 以心动过速周长低输出重复起搏(如,逐步降低起搏输出直到 HB–RB 未夺获),导致出现 LBBB 形宽 QRS 波群心室激动。

○ 记录 HB–RB 夺获与未夺获时的逆传激动顺序和时间。

○ 解析

■ 反应分类:

结性反应	结外反应
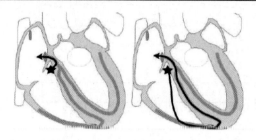	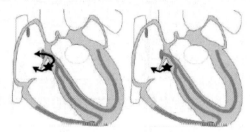

HB–RB 未夺获(右图),激动传导至心尖,经右束支逆传 AVN。

- ○ S_1A_1 间期增加。
  - ■ 典型的≥50ms。
- ○ H_1A_1 保持不变。
  - ■ 激动仍然通过希氏束→AVN,激动心房。
- ○ 逆传心房激动顺序。
  - ■ 应该保持不变(逆传经过 AVN)。

HB–RB 未夺获(右图)没有改变心房激动(仍然通过 RV 间隔部→AP→RA)。

- ○ S_1A_1 间期。
  - ■ 不变或增加<40ms。
- ○ H_1A_2 间期缩短。
  - ■ 希氏束激动延迟(S_1A_1 不变)。
- ○ 逆传心房激动顺序。
  - ■ 应该改变(逆传从经 AVN 转变为经 AP)。

- ■ 观察内容包括:
  - 逆传心房激动顺序不变。
    - □ 房室结传导(AVNRT,AT)。
    - □ 除外 AP 传导。
  - 逆传心房激动顺序改变。
    - □ 逆传从房室结转换至 AP。
    - □ 房室结传导(从慢径转换至快径)。
  - Stim–A(VA)间期增加。
    - □ HA 间期稳定:房室结逆传(AVNRT,AT),AP(递减 AP 或远处 AP)。
    - □ HA 间期缩短:AP。
  - Stim–A(VA)间期缩短或不变:AP。
- ■ 共存因素:
  - 达到持续希氏束夺获困难(导管位置随着呼吸漂移)。
  - 当希氏束或 V 夺获时,局部的 A 也同时夺获。
  - RBBB。

AVNRT：经慢径逆传

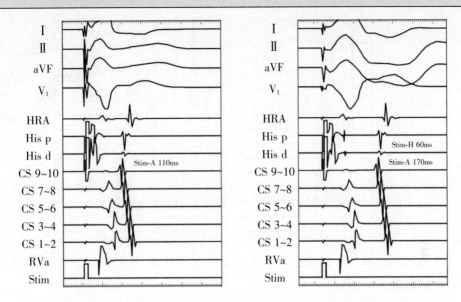

左图：心室和 HB-RB 同时夺获呈现相对窄 QRS 波群，初始激动在希氏束（希氏束导管上 H 波埋藏于 V 波）。

右图：HB-RB 失夺获呈现宽 QRS 波群，SH 间期延长（到 60ms），SA 间期延长 60ms（110~170ms）。

稳定的 HA 间期（~100ms）表明逆传依赖于希氏束激动而不是心室激动（例如，只经由房室结逆传）。

初始心房激动出现在 CS 近端，提示逆传经过慢径。

AVRT:前间隔 AP

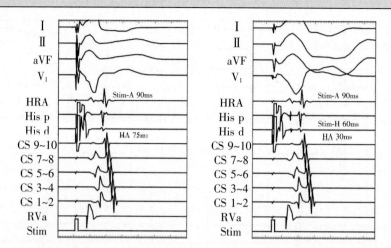

　　左图:心室和 HB-RB 同时夺获呈现相对窄 QRS 波群,最早激动在希氏束(希氏束导管上 H 波埋藏于 V 波)。

　　右图:HB-RB 失夺获呈现宽 QRS 波群,SH 间期延长(到 60ms),但是 SA 间期不变(维持 90ms)。

　　稳定的 SA 间期(90ms),但是 HA 间期缩短(-45ms),表明逆传依赖于心室激动而不是希氏束激动(例如,只经由房室结逆传)。

　　最早心房激动出现在希氏束,提示逆传经过前间隔 AP。

AVRT：中间隔 AP

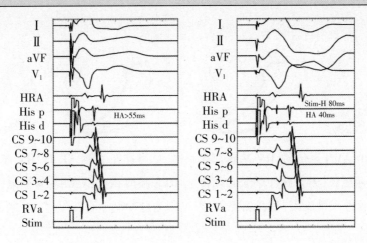

左图：心室和 HB-RB 同时夺获呈现相对窄 QRS 波群，最早激动在希氏束（希氏束导管上 H 波埋藏于 V 波）。

右图：HB-RB 失夺获呈现宽 QRS 波群，HA 间期缩短（55~40ms），心房激动顺序轻微改变（从房室结逆传转换到中间隔 AP 逆传）。

注意：HB-RB 失夺获伴随 HA 间期缩短（55~40ms），心房激动顺序轻微改变，提示逆传不再经由 AVN（HB-RB 夺获时心房激动是 AVN 和 AP 同时逆传的融合波，但是 HB-RB 失夺获时逆传只经由 AP）。

RV 不同部位起搏（心尖部和基底部）

- ○ RV 不同部位起搏标测经常用于鉴别前间隔 AP 和 AVN 前出口。
- ○ 方法
  - ■ 在 RVa 以心动过速周长起搏。
  - ■ 一旦心房被拖带，则停止起搏。
  - ■ 在 RV 基底部或 RVOT 以 TCL 重复起搏。
- ○ 解析
  - ■ 反应分类：

结性反应	结外反应
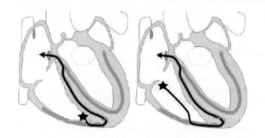	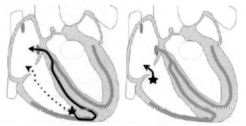
当只经由 AVN 逆传时,RV 基底部起搏 VA/SA 间期更长,因为脉冲刺激必须传导到心尖然后进入希氏束–浦肯野系统逆传心房。	当存在右侧 AP 时,RV 基底部起搏与 RVa 起搏相比,VA/SA 间期缩短(或相似),因为脉冲刺激直接经过 AP 激动心房。

- 观察内容包括:
  - 逆传心房激动顺序。
    - 不变:房室结传导(AVNRT,AT),AP(递减 AP 或远处 AP)。
    - 改变:AP,房室结逆传(由慢径转换至快径)。
  - 间隔部 HA 间期。
    - 不变:房室结传导(AVNRT,AT),AP(递减 AP 或远处 AP)。
    - <20ms 或负值:AP。
  - VA 间期(心尖部–基底部)。
    - <5ms:房室结逆传(AVNRT,AT),AP(递减 AP 或远处 AP)。
    - >10ms:AP。
- 警告:
  - 确保低输出起搏,避免 RB/HB 夺获。
  - 可能会出现 RBBB 和束室旁路问题。

结性反应	结外反应

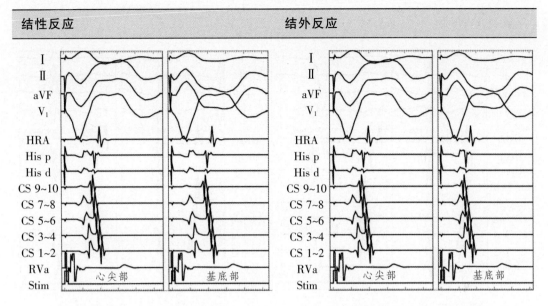

基底部起搏与心尖部起搏相比,VA
间期延长,提示没有旁路。

基底部起搏与心尖部起搏相比,VA 间
期不变,提示存在后间隔 AP。

以心动过速周长起搏心房

- 以心动过速周长起搏心房用于鉴别前间隔 AP 和 AVN 前出口。
- 方法
  - 以心动过速周长起搏心房。
  - 比较心房起搏时与心动过速时的 AH 间期。
- 解析
  - 差别>40ms:AVNRT。
  - 差别<20ms:间隔 AP。
  - 差别<10ms:AT。

不典型 AVNRT	顺向型 AVRT 或 AT

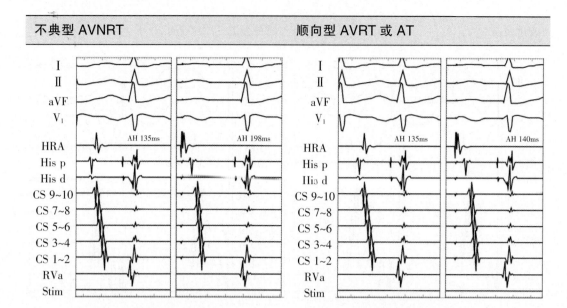

心动过速时 AH 间期为 135ms（左），心房 TCL 起搏时 AH 间期为 198ms（右），δAH 为 63ms。

心动过速时 AH 间期为 135ms（左），心房 TCL 起搏时 AH 间期为 140ms（右），δAH 为 5ms。

以心动过速周长起搏心室

○ 用于鉴别 AVNRT 和交界性心动过速。

○ 方法

■ 以心动过速周长起搏心室。

■ 比较心室起搏时与心动过速时的 HA 间期。

○ 解析

■ δHA 负值：AVNRT。

■ δHA 正值：交界性心动过速。

典型 AVNRT	交界性心动过速
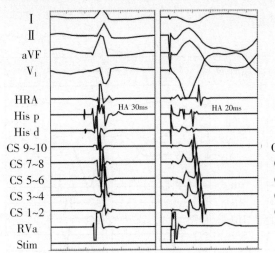	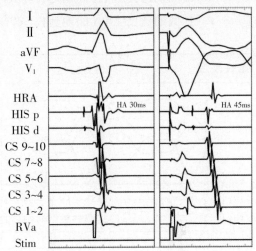
心动过速时 HA 间期为 30ms（左），心室 TCL 起搏时 HA 间期为 20ms（右），δHA 为 -10ms，提示为 AVNRT。	心动过速时 HA 间期为 30ms（左），心室 TCL 起搏时 HA 间期为 45ms（右），δHA 为 15ms，提示为交界性心动过速。

逆传 RBBB 的诱发

○ 方法

- 以 600ms 和 400ms 分别起搏 8 次，随后跟随一次额外刺激。
- 逆传 RBBB 的定义为：S_1S_2 联律间期缩短 ≤20ms，逆传 VH 间期延长 ≥50ms。

○ 反应分类

结性反应	结外反应
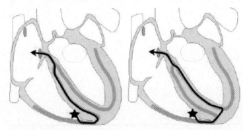 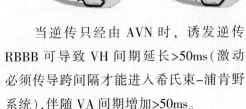	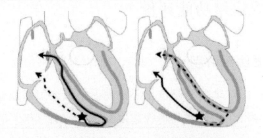
当逆传只经由 AVN 时，诱发逆传 RBBB 可导致 VH 间期延长 >50ms（激动必须传导跨间隔才能进入希氏束-浦肯野系统），伴随 VA 间期增加 >50ms。	当存在右侧 AP 时，诱发逆传 RBBB 可导致 VH 间期延长 >50ms（激动必须传导跨间隔才能进入希氏束-浦肯野系统），然而由于经 AP 逆传激动心房，因此 VA 间期保持不变。

○ 解析
- VH 间期延长 > VA 间期延长：ORT。
- VH 间期延长 < VA 间期延长：AVNRT。

结性反应	结外反应

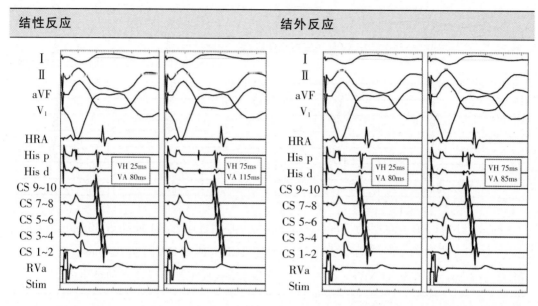

RVa S_1S_2 600ms/360ms 起搏，逆传希氏束在 QRS 波群后 25ms，VA 间期 80ms。当 S_1S_2 联律间期降至 340ms 时，诱发逆传 RBBB（VH 间期延长至 75ms；δVH 为 50ms），伴随 VA 间期延长（115ms；δVA 为 35ms）。

RVa S_1S_2 600ms/360ms 起搏，逆传希氏束在 QRS 波群后 25ms，VA 间期 80ms。当 S_1S_2 联律间期降至 340ms 时，诱发逆传 RBBB（VH 间期延长至 75ms；δVH 为 50ms），然而 VA 间期保持不变（85ms；δVA 为 5ms）。

窦房结功能评价

窦房结解剖

○ 窦房结是位于心外膜下结缔组织基质中的窦房结细胞的集合体。
- 成团的特殊起搏细胞（P 细胞）产生正常的心脏节律。
- 结周细胞（T 细胞）可以将电激动从窦房结传导到右心房。
○ 窦房结呈 3mm 宽、10~15mm 长的逗号形结构。
- 其头部位于连接右心耳的界嵴，接近 RA 与 SVC 的交界处。
- 尾部沿着界嵴延伸至下腔静脉。
○ 窦性频率受以下因素调节：
- 副交感神经纤维（CN X：迷走神经）。

- 交感神经纤维(T_1~T_4:脊神经)。

窦房结的自律性

- 快速的外源性起搏可以使窦房结以高于本身固有心率持续除极(超速抑制),从而抑制窦房结的自律性(4 位相除极)。
  - 停止起搏后,窦房结经历一段停搏后恢复自主节律。
  - 从最后一次起搏到第一次窦性节律恢复之间的时间间期称为窦房结恢复时间(SNRT)。
- 方法
  - 在 HRA 以不同的周长起搏,然后突然停止起搏。
  - 以略低于基础窦性心律间期(在起搏开始前测量)的间期起搏 30~60s。
    - 起搏停止后,正常可存在一段轻度延长的恢复间期(SNRT),5~6 跳后恢复至基础窦性心律周长。
    - 注意:需要在比较宽的间期范围内检测(600、500、400、350 和 300ms±800、700ms), 因为可能存在窦房结传入阻滞 (导致窦房结侵入减少而出现假性 SNRT)。
- 解析
  - SNRT:正常值<1500ms。
    - 定义为从最后一次起搏到第一次窦性节律恢复之间的时间间期。
  - 校正的窦房结恢复时间(CSNRT):正常值<525ms。
    - 计算方法:SNRT-基础窦性心律间期(BCL)。
  - SNRT/BCL 比值:正常值<160%。
    - 计算方法:(SNRT÷BCL)×100%。
  - 总恢复时间(TRT):正常值<5s。
    - 定义为从起搏停止到完全恢复基础窦性心律间期的时间。
- 警告
  - 对于检测异常窦房结功能的敏感性和特异性仅有大约 70%。
  - 真正的 SNRT 可能会被高估,因为起搏脉冲侵入窦房结以及窦房结脉冲的传出均需要时间。

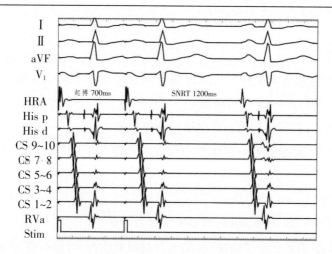

　　HRA 起搏,CL=700ms。起搏停止后 1200ms 恢复第一次窦性心律,因此 SNRT 为 1200ms。

窦房传导时间(SACT)

- SACT 测量的是窦房结脉冲经过结周组织传导到心房所需的时间。
  - SACT 检测的是窦房结到邻近心房组织的延迟传导。
  - SACT 更多地注重于窦房结传出阻滞,而不是自律性的下降。
- 方法
  - 在 HRA 给予单个期前刺激使窦房结发生重整。
  - 以不同的联律间期发放房性期前收缩确定窦房结重整带。
    - 以低于窦性心律间期 100ms 起始,每次 20ms 逐步减少联律间期(A_1A_2)直至重整带(A_2A_3 间期保持不变的 A_1A_2 间期范围)。
    - SACT=(恢复间期−BCL)/2=(A_2A_3−A_1A_1)/2。
- 解析
  - 正常 SACT 为 50~125ms。
  - 对于房性期前收缩可能出现的窦房结反应:

未重整	重整

$A_1A_2+A_2A_3=2\ A_1A_1$

S_2 脉冲出现较晚，和窦性节律在窦房结外发生碰撞(未侵入)。

$A_1A_2+A_2A_3<2\ A_1A_1$

S_2 脉冲出现早，进入窦房结并使其发生重整(侵入)。

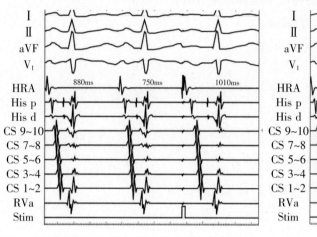

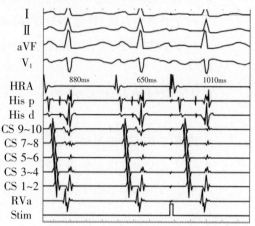

插入	窦房结回波

$A_1A_2+A_2A_3=A_1A_1$

S_2 脉冲出现太早，不能侵入窦房结。下一次窦性节律按时发放。

$A_1A_2+A_2A_3<A_1A_1$

非常早的 S_2 脉冲引起另一个窦性期前收缩，早于下一次窦性节律(局部折返)。

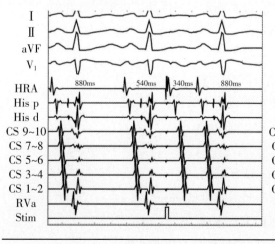

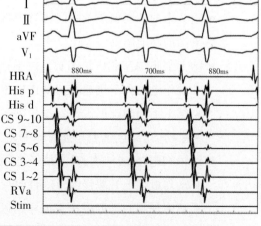

固有心率(IHR)

○ 窦房结受丰富的交感及副交感神经纤维支配。
  ■ 很难确定窦性心动过缓是由于窦房结本身疾病造成或自主神经调节异常所致。
○ 方法
  ■ 使用药物阻断交感和副交感神经系统后测量 IHR。
    • 交感神经系统:普萘洛尔 0.2mg/kg。
    • 副交感神经系统:阿托品 0.04mg/kg。
○ 解析
  ■ 正常值=118.1-(0.57×年龄)
○ 警告
  ■ 使用本方案的情况很少。
  ■ 可以通过运动试验获得同样的结果(导致副交感神经张力下降)。
    • 这些结果提示由于窦房结本身疾病造成变时功能不全。

房室结功能评价

房室结解剖

○ 房室交界区是由组织学上分离的细胞群组成的连续结构,起源于心房肌,然后插入心室浦肯野系统。
  ■ 房室交界区的心房组成部分构成了 AVN。
○ 房室结位于房间隔基底部、Koch 三角顶部房室交界区的纤维脂肪组织上。
  ■ 致密结将 AVN 细胞随机分离为两束,分别朝向三尖瓣和二尖瓣的附着部。
  ■ 这些束的四周包绕着中间移行细胞。
○ 房室结的功能解剖
  ■ 结上细胞(AN 或房结细胞):位于移行区的细胞。
    • 动作电位介于快速心房动作电位和缓慢房室结动作电位之间。
    • 结上细胞的延迟占房室传导延迟的 25%~60%。
    • 心房-房结区延迟与提前程度无关。
  ■ 结中细胞(N 或结细胞):"最经典"的 AVN 细胞。
    • 动作电位上升缓慢,持续时间更长(传导速度<2cm/s)。
    • 结中细胞的延迟占房室传导延迟的大约 30%。
    • 延迟与提前程度高度相关(动作电位的振幅和上升支递减)。

- ▪ 结下细胞(NH 或结希细胞):文氏阻滞部位远端。
  - • 动作电位更接近于希氏束动作电位表现,快速上升的长时程动作电位。
  - • 结下细胞的延迟占房室传导延迟的 5%~10%。
- ○ 影响传导的因素
  - ▪ 副交感神经纤维(CN X:迷走神经)。
    - • 降低房室结动作电位的 0 位相除极斜率,导致除极变慢,传导速度下降。
  - ▪ 交感神经纤维(T_1~T_4:脊神经)。

浦肯野系统解剖

- ○ 希氏束和束支
  - ▪ 希氏束近段起源于房间隔膜部三尖瓣的心房侧。
  - ▪ 希氏束在中间纤维体和三尖瓣隔瓣之间穿过房间隔,分为左、右束支。
    - • 右束支作为一个绝缘鞘走行于间隔,直达右心室乳头肌基底部,在右心室心尖部呈扇形进入心肌。
    - • 左束支起源于间隔膜部右冠窦和无冠窦下方, 很快分成左前侧分支和右后中间分支。
  - ▪ 传导速度为 2m/s。
- ○ **浦肯野网**:扇形进入心室内膜,快速传导激动脉冲(传导速度为 4m/s,心室传导速度为 0.5m/s)。

基本间期

- ○ AH 间期
  - ▪ AH 间期是脉冲刺激传导经过 AVN 所需的时间。
  - ▪ 测量方法是从希氏束导管上最早的 A 波快速曲折到希氏束电位起始。
  - ▪ 正常值为 55~125ms。
    - • 注意:由于自主神经调节张力不同,AH 间期可以在 20ms 范围内变动。
- ○ HV 间期
  - ▪ HV 间期是心脏脉冲刺激从希氏束经过希氏束–浦肯野系统传导到心室肌所需的时间。
  - ▪ 测量方法是从希氏束导管上的希氏束电位起始到最早的心室激动(任何导管或体表导联上)。
  - ▪ 正常值为 35~55ms。
    - • 注意:希氏束–浦肯野系统轻度传导延迟可导致希氏束电位发生顿挫,明显延迟可导致希氏束电位分离。

HV 间期	分类	意义
<35ms	缩短	心室预激
		注意是否无意间记录到 RBBB
35~55ms	正常	
56~70ms	轻度延长	临床意义有限
71~100ms	中度延长	使用以下方法检测希氏束下阻滞·
		• 心房起搏至<400ms(±异丙肾上腺素,如果受房室传导阻滞所限制)
		• 普鲁卡因酰胺试验:HV 间期 >100ms 为试验阳性
>100ms	严重延长	完全性心脏阻滞高危(25%/年)

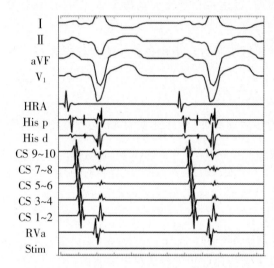

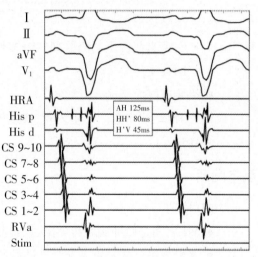

希氏束下传导延迟表现为 HV 间期延长(90ms)和体表心电图上呈现 LBBB。

希氏束下传导延迟表现为希氏束电位分离(HH′间期为 80ms)。注意:H′–V 间期仅为 45ms。

传导曲线和递增起搏

- ○ AVNERP。
  - ■ 引起 AVN 阻滞的最长心房起搏耦联间期(A_1A_2)。
- ○ 前向 AV 阻滞周长(AVBCL)。
  - ■ 发生房室结传导阻滞的最长起搏周长。
  - ■ 通常在递增起搏期间,AH 间期逐步延长。
- ○ 文氏周长(WCL)。
  - ■ 当阻滞发生在 AVN 水平时(仅有心房电位,没有希氏束或心室电位),其 AVBCL

即为文氏周长(WCL)。

传导阻滞部位的定义和分类

- 1 型:AVN 传导进行性延长而结下传导没有改变。
  - AH 间期延长而 HV 间期不变。
  - AVN 水平发生传导阻滞(有 A 波,其后无希氏束或 V 波)。
- 2 型:早期传导延迟发生在 AVN,随着起搏耦联间期的缩短,发生结下传导延迟。
  - 最初 AH 间期延长(与 1 型相似)。
  - 随着起搏耦联间期的缩短,延迟发生在希氏束-浦肯野系统。
  - 传导阻滞发生在心房(失夺获)、AVN(AH 阻滞)或希氏束-浦肯野系统(有 A 波和希氏束波,没有 V 波)。
- 3 型:早期传导延迟发生在 AVN,随着起搏耦联间期的缩短,突然发生结下传导延迟(HV 间期突然延长)。
  - 传导阻滞首先发生在希氏束-浦肯野系统(有 A 波和希氏束波,没有 V 波)。

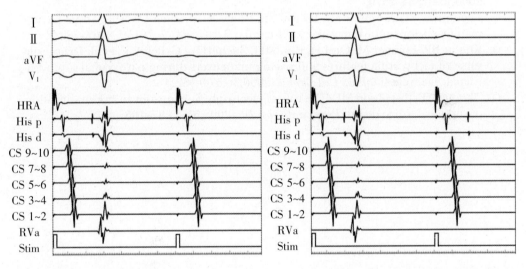

1 型反应:HRA 起搏导致 AH 间期延长,接着阻滞发生在 AVN 水平(有 A 波,没有希氏束波或 V 波)。注意:尽管 AH 间期(起搏第一跳和最后一跳)发生改变,HV 间期始终不变。

3 型反应:HRA 起搏,传导阻滞发生在希氏束-浦肯野系统(有 A 波和希氏束波,没有 V 波)。注意:AH 间期不变。

(何榕 译)

参考文献

○ ACC/AHA/ESC Guidelines for the Management of Patients With Supraventricular Arrhythmias*—Executive Summary: A Report of the American College of Cardiology/American Heart Association Task Force on Practice Guidelines and the European Society of Cardiology Committee for Practice Guidelines (Writing Committee to Develop Guidelines for the Management of Patients With Supraventricular Arrhythmias). *Circulation.* 2003;108:1871–1909.

○ American College of Cardiology/American Heart Association 2006 Update of the Clinical Competence Statement on Invasive Electrophysiology Studies, Catheter Ablation, and Cardioversion: A Report of the American College of Cardiology/American Heart Association/American College of Physicians Task Force on Clinical Competence and Training: Developed in Collaboration With the Heart Rhythm Society. *Circulation.* 2006;114:1654–1668.

○ ACC/AHA/HRS 2006 Key Data Elements and Definitions for Electrophysiological Studies and Procedures: A Report of the American College of Cardiology/American Heart Association Task Force on Clinical Data Standards (ACC/AHA/HRS Writing Committee to Develop Data Standards on Electrophysiology). *Circulation.* 2006;114:2534–2570.

○ Veenhuyzen GD, Quinn FR, Wilton SB, Clegg R, Mitchell LB. Diagnostic pacing maneuvers for supraventricular tachycardia: Part 1. *PACE.* 2011;34:767–782.

○ Knight BP, Ebinger M, Oral H, Kim MH, Sticherling C, Pelosi F, et al. Diagnostic value of tachycardia features and pacing maneuvers during paroxysmal supraventricular tachycardia. *J Am Coll Cardiol.* 2000;36:574–582.

○ Thomas KE, Josephson ME. The role of electrophysiology study in risk stratification of sudden cardiac death. *Prog Cardiovasc Dis.* 2008;51(2):97–105.

第 3 章

电生理检查:具体方法

窄 QRS 波群心动过速(NCT)

诊断性电生理检查(EPS)适应证

○ 窄 QRS 波群心动过速频繁发作或不能耐受,且药物治疗无效。

○ 相比药物治疗,患者倾向于选择消融治疗。

未确诊 NCT 的鉴别诊断

○ 折返性心动过速。

■ 房室结折返性心动过速(AVNRT):典型(50%~60%),不典型(5%~10%)。

■ 房室折返性心动过速(AVRT)(±预激综合征):30%。

○ 房性心动过速(AT)。

■ 局灶性 AT(包括窦房结折返性心动过速):10%。

■ 大折返性 AT(例如心房扑动):5%~10%。

■ 自律性或交界性 AT:<5%。

○ 室性心动过速(VT;非常罕见)。

■ 分支 VT。

■ 间隔 VT。

诊断性 EPS 的准备

○ 电极导管。

■ 高位右心房(HRA):JSN(Josephson)四极导管。

■ 冠状窦(CS):可调弯或不可调弯多极导管(±SL2 鞘)。

■ 希氏束:JSN 或 CRD2(Cournand)四极导管。

■ 右心室心尖(RVa):JSN 四极导管。

- ○ 入路
  - 单侧腹股沟法(3 根鞘管方法:1 根 7Fr+2 根 5Fr):His、RVa 及 CS 或 HRA。
  - 双侧腹股沟法(右腹股沟:7Fr 和 5Fr;左腹股沟:7Fr 和 5Fr):HR、CS、His、RVa。
  - 腹股沟(7Fr 和 5Fr 鞘管)加颈部(5Fr 或 6Fr):HRA、His、RVa 经腹股沟;CS 经颈部。

诊断策略包括 5 个步骤

- ○ **步骤 1**:阅读窦性心律和心动过速发作时体表 12 导联心电图。
- ○ **步骤 2**:明确心律失常基质。
  - 要注意基础间期、前向传导关系和逆向传导关系。
- ○ **步骤 3**:心动过速的诱发与分析。
  - 起始和终止的方式。
  - 心动过速发作时的房室关系。
  - 室房逆传时间和心房激动顺序。
  - 束支差异性传导的影响。
- ○ **步骤 4**:心动过速发作时的起搏策略。
  - 对心室拖带的反应。
  - 舒张期期前刺激(希氏束同步的室性期前收缩或房性期前收缩)。
  - 对心房超速起搏或刺激的反应(较少用)。
  - 对腺苷或抗心律失常药物(AAD)的反应。
- ○ **步骤 5**:窦性心律时的起搏方法。
  - 希氏束旁起搏。
  - 不同部位起搏(右心室心尖和基底部)。
  - 心动过速周长起搏(心房或心室)。

步骤 1:阅读体表 12 导联心电图

- ○ 12 导联心电图窦性心律时可能有下述任何一项表现:
  - 有预激提示存在房室旁路前传。
    - 支持 AVRT 诊断但不能确诊,因为高达 10% 的 AP 仅为旁观者旁路。
  - 没有预激不能排除 AVRT。
    - 隐性预激由于房室结传导速度相对较快,旁路前向激动不明显。
      - □ AVN 和 AP 传导的相对平衡依赖于 AVN 传导速度、AP 传导速度及 AP 与心房激动的接近程度。
      - □ 静脉注射腺苷试验或迷走神经刺激可能显示预激波。
    - 间歇性预激提示旁路前传不应期相对较长。
    - 隐匿性旁路只能逆向传导。

- 隐匿性旁路由于没有前向传导,在心电图上不会表现为 δ 波,但可介导和维持顺向型 AVRT。
- 心动过速发作时的 12 导联心电图或心律图可提供重要信息。
  - 关键在于明确 P 波(心房激动)及其与 QRS 波群的关系。
  - A/V 比例>1:1 高度提示房性心律失常(局灶性或大折返性)。
    - 注意:在少见的情况下,AVNRT 可因结下阻滞表现为 A/V 比例>1:1。
  - RP 间期有助于鉴别心律失常的具体机制。
    - 短间期(RP <PR)提示:
      - AVNRT:P 波可能埋藏于或稍晚于 QRS 波群。
      - AVRT:P 波多晚于 QRS 波群。
      - AT 伴房室传导阻滞(PR 间期=TCL)。
    - 长间期(RP>PR)提示:
      - AT。
      - 不典型 AVNRT。
      - AVRT 伴慢旁路传导。
  - 心动过速的起始方式有助于提示诊断。
    - 以 PR 间期突然跳跃延长起始提示典型 AVNRT。
    - 以 VPB 起始提示 AVRT;AVNRT、AT 少见。
    - “温醒”现象提示自律机制导致的局灶性 AT。
    - 频率突然变化但 P 波形态不变提示窦房结折返性心动过速。
  - 心动过速的终止方式同样有助于诊断。
    - 以 P 波终止提示 AVNRT 或 AVRT(阻滞在 AVN)。
    - 以 QRS 波群终止提示 AT、不典型 AVNRT 或不典型 AVRT(阻滞在 AP)。
    - 以 VPB 终止提示 AVRT(阻滞在 AP);AVNRT、AT 罕见。
  - 其他有助于诊断的现象。
    - QRS 波群电交替(每次心搏 QRS 振幅变化>1mm),常见于 AVRT。
    - 复极异常(ST 段压低或 T 波倒置常见于 AVRT)。
    - 心动过速伴束支阻滞。
      - 心动过速周长增加值≥25ms 可诊断 AVRT 伴束支阻滞同侧旁路。
      - 心动过速周长无变化可见于任何类型室上性心动过速(SVT),包括同侧 AVRT(AH 间期代偿性缩短的结果)。
    - 连续心房活动(无等电位线)提示其机制为大折返。
  - 心动过速对迷走刺激/腺苷的反应也有助于明确诊断。
    - 突然终止于 P 波(心房激动)提示 AVNRT 或 AVRT。
    - 突然终止于 QRS 波群(心室激动)提示 SNRT 或 AT。

- 心房频率逐渐减慢又再次加快提示局灶性 AT。
- 持续 AT 伴高度房室传导阻滞提示局灶性或大折返性 AT。

步骤 2:明确心律失常基质

○ 获取基本间期(见表 3.1)。

表 3.1　基础 HV 间期用于鉴别诊断

	AVNRT	AVRT	AT
HV 间期 < 35ms(预激)	通常没有	可能性大	通常没有

○ 评估有无逆向传导(见表 3.2)。

- 是否有逆向传导?(如果没有,AVRT 可能性小)
- VA 传导是否正常(向心和递减传导)?
- 心房最早激动点的位置?
- AP 不应期? AP 是否参与折返?

表 3.2　逆向传导特征用于鉴别诊断

	AVNRT	AVRT	AT
逆向传导	有或无	有(如果无,不太可能是 AVRT)	有或无
逆向传导	递减传导	非递减传导	递减传导
逆向激动顺序	向心性> 偏心性	偏心性> 向心性	向心性> 偏心性

○ 评估前向传导(见表 3.3)。

- 是否存在显性预激? 如果有:
  - 明确 AP 前传特征(例如,APERP 显性预激最短 RR 间期)。
  - 明确 AP 位置(心室最早激动点)。
  - 明确 AP 是否参与心动过速。
- 是否存在隐性预激? 如果有:
  - 寻找前向传导时远端 CS 最早心室激动(窦性心律或心房起搏)。
  - 明确前向传导曲线中非递减 AV 传导。
  - 记住:较短配对间期的前传期前收缩、起搏频率递增、AP 插入端附近起搏或静脉注射腺苷都可能显示心室预激。
- 是否存在房室结双径路特征? 包括:
  - 前向传导曲线中出现 AH 跳跃。
  - 心房回波或心动过速。

表 3.3　前向传导特征有助于鉴别诊断

	AVNRT	AVRT	AT
前向激动顺序	正常	心室激动提前	可变(与异位兴奋灶有关)
前向传导	递减传导	非递减传导	递减传导
前向起搏	房室结双径路特征	显性预激	

步骤 3:心动过速的诱发与分析

○ 心动过速发作特征有助于诊断(见表 3.4)。

表 3.4　心动过速诱发特征有助于诊断

	AVNRT	AVRT	AT
诱发(额外刺激或短阵快速起搏)	心房(心室较难诱发)	心房或心室	心房(心室无法诱发)
诱发依赖于临界 AH 间期	可能性最大	可能(不能排除)	可能(不能排除)
典型诱发特征	心房激动从快径路到慢径路的跳跃,AH 间期延长并诱发心动过速	1.心房激动前传阻滞在 AP,并沿 AVN 递减传导(窄 QRS),再沿 AP 逆传激动心房 2.心室激动逆传阻滞在 AVN,并沿 AP 激动心房	"温醒"现象

○ 在心动过速发作过程中可观察到的关键特征(见表 3.5)。可变因素包括:

- AV 关系。
- VA 间期。
- 心房激动顺序。
- 其他特征。

表 3.5　心动过速发作过程中可观察到的关键特征

	AVNRT	AVRT	AT
AV 关系			
A/V 比	1:1	1:1	1:1 或 ≥ 2:1
心动过速时房室传导阻滞(自发性,迷走刺激,腺苷,β 受体阻滞剂/非二氢吡啶类钙拮抗剂)	有时可见 通常终止心动过速 心动过速持续伴希氏束水平下 2:1 房室传导阻滞罕见	终止心动过速 心动过速持续伴房室传导阻滞时可排除 AVRT	可能性大 房室传导阻滞不影响心动过速因为 AVN 不是折返环的关键部分

(待续)

表 3.5　心动过速发作过程中可观察到的关键特征(续)

	AVNRT	AVRT	AT
AV 关系			
V>A	上行共同通路阻滞 HA 阻滞(2:1 或文氏)	结束旁路 希氏束–浦肯野纤维 前传； 结束旁路逆传	交界性异位心动过速 每个 V 电位前都有希 氏束电位 1:2 心动过速 心房激动沿房室结双 径路同时下传(快径 路和慢径路)，导致 顺序的心室激动

	AVNRT	AVRT	AT
VA 时间			
间隔 VA 间期(希氏束或 CS 近端通路心室最早 激动到同一通路 A 的 间期)	≤70ms(典型) >70ms(不典型)	>70ms(多数>100ms) (≤70ms 排除)	可变化 (≤70ms 不能排除)
HRA VA 间期(HRA 通 道上心室最早激动到 A 电位的间期)	≤100ms(典型) >100ms(不典型)	>100ms	可变化
心房激动顺序			
	向心性>偏心性	偏心性>向心性	偏心性>向心性
其他			
心动过速时 AH:HA 间期比	>1(慢–快,慢–慢) <1(快–慢)		
心动过速时 周长变化	HH 间期变化早于 AA 间期	HH 间期变化早于 AA 间期	AA 间期变化早于 HH 间期(房室结不是折 返环路的关键部分)
束支阻滞对 VA 传导时 间的影响	无影响 ● 增量≥ 20ms 排除	VA 间期和 TCL 增量 ≥20ms 提示同侧 AP 对侧 AP 对 VA 间期 无影响	无影响

　○ 心动过速终止特征有助于诊断(见表 3.6)。

表 3.6　终止特征与鉴别诊断的关系

AVNRT	AVRT	AT
以 A 终止(常见)	以 A 终止(常见)	以 V 终止(常见)
● 阻滞在慢径路	● 阻滞在房室结	● 正常房室传导
以 V 终止(少见)	以 V 终止(少见)	以 A 终止
● 阻滞在快径路	● 阻滞在旁路	● 可排除 AT

步骤 4:心动过速时的起搏方法

　　不同的起搏方法和不同诊断结果可用于鉴别诊断(见表 3.7)。

表 3.7　心动过速对起搏的反应

	AVNRT	AVRT	AT
SVT 时心室起搏			
RVa 拖带	可以拖带	可以拖带	不能拖带
	心房激动时间	心房激动时间	
	● 仅在心室完全夺获后提前	● 可在心室部分夺获时提前(融合波)	
	心房激动顺序	心房激动顺序	心房激动顺序
	● 起搏=心动过速	● 起搏=心动过速	● 起搏≠心动过速
	● 如果起搏≠心动过速(AVNRT+旁观者 AP)	● 如果起搏≠心动过速(第二条 AP)	
	起搏后反应	起搏后反应	起搏后反应
	● VAV(心房–心室)	● VAV(心房–心室)	● VAAV
	● AHAV(心房–心室)	● AHAV(心房–心室)	● AAHV
	PPI−TCL(Stim 到 V)	PPI−TCL(Stim 到 V)	
	≥115ms	<115ms[*]	
	cPPI=PPI−TCL−(AH$_{RVP}$−AH$_{SVT}$)	cPPI=PPI−TCL−(AH$_{RVP}$−AH$_{SVT}$)	
	≥110ms	<110ms[*]	
	Stim−A$_{RVP}$−VA$_{SVT}$	Stim−A$_{RVP}$−VA$_{SVT}$	
	≥85ms	<85ms[*]	
	Stim−A$_{RVP}$/VA$_{SVT}$	Stim−A$_{RVP}$/VA$_{SVT}$	
	0.27~0.32	0.9~1.08:后间隔 AP	
		0.94~1.29:前间隔 AP	

[*] 左侧旁路或隐匿性递减旁路此值延长。

(待续)

表 3.7   心动过速对起搏的反应(续)

	AVNRT	AVRT	AT
SVT 时心室起搏			
希氏束旁拖带	PPI–TCL(Stim 到 V) ≥100ms Stim–A_{RVP}–VA_{SVT} ≥75ms	PPI–TCL(Stim 到 V) <100ms Stim–A_{RVP}–VA_{SVT} <75ms	
右室短阵快速起搏 200~250ms,3~6 次	房室分离:可能 可能终止	房室分离:排除 应该终止	房室分离:可能存在 终止时无心房激动 可排除 AT
心室额外刺激			
希氏束不应期 VPB	无影响	心房除极 · 提前：确认存在 AP 如果随后的 V 提前，确认 AP 参与 SVT · 延迟：确认 AP 存在并参与心动过速 · 无影响:起搏点远离 AP 心动过速终止 诊断顺向型房室折返性心动过速(ORT)	无影响 终止时无心房激动 可排除 AT
预激指数	· >100~120ms AVNRT	· <45ms:间隔 AP · 45~75ms:右侧游离壁 · >75ms:左侧游离壁	
诱发右束支阻滞	VH 增量(>50ms)< VA 增量	VH 增量(>50ms)> VA 增量	VH 增量 (>50ms)< VA 增量
SVT 时心房起搏			
多部位心房拖带	回复的 VA 间期:固定/相关联（与心动过速的 VA 周长相差< 10ms)	回复的 VA:固定/相关联(与心动过速的 VA 周长相差< 10ms)	回复的 VA:可变化
房室传导阻滞周长	中断依赖于 AH 间期	中断依赖于 AH 间期	中断不依赖于 AH 间期
鉴别拖带 · 从 HRA 到 CS	回复 VA:固定/相关联（与心动过速的 VA CL 相差< 10ms)	回复的 VA:固定/相关联(与心动过速的 VA CL 相差< 10ms)	回复的 VA:可变化

(待续)

表 3.7 心动过速对起搏的反应(续)

	AVNRT	AVRT	AT
心房额外刺激			
较晚配对间期 PAC (间隔部处于不应期;例如希氏束导管上出现 A 电位)	• 无变化(如果 A-希氏束处于不应期) • 希氏束电位提前伴 AH 间期延长(进入折返环;例如过早) • 终止心动过速	• 无变化(如果 AP 处于不应期) • V 电位提前(确定 AP);随后的希氏束和 A 电位提前 • 终止心动过速	• 无反应
较早的配对间期 PAC	希氏束电位提前伴短 AH 间期→终止心动过速		希氏束电位提前伴短 AH 间期→心动过速持续

步骤 5:窦性节律时的起搏方法(见表 3.8)

表 3.8 窦性节律时对起搏的反应

	AVNRT	AVRT	AT
希氏束旁起搏			
希氏束夺获→V 夺获	逆传心房激动 • 不变=结性传导 • 改变:慢径路至快径路传导 结性反应 SA 间期(VA) • 增加(>50ms) HA 间期 • 无改变	逆传心房激动 • 不变排除 AP 传导 • 改变:AVN 至 AP 传导 结外反应 SA 间期(VA) • 减少 • 无改变 • 增加(<40ms) HA 间期 • 减少(间隔 AP) • 无改变(递减传导 AP)	逆传心房激动 • 不变=结性传导 结性反应 SA 间期(VA) • 增加(>50ms) HA 间期 • 无改变
鉴别起搏			
右心室心尖部和基底部起搏	心房激动顺序 • 不变 • 改变:慢径路至快径路传导 间隔 HA 间期 • 不变	心房激动顺序 • 不变 间隔 HA 间期 • <20~30ms 或负值	心房激动顺序 • 不变 间隔 HA 间期 • 不变

(待续)

表 3.8 窦性节律时对起搏的反应(续)

	AVNRT	AVRT	AT
鉴别起搏			
	SA 间期:心尖部至基底部差值(VA) ● <5~10ms	SA 间期:心尖部至基底部差值 ● >10ms	SA 间期:心尖部至基底部差值 ● <5~10ms
TCL 心房起搏			
$AH_{pacing}:AH_{svt}$	>40ms	<20ms(间隔 AP)	<10ms
TCL 心室起搏			
$HA_{pacing}:HA_{svt}$	正值	负值	—

特殊情况

- 逆向型 AVRT:
  - 心动过速时 QRS 形态:完全预激。
  - 心房激动:向心性。
  - 心室激动:提前的 PAC 可在没有房室结参与下的情况提前激动心室(心室与房室结附近心房同时激动,或早于希氏束提前激动心室)。
  - 逆传希氏束-浦肯野激动:右束支(RB)及远端希氏束电位早于近端希氏束。
- 旁路-旁路型 AVRT:
  - 心房和心室:都是折返环的必需部分。
  - 心房激动:偏心性。
- AVNRT 伴旁观者旁路的诊断:
  - SVT 由窄 QRS 波群心动过速转为宽 QRS 波群心动过速不伴周长或 HH 间期改变。
  - 房性期前收缩不能提前以下指标:
    - 预激 QRS 波群。
    - 逆传希氏束电位。
    - 下一个心房激动。

宽 QRS 波群心动过速(WCT)

诊断性电生理检查(EPS)的适应证

诊断性 EPS 适用于临床诊断不明或正确诊断心动过速有助于患者临床处理的宽 QRS 波群心动过速。

- ○ WCT 的鉴别诊断包括:
  - VT。
  - SVT 伴室内差异性传导。
  - SVT 伴心室预激。
    - 逆向型或旁路–旁路型 AVRT。
    - AT 或 AVNRT 伴旁观者 AP。

诊断性 EPS 的准备

- ○ 2~4 根导管(2 根 5Fr 鞘管及 2 根 7Fr 鞘管)。
  - 右侧腹股沟区:HRA(7Fr JSN)、RVa(5Fr JSN)及希氏束(如需要;5Fr JSN 或 CRD2)。
  - 左侧腹股沟区:CS(如需要;7Fr 可调弯多极导管)。

诊断方法包括 4 个步骤

- ○ *步骤* 1:体表心电图和临床资料采集。
- ○ *步骤* 2:明确心律失常基质。
  - 基础间期、前向传导关系和逆向传导关系。
- ○ *步骤* 3:心动过速的诱发与分析。
  - 与临床心动过速进行对比。
  - 心动过速起始与终止的方式。
  - 心动过速发作时的 AV 关系。
  - VA 时间和心房激动顺序。
  - 束支差异性传导的影响。
  - 希氏束电极记录和 HV 间期。
- ○ *步骤* 4:评估心动过速对起搏的反应。
  - 对心室拖带的反应。
  - 舒张期心室期前收缩扫描,包括希氏束不应期室性期前收缩。
  - 对心房超速起搏或期前刺激的反应。
  - 心动过速终止方式。

步骤 1:体表心电图和临床资料采集

- ○ 临床评估必须包括表 3.9 中的内容。

表 3.9　提示心动过速的机制的临床特征

	VT	SVT 伴差传	预激
结构性心脏病	常见	无关	无关
颈动脉按摩/迷走神经	无反应	可能终止	可能终止
大炮"A"波	可能出现	不会出现	

○ 窦性心律时 12 导联心电图可表现为：

■ 显性预激提示存在前向传导 AP。

• 提示预激性 SVT 诊断(逆向型 AVRT 或预激性 AT/心房颤动)。

■ 冠状动脉供血区域对应导联存在 Q 波，提示心肌梗死是 VT 发生的基质。

■ 窦性心律时的束支阻滞在心动过速发作时出现，提示束支折返可能是 VT 的原因。

表 3.10　宽 QRS 波群心动过速时可观察到的关键诊断特征

	VT	SVT 伴差传	预激
起始			
前一心搏	心室	心房	心房
前一周期	短	长	—
固定配对间期	有	一般没有	—
"温醒"现象	有	可能有	—
QRS 时限渐宽	—	有	—
AV/VA 关系			
AV 分离	支持	排除	排除
融合/夺获心搏	支持	排除	排除
VA 关系	1:1 或 ≥ 2:1	1:1	1:1
RP 间期	可变化	可变化	可变化
QRS 波群			
QRS 波群起始向量	不同于基线 QRS 波群	与基线 QRS 相同	与 δ 波相同
电轴(提示)	1.相比基线 QRS，改变>40°	正常或轻度偏转	正常或轻度偏转
	2.无人区电轴		
	3.LBBB+RAD		
	4.RBBB+LAD		
QRS 形态	同向性(正向或负向)	呈 LBBB/RBBB	如果是左后 AP，则胸前导联可为正向同向性
	起始 R 波≥40ms 或至少一个胸前导联的 R 波起始到 S 波最低点>100ms		
	不典型 RBBB 特征	**RBBB 特征**	QRS 时限和形态与 AP 位置有关
	• 时限>140ms	时限一般≤140ms	
	• 胸前导联均正向	典型 RBBB	
	• V₁ 导联单向 R 波	V₁ 导联呈三向 rSR′型或	
	• V₁ 导联双向 QR 或 RS 型	V₆ 导联 R>S	
	• V₆ 导联 S>R 或呈 QS 型		

(待续)

表 3.10　宽 QRS 波群心动过速时可观察到的关键诊断特征(续)

	VT	SVT 伴差传	预激
QRS 波群			
QRS 形态	**不典型 LBBB 特征** • 时限>160ms • 胸前导联均负向 • V_1 导联 R 波时限>40ms • V_1~V_2 导联 S 波切迹降支 • V_1~V_2 导联 R 波起始到 S 波最低点>70ms • V_6 导联任何 Q 波(QR 或 QS 型) 心动过速时 QRS 时限较窦性心律时窄,诊断 VT	**LBBB 特征** 典型 LBBB V_1 导联无 R 或 V_2 导联有小窄 R V_6 导联单向 R I 和 V_6 导联间隔 Q	
频率和规整			
RR 间期	轻度不规则(<0.04ms)	规则(常见)	规则(常见)
终止			
代偿间期	完全	不完全	
回复周期	较长	无区别	

○ 心动过速时 12 导联心电图可表现为以下特点:
  ■ 用于鉴别 VT 与 SVT 伴差传或预激。
○ 12 导联心电图鉴别 SVT 和 VT 的心电图标准如下:
  ■ Wellen 标准,支持 VT:
    • AV 分离。
    • 电轴左偏。
    • 窦性夺获或融合波。
    • QRS>140ms。
    • 胸前 QRS 同向性。
    • V_1 导联出现 RSR′,V_1 导联单向或双向 QRS 波群或 V_6 导联单向 QRS 波群。
  ■ Brugada 标准:逐步法诊断 VT,满足其中任一标准即支持 VT。
    1.如果所有胸前导联均为 RS 型(即同向性):VT。
    2.如果一个及一个以上胸前导联的最长 RS 间期>200ms:VT。
    3.如果出现房室分离(或 QRS 波群多于 P 波):VT。

4.V_1~V_2 及 V_6 导联 QRS 波群形态符合 VT 形态标准：VT。

- RBBB 样 QRS。
  - V_1 导联呈单向 R、QR 或 RS 型：VT。
  - V_1 导联呈三向 QRS 型，但第一峰峰高于第二峰(RSr′)：VT。
  - V_6 导联 R/S 比<1.0、QS 或 QR 型：VT。
- LBBB 样 QRS。
  - V_1 或 V_2 导联 R≥30ms，到 S 波最低点>60ms 或 S 波有切迹。
  - V_6 导联呈 QR 或 QS 型。

■ 对 LBBB 型 VT 的 Kindwall 标准包括：

- V_1 或 V_2 导联 R 波时限>30ms。
- V_6 导联任何 Q 波。
- V_1 或 V_2 导联 QRS 波群起始到 S 波最低点时限>60ms。
- V_1 或 V_2 导联 S 波降支有切迹。

步骤 2：明确心律失常基质

○ 评估预激的基础间期。

○ 评估前向传导。

■ 有无显性预激？

- 明确 AP 前向传导特征。
- 明确 AP 位置(最早 V 波)。
- AP 是否参与心动过速？

■ 有无隐性预激？

- 前向传导时远端 CS 提前心室激动。
- 前向传导曲线中非递减房室传导。
- 较短配对间期的前传期前收缩、起搏频率递增、AP 插入端附近起搏或静脉注射腺苷显示心室预激。

■ 有无房室结双径路？

- 前向传导曲线有 AH 跳跃现象。
- 心房回波或心动过速。

○ 评估逆向传导。

■ 无 VA 传导不太可能是 AVNRT 或 AVRT。

■ 有 VA 传导。

- VA 传导是否正常(向心和递减传导)？
- 最早的逆传 A 波位置是哪里？
- APERP 数值是多少？AP 是否参与折返？

    ○ 寻找其他因素：

      ■ 裂隙现象。

      ■ 希氏束旁起搏。

步骤 3：心动过速的诱发与分析

    ○ 心动过速的起始可提供诊断线索，见表 3.11。

表 3.11　心动过速诱发的诊断作用

	VT	AVNRT	AVRT	AT
诱发(额外刺激或短阵快速起搏)	心室(心房起搏很难诱发，除非是束支型 VT)	心房(心室起搏很难诱发)	心房或心室	心房(心室起搏无法诱发)

      ■ VT 的诱发依赖于心动过速的机制：

        • 折返(单形性 VT)：心室起搏(短阵快速起搏式额外刺激)。

        • 自律性(右室流出道，左心室特发性 VT)：异丙肾上腺素，肾上腺素，阿托品，运动。

        • 触发活动：多次额外刺激、短阵快速起搏和长−短序列刺激同时使用异丙肾上腺素、肾上腺素、阿托品、钙剂或氨茶碱。

    ○ 心动过速中观察指标：

      ■ 自发或心房起搏导致房室分离可能提示心房不是折返环的一部分。

      ■ 检查希氏束和心室的关系；RB 和远端希氏束电位早于近端希氏束电位 (VT 逆传激动)。

表 3.12　心动过速发作过程中可观察到的关键特征

	VT	AVNRT	AVRT	AT
AV 关系				
AV 关系	1:1 或 ≤ 2:1	1:1	1:1	1:1 或 ≥ 2:1
V>A	常提示 VT	非常罕见除非：上行共同通路阻滞(HA 阻滞)	基本可排除 AVRT (除非结束旁路)	交界性异位心动过速每个 V 电位前都有希氏束电位 1:2 心动过速

(待续)

表 3.12　心动过速发作过程中可观察到的关键特征(续)

	VT	AVNRT	AVRT	AT
VA 时间				
间隔部 VA 间期(希氏束或近端 CS 通路上心室最早激动到 A 的间期)	可能分离,恒定(逆向 VA 传导),或变化(文氏)	≤70ms(典型)>70ms(不典型)	>70ms(多数>100ms)(≤70ms 排除)	可变(≤70ms 不能排除)
心房激动顺序				
	分离或向心性>偏心性	向心性>偏心性	偏心性>向心性	偏心性>向心性
其他				
心动周长变化 AA 间期(HRA 或 CS)相比于 VV 间期(RVa)	VV 间期变化早于 AA	HH/VV 间期变化早于 AA	HH/VV 间期变化早于 AA	AA 间期变化早于 VV
HV 间期	• 负值 • 心动过速时 HV 较短	正值	正值(逆向型 AVRT 则为负值)	正值
RB 和希氏束电位特征	RB 早于希氏束	His 早于 RB	ORT(希氏束早于 RB)逆向型 AVRT(RB 早于希氏束)	希氏束早于 RB
束支折返	• 每个 V 前均有 H • HV 恒定 • VV 间期变化早于 HH 变化 • 诱发有临界 VH 延迟			
TCL 心室起搏(VH$_{pacing}$:VH$_{svt}$)	<10ms	>40ms	<20ms(间隔 AP)	<10ms
His-心房时间(HA$_{Tachycarida}$:HA$_{pacing}$)	相似	负值	相似	变化

　○ 心动过速的终止也可提供诊断线索(见表 3.13)。

表 3.13　心动过速终止方式有助于诊断

	VT	AVNRT	AVRT	AT
终止	• 如果有 VA 传导则以 A 终止 • 如果无 VA 传导则以 V 终止	• 阻滞于慢径路则以 A 终止(常见) • 阻滞于快径路则以 V 终止(罕见)	• 阻滞于房室结则以 A 终止(常见) • 阻滞于 AP 则以 V 终止(罕见)	• 以 V 终止(常见) • 以 A 终止:可以排除 AT

步骤 4:评估心动过速时对起搏的反应(见表 3.14)

表 3.14　心动过速对起搏的反应

	VT	AVNRT	AVRT	AT
心室额外刺激或拖带				
起搏后激动顺序	终止 VAV	VAV 或 VAHAV (心房–心室)	VAV 或 VAHAV (心房–心室)	VAAV 或 VAHAV
心房起搏				
心房超速起搏 起搏周长: 10~40ms <TCL	房室分离或 V 提前但不终止心动过速	拖带±终止 回复 VA 周长: 固定(与心动速 VA 周长相差<10ms)	拖带±终止 回复 VA 周长: 固定(与心动速 VA 周长相差<10ms)	拖带±终止 恢复 VA 周长: 变化
		QRS: 变化或变窄 (夺获或融合)	QRS: 不变除非有旁观者 AP 无固定 QRS 波群	QRS:不变,除非是多旁路 如果是多旁路,有固定 QRS 波群	QRS:不变,除非有旁观者 AP 无固定 QRS 波群
	AVVA 反应	AVA 反应	AVA 反应	AVA 反应
心房额外刺激	V 提前伴夺获或 QRS 波群	无预激	提前激动心室	提前激动心室
希氏束同步 PAC		回复 VA 周长: 固定(与心动速的 VA CL 相差<10ms)	回复 VA 周长: 固定(与心动速的 VA CL 相差<10ms)	回复 VA 周长: 变化

特殊情况

- 逆向型 AVRT 的诊断：
  - 心动过速时 QRS 波群呈完全性预激。
  - 心房激动：向心性。
  - 心室激动：提前的房性期前收缩可在没有房室结参与的情况下提前心室激动（心室与房室结附近心房同时激动，或早于希氏束提前激动心室）。
  - 逆传希氏束–浦肯野激动：右束支(RB)及远端希氏束电位早于近端希氏束。
- 旁路–旁路型 AVRT：
  - 心房和心室都是折返环的必需部分。
  - 心房激动：偏心性。
- AVNRT 伴旁观者旁路的诊断：
  - SVT 由窄 QRS 心动过速转为宽 QRS 心动过速不伴周长或 HH 间期改变。
  - 心房期前刺激不能提前以下指标：
    - 预激 QRS 波群。
    - 逆传希氏束电位。
    - 下一个心房激动。

心室程序刺激

电生理检查(EPS)适应证

- 陈旧性心肌梗死及症状提示 VT（心悸、先兆晕厥和晕厥）。
- 指导与评估 VT 消融效果。
- 评估无症状性宽 QRS 心动过速。
- 可以用于评估非缺血性心肌病的风险评估（肥厚型心肌病，致心律失常性右心室心肌病和 Brugada 综合征）；但效果有限（有较高的假阳性/假阴性）。

EPS 的准备

EPS 的准备包括右侧腹股沟区：2 根导管(JSN)用于 HRA、希氏束和 RVa。

心室程序刺激

- 右心室心尖部额外刺激。
  - 8 次基础(S_1)刺激后发放 1 次额外刺激(S_2)。
    - S_1~S_2 间期进行性缩短，步长 10~20ms，直至发生失夺获（心室不应期）。
    - 至少分别在 2 种起搏周长下进行测试（400、600ms±300~350ms）。

- ■ 基础 S_1S_1 刺激后发放 2 个期前刺激直至心室不应期。
  - • S_2 在不应期前 20~50ms 发放, S_3 逐渐递减。
- ■ 基础 S_1S_1 刺激后发放 3 个期前刺激直至心室不应期。
  - • S_2 和 S_3 在不应期前 20~50ms 发放, S_4 逐渐递减。
- ○ **频率递增刺激**:从 350ms 开始进行 8~12 次的递增起搏刺激直至心室不应期。
- ○ **短阵快速**:心室不应期附近进行 5~10 次起搏。
- ○ **如果未诱发 VT**:在右室流出道重复上述步骤。
- ○ **如果仍未诱发 VT**:静注异丙肾上腺素,再重复上述步骤(异丙肾上腺素目标心率 110~140 次/分)。
  - ■ 注意:频率递增刺激和使用异丙肾上腺素在提高敏感性的同时也降低了特异性 (20%~30%的正常患者通过 3 个期前刺激诱发多形性 VT)。见表 3.15。

表 3.15　敏感性及特异性

增加阳性结果特异性的因素	增加阳性结果敏感性的因素
持续时间>30s(或>10 个心搏)	非持续性心律失常
形态可重复(单形性)	多形性 VT 或心室颤动(VF)
1 个或 2 个期前额外诱发	3 个期前收缩或递增起搏
较高的验前概率	较低的验前概率
周长 ≥ 240ms	

- ○ 对程序性刺激的反应包括:
  - ■ 无法诱发(阴性结果)。
  - ■ 心室反复搏动(无临床意义)。
    - • 额外刺激后出现 1 次室性期前收缩或 3~5 心搏组成的短阵室速。
    - • 与起搏 QRS 波群形态相近,是由于局部心肌或束支折返所致。
  - ■ 持续性单形性 VT。
    - • 特异性高,与诱发方法无关。
  - ■ 非持续性多形性 VT 或 VF。
    - • 3 个或 4 个额外刺激:非特异。
    - • 1 个或 2 个额外刺激:"灰色区域"。
- ○ **心律失常终止**
  - ■ 血流动力学不稳定:立即同步心脏转复。
  - ■ 血流动力学稳定:短阵快速起搏 8~12 个心搏,起搏周长较心动过速周期短 10~20ms。
    - • 注意:起搏治疗方法越激进,心动过速加速或蜕变为室颤的风险越高。

遗传性心律失常综合征的药物激发试验

肾上腺素试验

○ 适应证:用于评估可能的长 QT 综合征(LQTS)。

○ 步骤:

 ■ 1:10 000(0.5mg)肾上腺素 5mL 加入 45mL 生理盐水(总共 50mL)=10μg/mL。

 ■ 检查 12 导联心电图,输注速度 0.05μg/(kg·min)[0.3mL/(kg·min)]。

 ■ 5min 后检查 12 导联心电图,输注速度增加到 0.10μg/(kg·min)[0.6mL/(kg·min)]。

 ■ 5min 后检查 12 导联心电图,输注速度增加到 0.20μg/(kg·min)[1.2mL/(kg·min)]。

 ■ 5min 后检查 12 导联心电图并停止输注;之后 30min 内每 10min 检查一次心电图。

○ 下述情况下进行监测:

 ■ 输注过程中及检查后 1h 内要持续监测心率。

 ■ 输注过程中每 5min 监测一次生命体征。

○ 肾上腺素终止点:

 ■ 舒张压低于 80mmHg(1mmHg≈0.133kPa)或超过 200mmHg。

 ■ 非持续性或多形性 VT。

 ■ 每分钟≥10 次室性期前收缩。

 ■ 出现 T 波电交替。

 ■ 由于头痛、恶心、腹痛、心绞痛或心力衰竭等症状患者无法耐受。

○ 拮抗剂

 ■ 如果停止肾上腺素后症状仍持续,须静注美托洛尔 2.5~5mg,持续 1min 以上。

○ 必须每 5min 测量一次 QT 间期、心率、校正 QT 间期(QTc)。

 ■ QTc 延长≥50ms 考虑异常(支持 LQTS 诊断)。

普鲁卡因酰胺激发试验

○ 适应证:用于评估 Brugada 综合征。

○ 步骤:15mg/kg(最大量 1g)普鲁卡因酰胺,50mg/min 输注。

 ■ 开始前、输注时每 10min、结束时、结束后 1h 内,每 3min 检查一次 12 导联心电图。

○ 监测:

 ■ 输注过程中及检查后都须持续监测心率。

 ■ 输注过程中每 5min 监测一次生命体征。

○ 普鲁卡因酰胺停用终点。

 ■ 舒张压低于 80mmHg。

- 非持续性或多形性 VT。
- 每分钟 ≥ 10 次心室期前收缩。
- QRS 波群增宽≥30%。
- 心动过缓或房室传导阻滞(Ⅱ度或Ⅲ度)。

○ 拮抗剂

- 异丙肾上腺素 1~2μg/min。

○ 禁忌证:

- 心动过缓、高度房室传导阻滞或束支阻滞。
- 肥厚型心肌病。
- 左室射血分数(LVEF)<35%的心力衰竭。
- 妊娠。
- 重症肌无力。
- 肝脏疾病。

○ 解析

- 诱发Ⅰ型 Brugada 波提示试验阳性。

(张余斌　译)

关键参考文献

○ Veenhuyzen GD, Quinn FR, Wilton SB, Clegg R, Mitchell LB. Diagnostic pacing maneuvers for supraventricular tachycardia: Part 1. *PACE.* 2011;34:767–782.

○ Knight BP, Ebinger M, Oral H, Kim MH, Sticherling C, Pelosi F, et al. Diagnostic value of tachycardia features and pacing maneuvers during paroxysmal supraventricular tachycardia. *J Am Coll Cardiol.* 2000;36;574–582.

○ Thomas KE, Josephson ME. The role of electrophysiology study in risk stratification of sudden cardiac death. *Prog Cardiovasc Dis.* 2008;51(2):97–105.

○ Obeyesekere MN, Klein GJ, Modi S, Leong-Sit P, Gula LJ, Yee R, et al. How to perform and interpret provocative testing for the diagnosis of Brugada syndrome, long-QT syndrome, and catecholaminergic polymorphic ventricular tachycardia. *Circ Arrhythm Electrophysiol.* 2011;4:958–964.

○ Mitchell LB. The role of the transvenous catheter electrophysiologic study in the evaluation and management of ventricular tachyarrhythmias associated with ischemic heart disease. *Cardiac Electrophysiol Review.* 2002;6:458–462.

第 4 章

房室结折返性心动过速

认识房室结折返性心动过速(AVNRT)

概论

AVNRT 为致密房室结附近解剖学或功能学分离的两条径路间折返形成的阵发性、窄 QRS 波群心动过速。

流行病学和临床特征

- 50%~60%的典型阵发性室上速为 AVNRT。
- 女性更容易发病(男女之比为 1:2)。
- 首次症状出现于 30~50 岁。
- 常见的症状有心悸(颈部跳动)、眩晕、晕厥(10%)。
- AVNRT 很少发生于器质性心脏病。

解剖

房室结及其相关结构位于房间隔的 Koch 三角内。

- Koch 三角的顶部是膜部室间隔,包括致密房室结和希氏束。
- Koch 的基底部是冠状窦口和三尖瓣环间隔峡部(位于冠状窦口和三尖瓣环之间)。
- 后缘是 Todaro 腱:下腔静脉瓣的纤维连续(欧式瓣)。
- 前缘是三尖瓣的隔瓣。

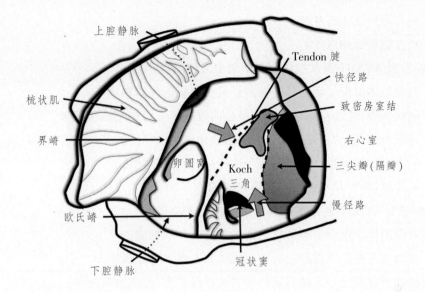

病理生理(机制)

折返环包含解剖学两条不同的径路。

○ 快径位于 Koch 三角顶部的致密房室结的前间隔侧（常规记录到希氏束电位的近端，并高于 Todaro 腱）。

■ 快径的传导速度快,但不应期长。

○ 慢径位于致密房室结的后下部(沿着三尖瓣环分布)。

■ 慢径的传导速度慢,但不应期短。

• 三尖瓣环和冠状窦口之间(即三尖瓣环峡部间隔侧)可能会记录到延迟的慢电位。

■ 房室结的右侧后延伸(参与了大部分 AVNRT)。

• 最早的逆向激动可在三尖瓣环和冠状窦口之间记录到。

■ 房室结的左侧后延伸。

• 最早的逆向激动可在冠状窦口顶部内 2~4cm 记录到。偶尔可以在左心房沿着二尖瓣环可记录到。

分类

根据前向传导和逆向传导,AVNRT 可以分为 3 个类型。

○ 慢–快型(或典型)AVNRT 是最常见的 AVNRT,占 90%~95%。

■ 逆向传导:同时激动双侧房间隔。

• 右心房激动在欧式嵴的边缘处被阻断。

• 左心房激动顺序为左心房的下壁、侧壁、冠状窦顶部→冠状窦心肌→冠状窦口。

■ 前向传导:在慢径的心房末端上部激动三尖瓣环和冠状窦口之间的心房肌。

- 右侧后延伸占 95%。
- 左侧后延伸占 5%。

○ 慢–慢型 AVNRT 通常被认为是不典型 AVNRT。
  - 右前斜体位慢径激动呈逆钟向折返参与折返环的构成。
  - 逆向传导:通过左侧后延伸的慢径向冠状窦心肌和左心房扩布。
  - 前向传导:激动通过慢径→右侧后延伸向共同径路扩布(完成折返激动)。
    - 左心房被动激动→房间隔→快径(短的 AH 间期)。
    - 注意:快径并不参与折返环的构成。

○ 快–慢型 AVNRT 通常也被认为是不典型 AVNRT。
  - 右前斜体位慢径呈顺钟向折返参与折返环的构成。
  - 激动通过慢径→左侧后延伸向冠状窦心肌和左心房扩布。
  - 激动通过慢径→右侧后延伸向共同径路扩布(完成折返激动)。
    - 左心房被动激动→房间隔→快径(短的 AH 间期)。
    - 注意:快径并不参与折返环的构成。

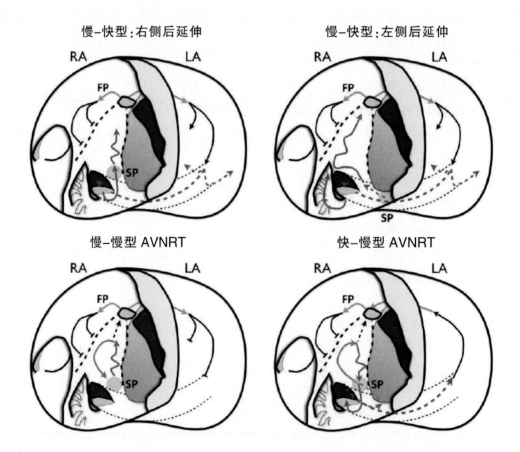

12 导联心电图

共同特征包括以下几个方面：

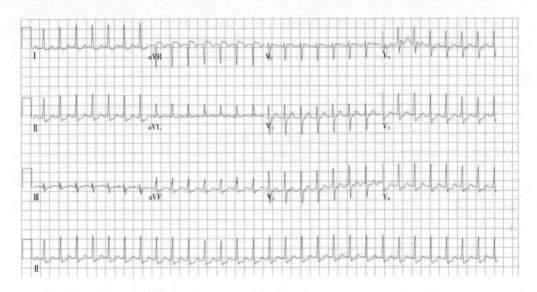

- ○ 心率通常为 140~250 次/分，节律规整。
- ○ 逆向心房激动的 P 波可能不容易被识别（表 4.1）。

表 4.1 AVNRT 的心电图特征

	典型（90%~95%）	不典型（5%~10%）	
	慢–快型	快–慢型	慢–慢型
RP 间期*	短	长	长
P 波	1.心动过速时看不到	QRS 波群之前的负向 P 波	QRS 波群之后的负向 P 波
	2.出现较晚但在 QRS 波群内	● Ⅱ、Ⅲ、aVF、V₆ 导联假性 q 波	● Ⅱ、Ⅲ、aVF、V₆ 导联假性 S 波
	● V₁ 导联假性 r′ 波		
	● Ⅱ、Ⅲ、aVF、V₆ 导联假性 S 波		

*RP 间期取决于折返环的前向和逆向相对传导速度和 HV 间期。

- ○ 除非合并差异性传导或束支传导阻滞，心动过速是窄 QRS 波群的。
- ○ 心动过速为突发突止，由房性期前收缩或室性期前收缩诱发。
- ○ 其他：窦律心电图通常正常。

其他检查

- ○ 动态心电图。
  - 对于频繁发作的病例有诊断价值。

- ○ 事件记录器。
  - ■ 对于有典型症状、几周至几月发作一次的患者具有诊断意义。
- ○ 超声心动图。
  - ■ 可以评估左心室功能、除外是否有先天性心脏病或器质性心脏病。
- ○ 电生理检查(见下文)。

治疗

- ○ AVNRT有症状但并不威胁生命。
  - ■ 心动过速性心肌病很少发生(见于不典型 AVNRT)。
- ○ 药物治疗的目的是延长房室结不应期,减慢房室结传导。

发作时的治疗

- ○ 包括以下几种选择:
  - ■ 刺激迷走神经:Valsalva 动作,咳嗽,将面部浸于水中,颈动脉窦按摩。
  - ■ 腺苷 6~18mg 静脉推注。
  - ■ 非二氢吡啶类钙拮抗剂(ND-CCB)(效果优于 β 受体阻滞剂、地高辛、胺碘酮)。
  - ■ 同步直流电复律(特别是病情不稳定或出现心源性休克、心绞痛或心力衰竭)。

长期治疗

表 4.2　AVNRT 长期治疗的选择

	不能耐受的 AVNRT	频发 AVNRT	发作较少耐受良好的 AVNRT
刺激迷走神经	–	–	I
BB、ND-CCB	IIa	I	I
氟卡因	–	IIb	–
普罗帕酮,索他洛尔	IIa	IIa(BB/CCB 无效时)	I (口袋中备用)
胺碘酮	IIa	IIb	–
导管消融	I	I	I

I:应当建议;IIa:可以考虑;IIb:可能有效的选择;III:不建议。

- ○ 非药物治疗。
  - ■ 需要时可以刺激迷走神经,终止正在发作的 AVNRT(见上文)。
- ○ 药物治疗可以分成以下两类:
  - ■ 频繁发作 AVNRT 的患者可以长期服用药物预防 AVNRT 发作。
    - • BB、ND-CCB 和地高辛的有效率基本相同(30%~50%)。
      - □ 慢径的文氏现象使心动过速终止。

- Ⅰc、Ⅲ类抗心律失常药物是二线选择。
  - 可以用于对典型的房室结阻滞药物无反应的慢径患者。
  - "Pill-in-pocket"策略适用于发作不频繁但每次发作持续时间较长的患者(每月发作少于一次,有症状但病情稳定的患者)。
    - 普萘洛尔 80mg 和(或)地尔硫草120mg 或氟卡因 3mg/kg。
- 有创治疗。
  - 大部分病例首选导管消融(选择性慢径改良)。

电生理检查(EPS)

前向传导

- *房室结双径路电生理*
  - 房室结双径路的电生理现象证明房室结存在多重功能性或解剖性分离的传导径路。
  - AH 跳跃:额外刺激的联律间期缩短 10ms,AH 间期延长≥50ms。
    - 这一现象发生在快径达到有效不应期、传导转而经慢径时。
    - 偶尔在频率递增性心房起搏时也可记录到 AH 跳跃现象。

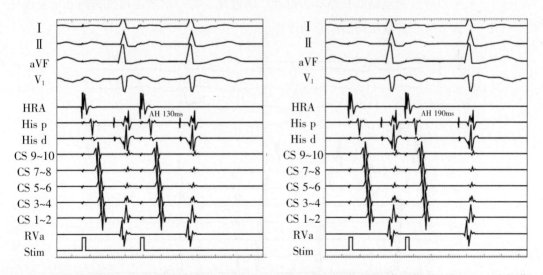

心房程序刺激。基础联律间期为 400ms。左图:额外刺激的联律间期为 260ms,AH 间期为 130ms;右图:额外刺激的联律间期为 250ms,AH 间期为 190ms。

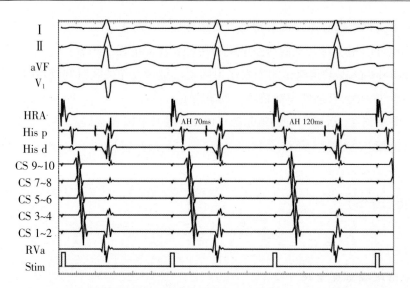

高右心房(HRA)频率递增程序刺激,起搏周期每次缩短 10ms,AH 间期由 70ms 增加至 120ms。

- 一拖二现象:单个心房刺激导致 2 次心室激动。
  - 因为同一次心房刺激的前向传导先后经房室结快径、慢径前传进行。
  - 可以导致房室结双径路非折返性心动过速,每一次非心动过速的心房刺激导致 2 次心室激动而形成心动过速。

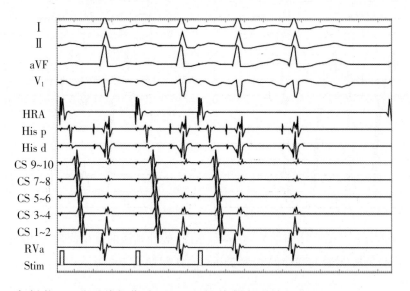

心房程序刺激。基础联律间期为 400ms,额外刺激联律间期在 250ms 时,导致同一次心房激动先后经房室结快径、慢径下传心室。

○ **典型房室结回波**

■ 典型的房室结回波是房性期前收缩经房室结慢径下传,然后快径逆传激动心房所致。

• 只要传导充分延迟,快径能够恢复其兴奋性,使激动同时逆传激动心房、前传激动心室,可同时记录到心房波和心室波。

• 它证实了房室结双径路和快径逆传电生理现象的存在。

■ 心动过速(或回波)区定义了期前收缩可以诱发折返性心动过速的范围。

• 这一区域的定义是从快径的有效不应期到慢径的有效不应期。

• 这一区域越宽,期前收缩越容易落入这一区域,从而更容易诱发折返性心动过速。

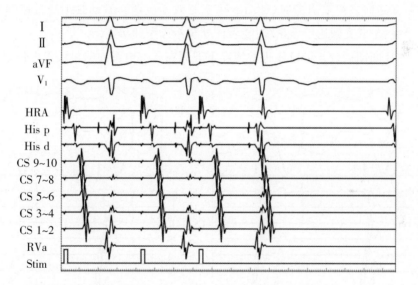

心房程序刺激。基础联律间期为 400ms,期前收缩联律间期为 250ms 时 AH 跳跃,伴随典型房室结回波的发生。

逆向传导

○ VA 传导应该存在并且为向心性。

■ 附加说明

• 有额外的房室旁路时逆向传导可以不是向心性。

• 心室向下部共同径路传导发生阻滞时,VA 可以不存在传导关系。

○ 具有房室结双径路时很少发生 VA 跳跃。

■ 长的联律间期时,心室期前收缩经希氏束–浦肯野系统逆传房室结快径而激动心房。

• 短的 VA 间期[<70ms(希氏束电图)或<100ms(高右心房电图)]。

- 最早的心房激动在希氏束(向心性激动)。
- 心室频率递增程序额外刺激,室房表现为递减传导。
    - 有逆传房室结双径路时, 逆传快径达到不应期时激动改经慢径下传, 表现为VA间期跳跃。
    - 因为快径和慢径的心房插入端不同,最早的心房激动位置从希氏束(快径)转至冠状窦口(慢径)。
    - 激动顺序的改变可以伴随不典型心房回波。
- 注意:希氏束以下传导延迟是VA跳跃更常见的原因。
    - 随着心室期前收缩刺激联律间期的缩短, 由于激动阻滞在房室结下部的希氏束-浦肯野系统,可以有VA间期的突然增加。
    - 在逆向右束支阻滞时(逆向右束支有效不应期),激动必须经过室间隔至左心室、左束支到达传导系统,随后传导至希氏束和房室结。
    - VH间期的延长可以使正常情况下埋藏在心室电图内的希氏束电位显现出来。

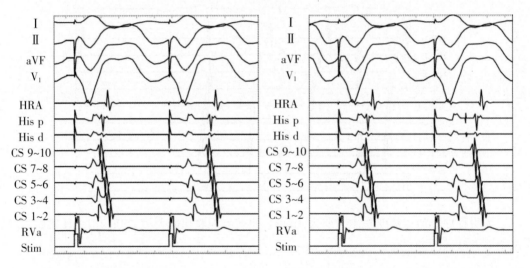

心室频率递增程序刺激时VA跳跃。左图:心室程序刺激周长缩短时发生逆传跳跃,最早心房激动点由快径转至慢径。右图:VA跳跃由于希氏束下传导延迟所致(延长的VH间期使逆传希氏束电位表现出来)。

心动过速诱发

○ 进行心房超速刺激或期前收缩。
- 程序刺激使激动阻滞在快径,转而经慢径传导。
    - 传导延迟使逆传激动经快径逆传心房并诱发心动过速。
- 可能需要静滴异丙肾上腺素或阿托品增加诱发心动过速的概率。

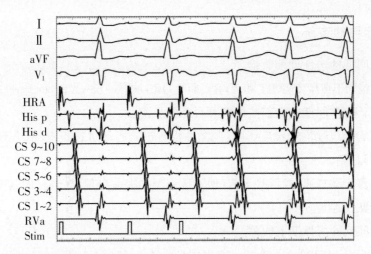

房性期前收缩刺激诱发 AVNRT。基础联律间期为 600ms,期前收缩联律间期为 440ms 时发生 AH 跳跃并诱发心动过速(向心性心房激动顺序,VA 间期<70ms)。

心动过速时的观察

○ **短 VA 间期**(即希氏束≤70ms,或高右心房≤100ms)。

○ **向心性激动**。

■ 前部出口:最早的激动在前间隔(希氏束电极)。

■ 后部出口:最早的激动在后间隔(冠状窦近端)。

○ **同步传导阻滞**。

■ 心房、心室和束支不是折返环必需的组成部分,因此,能够看到自发的房室传导阻滞(常为心房率大于心室率),自发的 VA 阻滞(心室率大于心房率),束支阻滞并不影响心动过速周期。

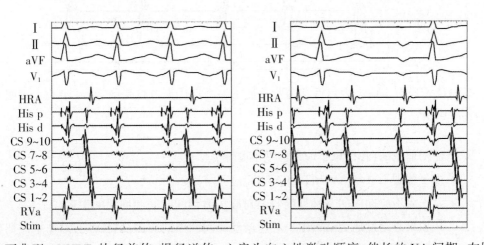

不典型 AVNRT:快径前传,慢径逆传。心房为向心性激动顺序,伴长的 VA 间期。左图:2:1 上部共同径路阻滞,每一个希氏束–心室 1:1 激动,但每隔一个希氏束有一次心房激动。右图:2:1 下部径路阻滞,希氏束–心室 1:1 激动,但每隔一个心房激动有一次心室激动。

心动过速发作时的方法

○ 长联律间期的房性期前收缩。

- 用于鉴别不典型 AVNRT 和 AVRT(即窄 QRS 波群的长 VA 间期心动过速鉴别诊断)。

- 对于长联律间期的期前收缩两种可能的反应:

• 对心动过速周期没有影响:刺激并没有进入心动过速折返环(遇到组织不应期被阻滞)。

• 重整心动过速:经慢径下传(使希氏束激动提前出现,导致长的 AH 间期),再次经快径逆传。

○ 短联律间期的房性期前收缩。

- 用于鉴别 AVNRT 和非折返性交界性心动过速(如短 VA 间期的窄 QRS 波群心动过速)。

- 终止心动过速:经快径下传(使希氏束激动提前伴短的 AH 间期),激动不能再次逆传。

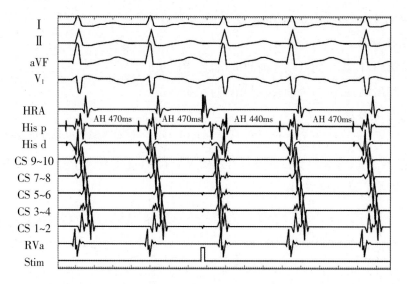

适时的希氏束不应期内房性期前收缩使下一个希氏束电位提前 30ms 出现,表明心动过速为 AVNRT。

○ 室性期前收缩(希氏束不应期内期前收缩)。

- 用于鉴别不典型 AVNRT 和 AVRT。

- 希氏束不应期内的室性期前收缩对心房激动的时间和周期的影响。

• 如果心动过速为 AVNRT,心房激动时间和周期应该没有影响,除非室性期前收缩的联律间期过早(即>100ms)。

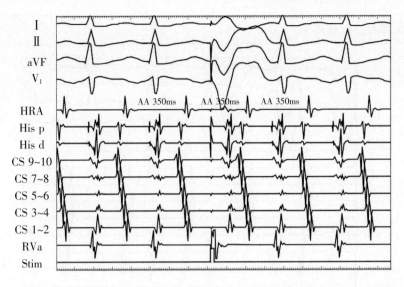

希氏束不应期内期前收缩并没有影响下一个心房波或心动过速周期。

○ 心室超速起搏拖带。

- 用于 AVNRT 和房速,间隔旁路参与的 AVRT 之间的鉴别。
- 心室起搏和心动过速时的心房激动顺序应该是相似的。
- 超速起搏终止心动过速。
  - 可以观察到 VAV 或(AHAV)反应。
  - 回归周期是基线 VA 计时周期(固定耦联间期)。
  - PPI−TCL(刺激到心室电图的间期)≥115ms。
  - cPPI=(PPI−TCL)−(AH$_{RVP}$−AH$_{SVT}$)≥110ms。
  - Stim−VA$_{RVP}$−VA$_{SVT}$≥110ms。

右心室心尖部超速起搏拖带

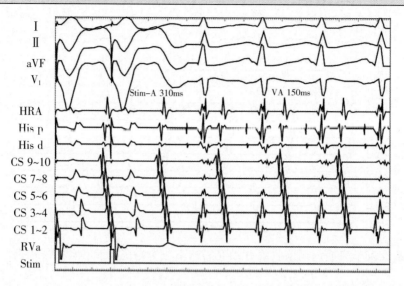

室上速时行右心室心尖部超速起搏拖带心动过速并引起 1:1 的 VA 传导。停止起搏后,心内图反应是 AV(VAV 或 VAHV),符合不典型 AVNRT 的诊断。心室起搏后的第一个 VA 间期与心动过速的 VA 间期差值小于 10ms。

右心室心尖部超速起搏拖带

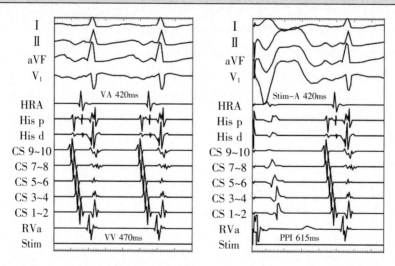

右心室心尖部以 440ms 周长拖带室上速 (心动过速周长 470ms,VA 间期 420ms)。立即测量拖带前的 VA 间期和心动过速周期 (TCL)(左图)。起搏终止后,刺激–心房 (Stim-A$_{RVP}$)间期为最后一个起搏脉冲至最后一个拖带的高右房电图。起搏后间期(PPI)的测量是从最后一个起搏脉冲至回归周长的右心室电图(右图)。(Stim-A$_{RVP}$)-VA$_{RVP}$ 间期是 120ms,PPI-TCL 为 145ms,符合不典型 AVNRT 的特点。

○ 心房超速起搏拖带心动过速。

■ 心房超速起搏拖带心动过速可以鉴别 AVNRT 和 AT。

■ 起搏终止时：

• 第一个回归周期的 VA 间期应该是固定值（与心动过速的 VA 间期比，差值<
  10ms），心动过速诊断为 AVNRT 或顺向型 AVRT(可以除外房速或交界性心动
  过速)。

• 心动过速诊断为 AVNRT 时,起搏后激动顺序应该为 AHA。

高位右房超速起搏

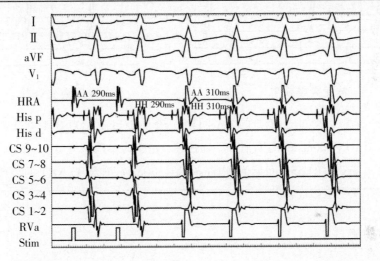

以 290ms 的周期行心房超速起搏(TCL 310ms)。测量 HH 间期表明最后一个 H 波
提前出现。停止起搏后的反应为 AHA。

○ 右心室诊断性拖带。

■ 常以右心室心尖部和右心室基底部拖带鉴别不典型 AVNRT 和间隔慢旁路参与
  的 AVRT。

■ 解释：

• [PPI–TCL(基底部)]–[PPI–TCL(心尖部)]>30ms。

• [Stim–A–VA(心尖部)]–[Stim–A–VA(基底部)]<0ms。

○ 希氏束旁拖带。

■ 伴或不伴希氏束夺获的拖带经常用于鉴别不典型 AVNRT 和间隔部慢旁路参与
  的 AVRT。

■ 解释：

• δSA(希氏束失夺获–希氏束夺获)>50ms

• PPI–TCL(刺激至局部心室电图)≥100ms

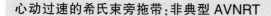

心动过速的希氏束旁拖带：非典型 AVNRT

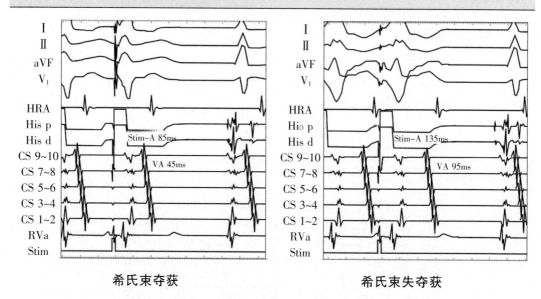

希氏束夺获   希氏束失夺获

窄 QRS 波群心动过速伴长的 VA 间期，最早心房激动点在冠状窦口（周期为 420ms）。上图是以 400ms 的周期拖带心动过速。左图为希氏束夺获，右图为希氏束失夺获。希氏束失夺获时的 δSA 间期为 110ms(480~370ms)，符合 AVNRT 的特点。

窦性心律时的策略

○ 希氏束旁起搏。

  ■ 用于鉴别前间隔旁路和房室结前部出口。

  ■ 解释：结性反应。

    • 逆传心房激动顺序没有改变。

    • Stim-A 间期(>50ms)，但是希氏束的心房间期是固定的。

AVNRT:慢径逆行传导

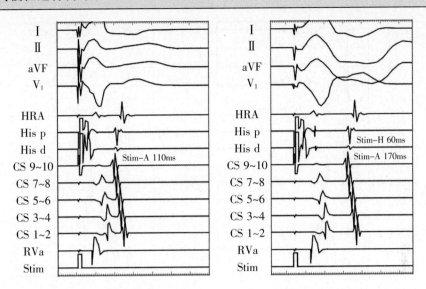

左图：心室和希氏束–右束支夺获产生了相对窄的 QRS 波群和希氏束的提前激动（希氏束电极记录，埋藏在 V 波中）。

右图：希氏束–右束支失夺获产生了增宽的 QRS 波群，SH 间期的增加（60ms）以及 SA 间期的增加（从 110ms 至 170ms）。

稳定的 HA 间期（约 100ms）表明逆向传导经过希氏束，但不经过心室（即逆向传导全部经过房室结）。

最早的心房激动在冠状窦口近端，表明传导经过慢径。

AVNRT:快径路逆行传导

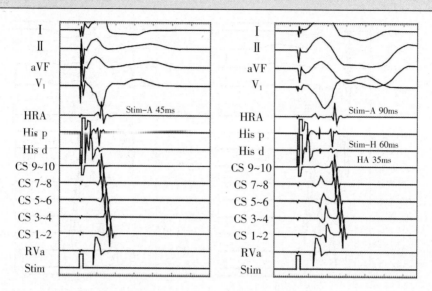

左图：心室和希氏束-右束支夺获产生了相对窄的 QRS 波群和希氏束的 A 波最早（希氏束电极的 A 波埋藏于心室波内）。

右图：希氏束-右束支失夺获产生增宽的 QRS 波群,SH 间期增加了 45ms(从 15ms 至 60ms)和 SA 间期的增加(从 45ms 至 90ms)。

稳定的 HA 间期(30ms)表明逆向传导依赖于希氏束但不依赖于局部心室激动(即逆向传导全部经过房室结)。

最早的心房激动位置在希氏束,表明逆向传导经过房室结快径。

- ○ 诊断性起搏(心尖-基底部)。
  - 可以鉴别前间隔旁路和房室结前部出口。
  - 没有房室旁路时,基底部起搏的激动逆传至心房前必须经过心尖部,然后侵入希氏束-浦肯野纤维系统。
    - 这导致右心室基底部起搏时的 Stim-A 间期长于右心室心尖部(SA 心尖-SA 基底<10ms)。
    - 逆向心房激动顺序不变。
    - 间隔部 HA 间期不变。

右心室心尖部及基底部的鉴别诊断性起搏

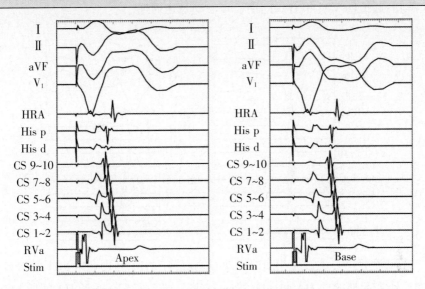

心室基底部起搏时长的 VA 间期表明没有房室旁路存在(结性反应)。

○ 以心动过速的周期行心房起搏。

■ 解释:起搏时的 AH 间期长于心动过速时的 AH 间期(>40ms)

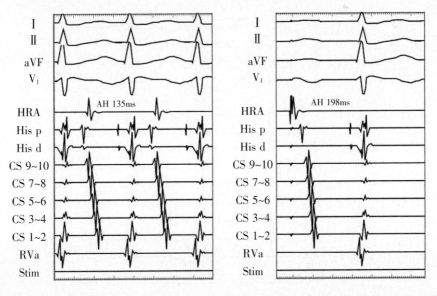

对比不典型 AVNRT 的 AH 间期(左图)和以心动过速相同的周期行高右房起搏的 AH 间期(右图)。心动过速时的 AH 间期是 135ms(左图),心房起搏时的 AH 间期是 198ms,有 63ms 的差值。

○ 以心动过速相同的周期行心室起搏。

■ 解释:起搏的 VA(和 HA)间期长于心动过速周期。

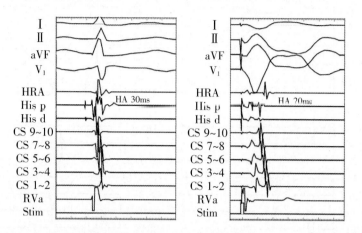

对比 AVNRT 和以心动过速相同的周期心室起搏的 HA 间期。AVNRT 时的 HA 间期为 30ms(左图),心室起搏时的 HA 间期为 20ms(右图),导致了-10ms 的 HA 间期差值。

○ 诱发逆向右束支阻滞。

■ 心动过速周期和 VA 间期通常没有改变。

■ VH 间期的增加常等于或短于 VA 间期的增加。

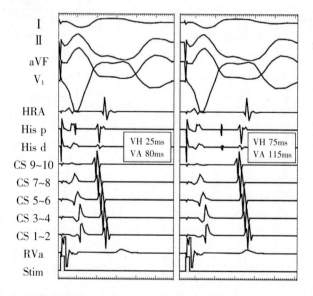

以 600ms 的基础间期和联律间期 320ms 的期前刺激行右心室心尖部起搏,逆传的 VH 间期为 25ms,VA 间期为 80ms(左图)。当期前收缩的联律间期减至 300ms 时,诱发了逆向右束支阻滞(VH 间期增加至 75ms,δVH 为 50ms)和延长的 VA 间期(115ms,δVA 为 35ms)(右图)。

表 4.3 定位 AVNRT 的折返环

	VA (希氏束)	VA (高右心房)	心动过速时 AH:HA	最早的逆传心房激动
慢-快型 AVNRT				
● 右侧内延伸(90%)	<70ms	<100ms	>1	三尖瓣环下间隔-冠状窦
● 左侧内延伸(<10%)				冠状窦顶部
● 左心房/左间隔(<10%)				左侧间隔希氏束,冠状窦远端
慢-慢型	>70ms	>100ms	>1	冠状窦顶部(60%),三尖瓣环下间隔-冠状窦(40%)
快-慢型(5%~10%)	>70ms	>100ms	<1	三尖瓣环下间隔-冠状窦(75%),冠状窦底部(25%)

房室结折返性心动过速与其他心动过速的鉴别

特征性鉴别 AVNRT 和结周房速、AVRT(间隔旁路参与)的方法见表 4.4 和表 4.5。鉴别 AVNRT 和交界性心动过速另外讨论。

表 4.4 鉴别 AVNRT 与结周房速

	AVNRT	结周房速
前向起搏	房室结双径路	
心律失常诱发	心房额外刺激或短阵快速起搏 (心室起搏很难诱发)	心房额外刺激或短阵快速起搏 (很少用心室起搏)
心动过速时房室关系	1:1(很少 2≥1 或 1≤2)	1:1 或 2≥1
心动过速时发生房室传导阻滞 (刺激迷走神经、腺苷、维拉 帕米或期前收缩刺激)	有时 ● 通常终止心动过速 ● 很少有持续性心动过速伴希 氏束下 2:1 房室阻滞	强烈提示房速 房室阻滞却没有终止心动过速 是房速的典型特点 ● 房室结不是折返环的关键组 成部分 ● 很少终止心动过速
心动过速时间隔 VA 间期(希氏 束或冠状窦近端最早的 V 波 至同一导联 A 波间期)	≤70ms(典型) >70ms(不典型)	不固定(≤70ms 不除外房速)
心动过速时高右心房 VA 间期 (希氏束或冠状窦近端最早 的 V 波至高右房 A 波间期)	≤100ms(典型) >100ms(不典型)	不固定
心动过速时心房激动顺序	向心性多于偏心性	偏心性多于向心性

(待续)

表 4.4 鉴别 AVNRT 与结周房速(续)

	AVNRT	结周房速
心动过速时周长变化	HH 间期的变化早于 AA 间期的变化 ● 房室结前向传导的延迟(折返环的关键组成部分)	AA 间期的变化早于 HH 间期的变化(房室结不是折返环的关键组成部分)
心动过速终止(自发)	以 A 波终止(常见) ● 传导在慢径被阻断,以 V 波终止(不常见) ● 传导在快径被阻断	以 V 波终止(常见) ● 以 A 波终止伴正常的房室传导 ● 可以有效除外房速
右心室心尖部拖带	能够拖带心动过速 ● 是 心房激动顺序 ● 起搏时=心动过速时 起搏后激动顺序 ● VAV(房-室) ● AHAV(房-室)	能够拖带心动过速 ● 否 心房激动顺序 ● 起搏时≠心动过速时(常见) 起搏后激动顺序 ● VAAV ● AAHV
右心室以 200~250ms 短阵快速起搏 3~6 个周期	可以有房室分离 可以终止心动过速	AV 分离很常见 不改变心房激动顺序却能终止心动过速可以除外房速
心房拖带	回归的 VA 间期:固定或有关系(与心动过速时的 VA 间期相比<10ms)	回归的 VA 间期:有变化(与心动过速时的 VA 间期相比通常>10ms)
鉴别诊断性拖带(高右房和冠状窦)	回归的 VA 间期:固定或有关系(与心动过速时的 VA 间期相比<10ms)	回归的 VA 间期:有变化(与心动过速时的 VA 间期相比通常>10ms)
联律间期较短的房性期前收缩刺激	能够使希氏束提前伴短的 AH 间期 →终止心动过速(快径不应) 回归的 VA 间期:固定或有关系(与心动过速时的 VA 间期相比<10ms)	能够使希氏束提前伴短的 AH 间期 →终止心动继续发作 回归的 VA 间期:有变化
窦性心律时以心动过速相同的周期心房起搏 ● $AH_{pacing}-AH_{SVT}$	>40ms	<10ms

AVNRT 与 AVRT(间隔旁路参与)的鉴别

○ 心电图表现可以鉴别 AVNRT 和 AVRT。

■ 有假性 r'波或假性 S 波提示 AVNRT。

- V_1 导联和 III 导联的 RP 间期增加>20ms 提示后间隔 AVRT。
- AVNRT 和 AT 都可以有房室传导阻滞或房室分离。
- 束支阻滞伴心动过速周期或 VA 间期延长提示束支阻滞同侧的旁路参与的 AVRT。

表 4.5　电生理检查鉴别 AVNRT 和 AVRT

	AVNRT	AVRT
HV 间期<35ms（窦律时）	通常没有	强烈提示显性旁路
室房逆向传导	递减	没有递减 （如果经过旁路传导）
逆向心房激动顺序	向心性多于偏心性	偏心性多于向心性 （取决于旁路位置）
心室前向激动顺序	正常	最早的心室激动位置 （如果是显性旁路）
前向起搏	房室递减传导 房室结双径路电生理	房室非递减传导 明显的预激
心律失常诱发	心房额外刺激或短阵快速起搏 （心室起搏很难诱发）	心房额外刺激或短阵快速起搏 心室额外刺激或短阵快速起搏
室上速时房室传导阻滞	有时	终止心动过速
室上速时间隔的 VA 间期 （希氏束或冠状窦近端最早的 　V 波至同一导联 A 波间期）	≤70ms（典型） >70ms（不典型）	>70ms（经常>100） （≤70ms 除外 AVRT）
心动过速时高右房 VA 间期 （希氏束或冠状窦近端最早的 　V 波至高右房 A 波间期）	≤100ms（典型） >100ms（不典型）	>100ms
室上速时心房激动顺序	向心性>偏心性	偏心性>向心性
室上速时束支阻滞对 VA 间期 　的影响	不影响心动过速周期（周期增 　加>25ms 可除外 AVNRT）	VA 间期和心动过速周期增加> 　25ms ● 表明有束支阻滞同侧的旁路 　如果是束支阻滞对侧的旁路对 　心动过速周期没有影响
室上速时右心室心尖部拖带	心房起搏间期 ● 仅在完全心室夺获后才提前 PPI−TCL（刺激到心室电图）≥ 　115ms cPPI=PPI−TCL−(AH_{RVP}−AH_{SVT})： 　≥110ms Stim−A_{RVP}−VA_{SVT}：≥85ms Stim−A_{RVP}/VA_{SVT}：0.3	心房起搏间期 ● 部分心室夺获时心房激动可 　提前（融合） PPI−TCL（刺激到心室电图）< 　115ms cPPI=PPI−TCL−(AH_{RVP}−AH_{SVT})： 　<110ms Stim−A_{RVP}−VA_{SVT}：<85ms Stim−A_{RVP}/VA_{SVT}：1.0

（待续）

表 4.5　电生理检查鉴别 AVNRT 和 AVRT(续)

	AVNRT	AVRT
室上速时希氏束旁拖带	PPI−TCL（刺激到心室电图）≥100ms	PPI−TCL（刺激到心室电图）<100ms
	Stim−A$_{RVP}$−VA$_{SVT}$：≥75ms	Stim−A$_{RVP}$−VA$_{SVT}$：小于 75ms
室上速时右心室心尖部和基底部诊断性拖带	cPPI−TCL(基底−心尖)：>30ms	cPPI−TCL(基底−心尖)：<30ms
	Stim−A（心尖−基底）·<0ms（心尖刺激时 VA 间期更短）	Stim−A（心尖−基底）：>0ms（心底刺激时 VA 间期更短）
右心室以 200~250ms 短阵快速起搏 3~6 个周期	可以房室分离	房室分离可除外 AVRT
	可以终止心动过速	可能终止心动过速
室性期前收缩时希氏束同步室性期前收缩刺激	没有反应	心房除极 ● 提前：验证旁路的存在 ● 延迟：验证旁路的存在并且旁路参与了心动过速 心动过速终止 ● 验证了旁路的存在并且旁路参与了心动过速
	预激性心动过速指数（PEI） ● >100~120ms：AVNRT	PEI ● <45ms：间隔旁路
心室起搏时诱发出逆向右束支阻滞(VH 间期增加>50ms)	VH 间期的增加<VA 间期的增加	VH 间期的增加>VA 间期的增加
窦律时希氏束旁起搏	心房逆传激动顺序 ● 没有改变：房室结传导 ● 改变：传导由慢径改至快径 结性反应 ● SA 间期增加(>50ms) ● HA 间期不变	心房逆传激动顺序 ● 没有改变：旁路传导 ● 改变：传导由房室结转至旁路 结外反应 ● SA 间期增加(<40ms) ● HA 间期缩短(间隔旁路)
窦律时右心室心尖部和右心室基底部鉴别诊断性起搏	心房激动顺序 ● 不变(房室结)	心房激动顺序 ● 改变(旁路至房室结) ● 不变(旁路)
	间隔的 HA 间期 ● 不变 SA 心尖−基底(VA) ● <5~10ms	间隔的 HA 间期 ● 小于 20~30ms 或负性 VA 心尖−基底(VA) ● >10ms
窦律时以心动过速相同的周期行心房起搏 ● AH$_{Pacing}$−AH$_{SVT}$	>40ms	<20ms（间隔旁路）
窦律时以心动过速相同的周期行心室起搏 ● IIA$_{Pacing}$−HA$_{SVT}$	正数	负数

AVNRT 和交界性异位心动过速(JET)

○ JET 的发作特点为逐渐发作逐渐终止(70~130 次/分)。

■ 窄 QRS 波群心动过速伴房室分离也是其特征之一。

■ RR 间期可以不规律。

■ 基础电生理特点包括正常的 HV 和 AH 前向传导曲线。

○ JET 通常静滴异丙肾可以诱发,诱发概率大于心房或心室快速起搏。

■ 心动过速时通过观察可以发现最早的心房激动位置在前间隔、中间隔或后间隔的任意位置。

○ 心动过速时的鉴别诊断。

■ 交界区不应期时晚联律间期的房性期前收缩(发放于希氏束不应期)。

• 如果这一房性期前收缩可以使随后的希氏束提前或延迟出现, 并且可重整心动过速,诊断是 AVNRT。

• 房性期前收缩不影响心动过速周期支持 JET 的诊断。

○ 早联律间期的房性期前收缩可以使希氏束提前,伴短的 AH 间期。

■ 如果这一房性期前收缩可以经房室结快径前传, 使发生逆向激动时快径尚处于有效不应期,并终止心动过速,则诊断 AVNRT。

■ 如果这一期前收缩重整了心动过速,诊断是 JET。

○ 心房超速起搏。

■ 停止拖带时是 AHA 反应:诊断是 AVNRT。

■ 停止拖带时是 AHHA 反应:诊断是 JET。

○ 窦律时右心室基底部起搏的 HA 间期和心动过速时的 HA 间期的差值。

■ 正数:AVNRT。

■ 负数:JET。

导管消融房室结折返性心动过速

适应证

○ 对于症状性,反复发作或药物治疗无效的 AVNRT,可以选择射频消融。

预期成功率

○ 即刻成功率>93%~96%。

○ 1 年的复发率为 5%~10%。

■ 快–慢型,1.2%。

■ 慢–快型,0.4%。

■ 慢–慢型,6%。

可能出现的并发症

○ 以慢径作为靶点时完全性房室传导阻滞的发生率为 1%~2%（以快径作为靶点时为20%）。

○ 其他可能出现的并发症发生率与所有心律失常射频消融的发生率相同。

患者准备

○ 术前停止所有抗心律失常药物 3~5 个半衰期。

○ 为了避免全麻时心动过速不能被诱发，优先选择镇静，而不是全麻。

准备

○ 总体的准备与其他室上速基本相同。

○ 导管的选择如下：

■ 非灌注消融导管：D 弯（中弯/蓝把），或 F 弯（大弯/橘把），必要时加用长鞘。

■ 冷冷冻消融导管（6mm）：蓝把或橘把。

慢径标测和方法

○ 电解剖标测。

■ 消融导管头端位于冠状窦和三尖瓣之间的冠状窦口水平。

• 记录到小 A、尖锐的大 V 波（A:V 比值在 1:2~1:10）。

• 消融导管记录到的心房电图应比希氏束记录到的心房电图晚 20~30ms。

○ 慢径电位消融方法：

■ 标测 Koch 后部，通过近端电极记录单极电图，可以记录到慢径电位。

■ 良好的消融靶点位置：

• 起始小的、远场心房电位可在欧氏嵴后部的右心房记录到。

• 远场心房电位后是平台期，平台期之后是尖锐的慢径电位。

• 最后可以记录到大的、尖锐的心室电位（由肌部室间隔部位心房肌下面的心室肌产生）。

■ 注意：窦律时记录到较晚出现的慢径电位（晚于冠状窦近端激动）可以用欧氏嵴内的传导阻滞来解释。

• 窦性激动可以经右心房下部（界嵴激动的延伸）或通过左心房激动冠状窦进入 Koch 三角。

○ 三尖瓣环至冠状窦口连线方法。

■ 三尖瓣环和冠状窦口前缘之间产生线性损伤（位于冠状窦口中部水平）。

• 从三尖瓣环心室侧记录到慢径电位开始。

• 开始射频消融直至单极心房电图明显减小。

• 继续回退消融导管至冠状窦口顶端边缘。

消融(慢径改良)

射频消融(非灌注模式)

○ 在远离致密房室结的位置以 25~45W(温度<60℃)消融。

■ 到达冠状窦口时减小功率至 20~25W。

○ 如果位置较高(距房室结较近),以 10~15W 开始,能量逐渐增加。

○ 开始消融数秒后,在消融成功位置可记录到缓慢的交界性心律伴 1:1 室房逆传(通过快径),是由于心肌组织自律性增加所致。

■ 如果室房非 1:1 传导,或出现快速的交界性心律,立即停止消融:

• 表明损伤了致密房室结或快径。

• 预示可能发生迟发性Ⅲ度房室传导阻滞。

○ 如果消融无效。

■ 再次消融之前,重新评估手术终点(见下文)。

■ 并不是所有患者均可记录到交界性心律, 即使未记录到交界性心律慢径改良也可能已经成功。

■ 如果消融无效,从最初的下后位置向更靠近前上的位置移动。

○ 注意:避免在冠状窦口底部消融,因为可能损伤冠状动脉。

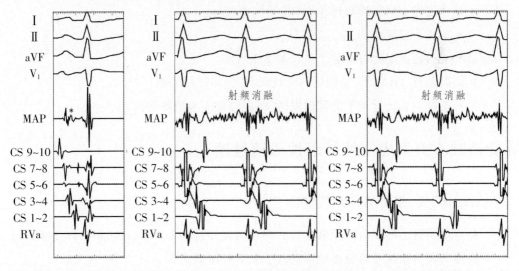

左图:消融导管头端位于冠状窦与三尖瓣之间的冠状窦水平,可以记录到小 A、大 V 波,小 A 波之后可以记录到慢径电位并且早于前传希氏束电位。

中图:射频消融时出现交界性心律伴 1:1 房室激动,原因为心肌组织自律性增加,自律激动同时经希氏束-浦肯野纤维前传心室、房室结快径逆传激动心房。这一消融反应表明是成功的消融位置,并且常在消融开始数秒后记录到。

右图:与中图相似,射频消融导致交界性心律伴 1:1 房室激动,心肌组织自律性增加,自律激动同时经希氏束-浦肯野纤维前传心室、房室结快径逆传激动心房。第二个心搏由于快径损伤发生逆传阻滞。出现这种现象须立即停止消融。

冷冻消融

○ 除了略靠近端、略靠头位外,理想的位置与射频消融相同。

  ■ 冷冻消融可能需要在冠状窦内消融。

○ 冷冻消融时在最初的 60~90s,需要观察 AH 间期。

  ■ 如果与基线相比,AH 间期增加 25%~30%,须停止消融。

  ■ 如果 AH 间期稳定,在消融时继续测试前向传导。

   • 如果心律失常仍可被诱发,停止消融。

   • 如果心律失常不能被诱发,继续消融至 4min,然后再次检测。

消融终点

○ 消融终点取决于消融前心动过速诱发的难易程度。

○ 理想状态是,所有下述的标准全部满足(如果可能):

  ■ 心动过速不能被诱发(基础状态和静滴异丙肾上腺素后)。

   • 如果术前心动过速很容易被诱发,消融后心动过速不能被诱发是理想的消融终点。

   • 可以有单个心房回波(即慢径改良)。

  ■ 频率递增心房起搏时慢径 1:1 传导的消失。

   • 前传不应期增加。

   • 心房超速起搏时不能产生长的 AH 间期。

  ■ 消融前有 AH 跳跃,消融后 AH 跳跃消失(即慢径消融)。

   • 消融前心动过速不能被诱发时,可以以此作为消融终点。

导管消融不典型房室结折返性心动过速

"左侧后延伸"慢-快型 AVNRT(5%)

○ 靶点是房室结的左后延伸沿着冠状窦近端顶部前上缘分布(冠状窦口内 2~4cm)。

○ 在冠状窦口消融时避免将导管垂直于冠状窦顶部。

  ■ 机械刺激或导管移位到高危位置可能损伤房室结快径。

"左房插入端"慢-快型 AVNRT(<1%)

○ 最初的靶点是房室结左后延伸的心房端。

○ 如果不成功,以靠近二瓣环下侧壁慢径的心房端为靶点。

  ■ 这一靶点可以通过"重整反应"来识别:AVNRT 时,二瓣环下侧壁处长联律间期的心房额外刺激(逆传心房激动开始后)可以使下一个希氏束电位提前 10ms 出现,并且重整心动过速(HH 间期等于心动过速周期)。

- 重整反应提示起搏位置接近于慢径的心房端。

- 在重整心动过速的位置消融产生加速的交界性心律伴逆向快径传导 (慢径自律性),并且心动过速不再被诱发。

- 注意:如果心房额外刺激不能使下一个希氏束电位提前,在这一起搏部位消融无效。

慢-慢型 AVNRT

○ 最初的靶点是逆向慢径传导(最早的逆向心房激动位置),典型的位置是在冠状窦顶部。

- 消融应该能够终止心动过速(继续消融累计至 1min)。

- 监测 1:1 的 VA 逆传(通过快径传导)。

- 为了避免心动过速终止时消融导管的移位,可以考虑以略慢于心动过速的频率起搏心房。

○ 如果不成功,以三尖瓣环和冠状窦口之间的房室结右侧后延伸处的房室结前传慢径作为消融靶点。

- 注意:在大部分慢-慢型 AVNRT 患者,快径没有逆传或者很差,在这一位置消融时,加速的交界性心律经常伴 VA 阻滞,并不是损伤快径的标志。

快-慢型 AVNRT

○ 最初的靶点是慢径逆传的位置(心动过速时最早的心房激动位置),典型的位置在三尖瓣环下间隔侧和冠状窦口之间。

- 注意:避免在冠状窦底部消融,因为可能损伤冠状动脉。

- 消融应该能终止心动过速(继续消融,时间累计至 1min)。

- 监测 1:1VA 逆传(通过快径),原因如上。

- 为了避免心动过速终止时消融导管的移位,可以考虑以略慢于心动过速的频率起搏心房。

○ 如果不成功,消融前传慢径区域,以慢径传导消失作为消融成功的标志(消融前有慢径传导)。

(邱成业　译)

参考文献

○ Katritsis DG, Camm AJ. Atrioventricular nodal reentrant tachycardia. *Circulation*. 2010;122:831–840.

○ Delacrétaz E. Supraventricular tachycardia. *N Engl J Med.* 2006;354:1039–1051.

○ Gonzalez-Torrecilla E, Almendral J, Arenal A, Atienza F, Atea LF, del Castillo S, et al. Combined evaluation of bedside clinical variables and the electrocardiogram for the differential diagnosis of paroxysmal atrioventricular reciprocating tachycardias in patients without pre-excitation. *J Am Coll Cardiol.* 2009;53:2353–2358.

○ Veenhuyzen GD, Quinn R, Wilton SB, Clegg R, Mitchell LB. Diagnostic pacing maneuvers for supraventricular tachycardia: Part 1. *PACE.* 2011;34:767–782.

○ Knight BP, Ebinger M, Oral H, Kim MH, Sticherling C, Pelosi F, et al. Diagnostic value of tachycardia features and pacing maneuvers during paroxysmal supraventricular tachycardia. *J Am Coll Cardiol.* 2000;36:574–582.

○ Nakagawa H, Jackman WM. Catheter ablation of paroxysmal supraventricular tachycardia. *Circulation.* 2007;116:2465–2478.

○ Schwagten B, Van Belle Y, Jordaens L. Cryoablation: How to improve results in atrioventricular nodal reentrant tachycardia ablation? *Europace.* 2010;12:1522–1525.

○ De Sisti A, Tonet J. Cryoablation of atrioventricular nodal reentrant tachycardia: A clinical review. *PACE.* 2012;35:233–240.

第 **5** 章

旁 路

认识和评估旁路

概述

正常情况下,心室和心房之间隔着一层纤维脂肪组织构成的心脏骨架结构,因此是完全绝缘的,而瓣膜结构也包含在心脏骨架结构中。

o 在某些情况下,房室结以外的传导束(AP)能够横跨房室沟,将心房肌和心室肌直接相连通。

o 这种 AP 能够使心室肌提前激动,领先于由 AVN/希氏束-浦肯野系统下传的冲动,因而产生预激现象。

解剖和病理生理学

绝大多数 AP 呈快速、非递减性传导,与心肌细胞或希氏束-浦肯野系统的传导相似。

o *绝大多数的* AP 具有双向传导功能。

  ■ AP 的双向传导功能能够导致顺向型或逆向型房室折返性心动过速(AVRT)以及房性心律失常/心房颤动(AF)伴预激现象。

o AP *的前传功能*能够导致逆向型 AVRT 或房性心律失常/AF 伴预激现象,AP 的前传功能可以有如下表现:

  ■ 显性:在体表心电图中可以看到 AP 前传所致的预激现象。

  ■ 隐形:由于 AVN 的传导功能较好,无法显现出 AP 的前传功能,这取决于 AVN 与 AP 的相对传导速度:

    • AVN 传导速度(迷走神经刺激、房性期前收缩、腺苷均能够通过抑制房室结传导而增加预激程度)。

- AP 传导加速(AP 传导速度加快能够增加预激程度)。
- AP 近端到心房冲动起源的距离,例如:窦性冲动传导至 AVN 或右侧 AP 的时间短于传导至左侧 AP 的时间。
  - 间歇性:提示 AP 的前传有效不应期较长。
- 仅有逆传功能的 AP 称为隐匿性 AP。
  - 由于 AP 没有前传功能,因此 ECG 中无 δ 波表现。
  - 仅可能发生顺向型 AVRT,而不可能出现房性心律失常/AF 伴预激现象。

AP 的类型

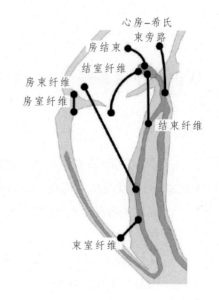

- **房室** AP(Kent 束;预激综合征。
  - 通过房室沟直接连接心房肌和心室肌纤维的 AP。
  - ECG:PR 间期缩短伴有 QRS 波群增宽(如为显性 AP)。
  - 电生理检查(EPS):HV 间期缩短(如为显性 AP)。
- **房结** AP(James 束;短 P–R 综合征)。
  - 连接心房与致密 AVN 远端的 AP。
  - ECG:PR 间期缩短而 QRS 波群正常。
  - EPS:AH 间期缩短。
- **结内** AP(James 束;短 P–R 综合征)。
  - AVN 内的特化传导纤维。
  - ECG:PR 间期缩短而 QRS 波群正常。
  - EPS:AH 间期缩短。
- **房希** AP(Brechenmacher 束;短 P–R 综合征)。
  - 连接心房肌与希氏束的 AP。
  - ECG:PR 间期缩短而 QRS 波群正常。
  - EPS:AH 间期缩短。
- **其他** AP
  - 房束纤维:连接心房(三尖瓣环前侧部)与浦肯野纤维(右束支靠近右室心尖部)。
  - 结束纤维:连接 AVN 远端浦肯野纤维(结内纤维)。
  - 结室纤维:连接 AVN 与心室肌。
  - 束室纤维:连接希氏束与心室肌。

12 导联 ECG

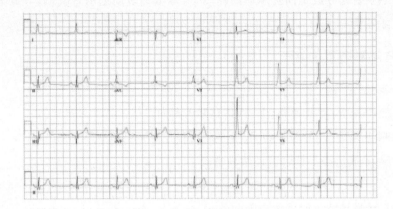

- 预激现象的 ECG 诊断标准如下：
  - PR 间期<120ms(成人)或 90ms(儿童)。
  - QRS 间期>120ms(成人)或 90ms(儿童)。
  - 大多数导联中可见 δ 波(QRS 波群升支起始顿挫)。

AP 的定位

传统旁路定位	旁路实际解剖定位

右前房室旁路　左前房室旁路　　右上房室旁路　左上房室旁路
前侧旁路　　　前间隔　　前侧旁路　前上房室旁路　　　　　后上房室旁路
侧壁旁路　三尖瓣　中　二尖瓣　侧壁旁路　三尖瓣　间隔　二尖瓣　后侧旁路
　　　房室结　间隔　　　　　房室结
后侧旁路　　　后间隔　　后侧旁路　前下房室旁路　房间隔　　　后下房室旁路
右后房室旁路　　　　　右下房室旁路　左下房室旁路

通过 δ 波和 QRS 波群形态定位 AP 的位置

- 总体原则：负向 δ 波即指向 AP 的位置。
- 第一步：
  - 左侧游离壁：侧壁导联(I、aVL)δ 波为负向，V_1 导联直立(R>S)。
  - 右侧游离壁：V_1 导联 δ 波正向，胸前导联移形区在 V_5(R>S)。
  - 间隔：V_1 双向或负向，胸前导联移形区在 V_2。
- 第二步：
  - 游离壁：
    - aVF 导联 δ 波正向提示位于前部。
    - aVF 导联 δ 波负向提示位于后部。
  - 间隔：

- aVF 导联 δ 波正向提示前间隔或中间隔（Ⅲ 导联 R>S 提示前间隔）。
- aVF 导联 δ 波负向提示后间隔（V_1 导联 δ 波负向提示右侧，V_1 导联 δ 波正向提示左侧）。

根据逆传 P 波形态定位 AP

○ 第一步：

- 左侧游离壁：侧壁导联（Ⅰ、aVL）P 波为负向。
- 右侧游离壁：V_1 导联 P 波负向，侧壁导联（Ⅰ、aVL）P 波为正向。
- 间隔：P 波形态不符合上述两种情况。

○ 第二步：

- aVF 导联 P 波正向提示位于前部。
- aVF 导联 P 波负向提示位于后部。

○ 备注：如果通过逆传 P 波定位的 AP 部位与 δ 波的定位有差别，提示可能存在多条 AP。

其他检查

○ 24h 动态心电图和运动试验：

- 间歇性预激（δ 波突然消失）提示 AP 风险性较低。

○ 超声心动图：

- 用于评价左心室功能，并排除器质性或先天性心脏病。
- 排除 Ebstein 畸形：在 AP 患者中发病率 10%~15%，常合并右侧多旁路。

○ 药物激发试验：应用普鲁卡因胺 10mg/kg，持续 5min，或阿义马林 1mg/kg，持续 3min。

- 评价 AP 前传功能是否会消失（很少应用）。

○ EPS：

- 有助于评价 AP 的传导特性（AP 不应期）。
  - 应用异丙肾上腺素[0.02μg/(kg·min)]能够用于评价 AP 是否为高危（有 20%~30% 的患者会重新分层）。异丙肾上腺素能够：①使旁路有效不应期（APERP）缩短 60~90ms；②提高短周期伴 1:1 房室传导的可能性；③缩短 AF 中最短 RR 间期（SPERRI），增加 AP 风险。
- 有助于进行 AP 定位和（或）消融。

处理

○ 生活方式干预：

- 驾驶：无须限制，除非对于发生过晕厥的患者。
- 运动：无须限制，但对于某些危险项目需要警惕，如登山、赛车或高山滑雪。

○ 对于无症状患者，预防性导管消融的风险大于获益：

- EPS 仅适用于某些高危职业患者(如职业赛车手、飞行员、竞技性运动员、深海潜水员)。
- 对于其他患者,如果出现症状(如心悸、黑蒙),可先行药物控制。

预后和风险分层

心源性猝死(SCD)

○ 流行病学:
- SCD 的年风险为 0.05%~0.1%;终生风险为 3.4%。
○ SCD 最常见的原因是 AF 快速下传后诱发心室颤动。
- SCD 的风险与 AP 的前传不应期相关。
- 高危特征:
  - AP 传导功能强(AF 时前传 APERP,SPERRI 或最短 1:1 前传间期≤250ms)。
  - 症状性(或可诱发性)AVRT 病史。
  - 多旁路。
  - 中间隔或右侧旁路。
  - 预激综合征合并 Ebstein 畸形。
  - 男性患者。
- 低危特征(均提示 AP 的不应期较长):
  - 窦性心律下间歇性预激现象。
  - 在心率增加的情况下 δ 波消失(如压力测试或动态心电图监测)。
  - 应用 Ic 类药物能够使预激消失(普鲁卡因胺,阿义马林)。
  - AF 时 SPERRI>300ms。
  - 年龄>35 岁且无症状性心动过速病史。

(乔宇 译)

参考文献

○ Fox DJ, Klein GJ, Skanes AC, Gula LJ, Yee R, Krahn AD. How to identify the location of an accessory pathway by the 12-lead ECG. *Heart Rhythm*. 2008;5:1763–1766.
○ Obeyesekere MN, Leong-Sit P, Massel D, Manlucu J, Modi S, Krahn AD, et al. Risk of arrhythmia and sudden death in patients with asymptomatic preexcitation: A meta-analysis. *Circulation*. 2012;125:2308–2315.
○ Wellens HJ. When to perform catheter ablation in asymptomatic patients with a Wolff-Parkinson-White electrocardiogram. *Circulation*. 2005;112:2201–2216.

第 **6** 章

房室折返性心动过速

与旁路相关的心动过速

○ 房室折返性心动过速(85%)
  ■ 详见下文。
○ 室上性心动过速伴预激
  ■ 房性心动过速、心房扑动或房室结折返性心动过速。
    • 心电图:规律的宽 QRS 波群心动过速,QRS 波群形态与预激波相似。
  ■ 心房颤动(5%~15%)
    • 心电图:不规律的宽 QRS 波群心动过速,QRS 波群形态多变(QRS 波群形态取决于 AP 和房室结前传的融合程度)。

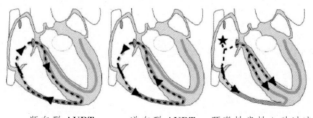

顺向型 AVRT   逆向型 AVRT   预激性房性心动过速

房室折返性心动过速

概述

○ AVRT 是一种阵发性且规律的窄 QRS 波群心动过速,其机制是 AP 介导的发生于心房和心室之间的大折返。

- ■ 心动过速的 RP 间期较长。
- ■ 基线 ECG 可能有预激现象。

流行病学和临床特点

- ○ 30%的症状性阵发性室上性心动过速。
- ○ 总体上男性常见。
  - ■ 顺向型 AVRT：男性常见。
  - ■ 逆向型 AVRT（相当少见）：女性常见。
- ○ 通常发病年龄≤20 岁。
- ○ 症状包括心悸、头晕、晕厥（10%）。
- ○ 很少合并器质性心脏病。

表 6.1　AVRT 的分类

	顺向型（95%）	逆向型（5%）	旁路–旁路型
前向传导	AVN	AP	AP
逆向传导	AP	AVN	AP

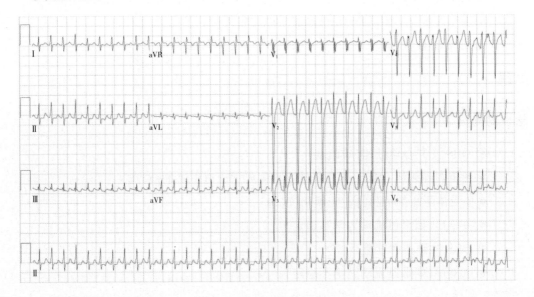

12 导联心电图

- ○ 频率：常为 140~250 次/分。
- ○ 节律：规则。
- ○ P 波、PR 间期、QRS 波群可变。
  - 取决于 AP 位置、AVN 传导时间及传导方向。
  - 左侧 AP：Ⅰ 和 aVL 导联中 P 波为负向。

表 6.2　QRS 波群宽度和 RP 间期对 AVRT 机制的鉴别

	顺向型	逆向型	旁路-旁路型
QRS 波群宽度	窄	宽	宽
RP 间期	长	短	长

- ○ 发作特点：阵发性发作。
  - 常由期前收缩触发（房性或室性）。
- ○ 其他特点
  - 基线 ECG 可能有预激现象（显性 AP）。
  - 心动过速频率骤然下降同时伴有束支传导阻滞（BBB），提示 BBB 与 AP 在同侧，两者均在折返环中。

其他检查

- ○ **24 小时动态心电图**
  - 对于发生频率>每周 1 次的心动过速具有诊断价值。
- ○ **事件记录仪**
  - 对于发生频率在每周 1 次到每月 1 次的心动过速具有诊断价值。
- ○ **腔内电图**
  - 用于评价左心室功能，并排除器质性或先天性心脏病。
- ○ **电生理检查**：详见下文。

处理

急性期处理

- ○ 窄 QRS 波群心动过速（顺向型）
  - 迷走神经刺激、腺苷、非二氢吡啶类钙离子通道阻滞剂（首选）。
  - β 受体阻滞剂、地高辛、胺碘酮（次选）。
  - 电复律（如果血流动力学不稳定）。
- ○ 宽 QRS 波群心动过速
  - 电复律（如果血流动力学不稳定）。

■ 伊布利特、氟卡尼或普鲁卡因胺(首选)。

   • 抑制和(或)阻断 AP 传导。

■ 作用于 AVN 的药物

   • 对于顺向型或逆向型 AVRT 有效。

   • 对于前传、逆传均为 AP 的 AVRT 或房性心动过速伴预激患者无效,因为 AVN 不在折返环内。

   • 对于心房颤动伴预激患者应避免应用该类药物。

■ 应避免使用腺苷。

   • 会增加 AF 伴预激的心室率。

慢性期处理

表 6.3　房室折返性心动过速的管理

	耐受性差的 AVRT	耐受性良好的 AVRT	AF 伴预激综合征	发作不频繁的 AVRT (非预激)	无预激症状
随访监测	–	–	–	Ⅰ	Ⅰ
迷走神经刺激	–	–	–	Ⅰ	–
β 受体阻滞剂	Ⅱb	Ⅱa	–	Ⅰ (随身携带治疗药物)	–
非二氢吡啶类钙离子通道阻滞剂	Ⅲ	Ⅲ	–	Ⅰ (随身携带治疗药物)	–
氟卡尼,普罗帕酮	Ⅱa	Ⅱa	–	Ⅱb	–
索他洛尔,胺碘酮	Ⅱa	Ⅱa	–	Ⅱb	–
消融	Ⅰ	Ⅰ	Ⅰ	Ⅱa	Ⅱa

Ⅰ,推荐;Ⅱa,可考虑;Ⅱb,可选择;Ⅲ,不推荐。

  ○ 非药物治疗

    ■ 迷走神经刺激。

  ○ 药物治疗

    ■ 对于症状反复发作患者,应口服药物预防心动过速发作。

      • 优先选择Ⅰc 类或Ⅲ类抗心律失常药物(AAD)。

        ▫ Ⅰc 类(氟卡尼、普罗帕酮)或Ⅲ类(索他洛尔、胺碘酮)抗心律失常药物能够抑制 AP 及 AVN 的传导。

  □ Ⅰa类抗心律失常药物(奎尼丁、普鲁卡因胺、丙吡胺)仅能抑制 AP 传导(极少应用)。

  □ 注:可能会增加心动过速发作频率,因为此类药物会延长前传不应期,进而增加心动过速的发作窗口。

- β 受体阻滞剂、非二氢吡啶类钙离子通道阻滞剂、地高辛。

  □ 作用于 AVN 的药物:由于不能直接作用于 AP,因此是二线用药。

■ 对于症状发作不频繁但每次发作时间较长的患者,应随身携带治疗药物(症状发作频率超过每月 1 次者)。

- 普萘洛尔 80mg 和(或)地尔硫䓬120mg,或氟卡尼 3mg/kg。

○ 侵入性治疗

■ 对于大多数患者应首选导管消融。

AVRT

电生理检查

基础间期

○ AVN 传导加快(短 P–R 综合征:房室结、心房–希氏束)

■ 窦性心律下 AH 间期≤60ms(正常值为 80~120ms)

■ AVN 不应期缩短

- 在起搏周期周长(CL)短于 300ms 时,心房与希氏束之间仍能保持 1:1 传导关系。

■ 心房递减起搏

- 维持 1:1 传导最短 CL 下的 AH 间期与窦性心律时相比,增加值≤100ms。

○ 预激综合征

■ HV 间期缩短(<35ms)。

■ 局部 AV 间期缩短:在 AP 位置附近的心室波(V 波)最早。

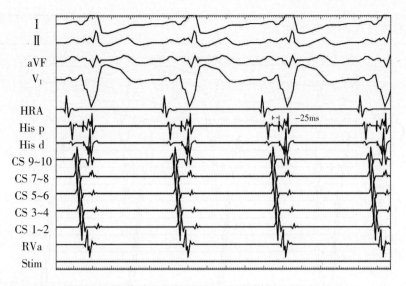

来自右侧 AP 的明显预激(HV 间期为−25ms)。

前传功能

○ 递减式心房起搏(DAP)

- 对于显性 AP 或隐性 AP,预激程度取决于 AVN 与 AP 相对的前向传导速度。
    - 注:对于隐匿性 AP,只能通过 AVN 前传。
- 在 DAP 时,AVN 发生递减性传导,导致 AH 间期逐渐延长,而经 AP 前传逐渐显现,这体现在如下两个方面:
    - HV 间期逐渐缩短(通过 AP 前传)。
    - QRS 波群逐渐增宽(预激程度增加)。
- 绝大多数情况下,AP 传导呈非递减性(90%),一直持续到 AP 不应期(AP 有效不应期)时发生阻滞。
    - 注:如果 AP 有效不应期长于 AVN 有效不应期,到达 AP 有效不应期后出现预激消失(AH 间期延长、HV 间期正常、窄 QRS 波群),而继续通过 AVN 进行递减性 AV 传导直至到达 AVN 有效不应期。
    - 注:如果 AP 有效不应期短于 AVN 有效不应期,则到达 AP 有效不应期后出现 AV 传导阻滞。

快速心房起搏发现左侧隐匿性 AP

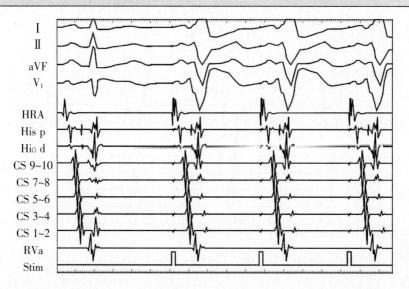

随着心房起搏频率的增加，房室结的传导减慢(AH 间期延长)、旁路传导增快(HV 间期缩短，表现为预激图形)。注意在冠状窦导管远端局部 AV 间期持续性较短，因为其导管位置靠近旁路插入位置。

○ 前传曲线

■ 前向传导由 AVN 跳跃至 AP(反之亦然)。

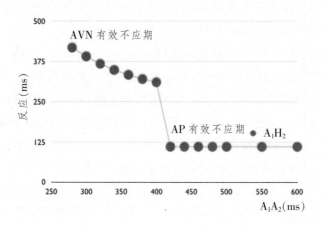

逆传功能

○ 逆传功能是形成 AVRT 的必要条件

■ 如果 AP 仅有前传功能，则由 AVN 逆向传导。

■ 如果 AP 具有逆传功能，则逆传有如下可能：

• 经 AVN 逆传，具有递减性传导特征。

• 经 AP 逆传，无递减性传导特征。

○ 心房激动顺序

■ 大多数情况下为偏心性传导,因为最早心房激动点不在 AVN。

• 左侧游离壁 AP (55%):冠状窦 (CS) 远端→CS 近端→希氏束→高位右心房 (HRA)。

• 右侧游离壁 AP(10%):HRA→希氏束→CS 近端→CS 远端。

• 后间隔 AP(35%):CS 近端→希氏束→CS 远端→HRA。

■ 如下情况可为向心性传导

• 前间隔 AP(5%):AP 心房插入点在 AVN 附近。

□ 希氏束→CS 近端→CS 远端和 HRA。

□ 注:AP 无递减性传导特征。

• 起搏点远离 AP 位置(如左侧游离壁 AP 而起搏位置在右心室心尖部)。

□ 在激动传导至 AP 前,已经由 AVN 逆传至心房。

□ 在如下情况时,逆传由 AVN 跳跃至 AP,因此心房激动顺序由向心性变为偏心性,如 AVN 递减性传导、心室起搏靠近 AP 位置、应用抑制或阻断 AVN 传导的药物(如腺苷、维拉帕米等)。

• 慢传导 AP

□ AP 的传导速度慢于 AVN。

• AP 传导功能较差

□ AP 有效不应期长于 AVN 有效不应期。

• 房束 AP

□ 完全通过 AVN 进行逆传(AP 无逆传功能)。

心动过速的诱发

○ 心房或心室分级递增刺激或期前刺激均可诱发心动过速

○ 顺向型 AVRT

■ 前传诱发

• 心房递增刺激或期前刺激导致 AH 间期延长(预激程度增加)。

• AP 阻滞提前于 AVN 阻滞,导致激动完全由 AVN 下传(窄 QRS 波群)。

• 如果 AVN 传导足够慢(或发生 BBB),AP 可恢复传导进而发生逆向激动,出现心房回波(一个完整的折返环)。

• 如果 AVN 传导恢复,心房回波可沿 AVN 再次下传,进而诱发持续性心动过速。

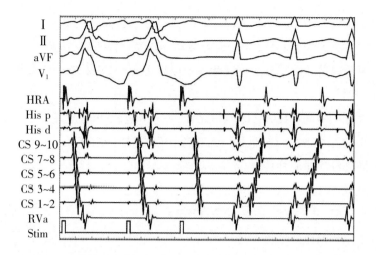

- 逆传诱发
  - 与上述机制大致相同。
  - 心室递增刺激或期前刺激导致 AVN 逆传阻滞而完全由 AP 逆传。
  - 如果 AVN 恢复传导,激动可沿 AVN 发生前传。

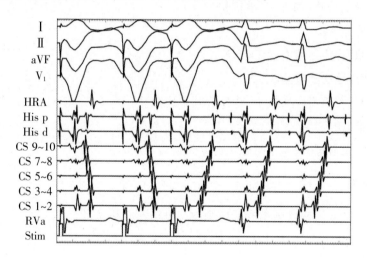

○ 逆向型 AVRT
  - 与上述机制大致相同
  - 前传诱发
    - AVN 前传阻滞,导致完全由 AP 前传(宽 QRS 波群)。
    - 如果前传速度足够慢,使 AVN 传导恢复,则发生 AVN 逆传。
    - 如果 AP 传导恢复,逆传激动可由 AP 再次前传。
  - 逆传诱发
    - 逆传 AP 阻滞导致完全由 AVN 逆传。
    - 如果逆传速度足够慢,AP 可恢复传导并发生前传。
    - 如果 AVN 恢复传导,则前传激动再次由 AVN 逆传至心房。

　　○ 隐匿性 AP

　　　■ 诱发心动过速难度较大

　　　■ 隐匿性 AP 尽管没有前传功能,但在窦性心律下往往会出现隐匿性传导(心房激动前向侵入 AP),使 AP 进入不应期。

　　　■ 必须有足够早的激动使 AP 的隐匿性传导发生阻滞,才有可能诱发心动过速。

　　　　• 在 AP 附近起搏能够使 AP 有更多的时间恢复传导,因而更容易诱发心动过速。

心动过速的特征

　　○ VA 关系

　　　■ 绝大多数情况下为 1:1 传导关系(除非为结室旁路或结束旁路,可能产生 V>A 的现象)。

　　○ VA 间期较长(希氏束中 VA 间期>70ms,高位右心房中 VA 间期>100ms)。

　　　■ 心房和心室为顺序激动

　　○ 心房激动顺序

　　　■ 向心性或偏心性(详见上文)。

　　○ 心动过速周长变异

　　　■ VA 间期往往固定不变。

　　　■ 周期周长的变化往往取决于 ANV 传导的改变。

　　○ 自发性 BBB 改变心动过速周长和 VA 间期(延长≥25ms)

　　　■ 在 AP 同侧的发生 BBB 使激动仅能从对侧的束支下传,穿过室间隔后到达 AP 附近,因此延长心动过速周长和 VA 间期。

左侧旁路介导的顺向型 AVRT

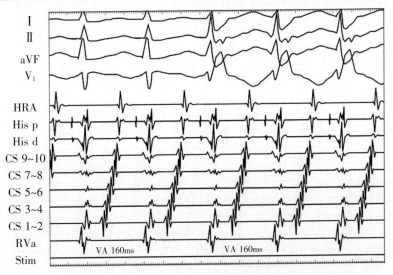

右束支传导阻滞(RBBB)的发生不影响 VA 间期或周期周长,表明右束不是折返环路的组成部分。

左侧旁路介导的顺向型 AVRT

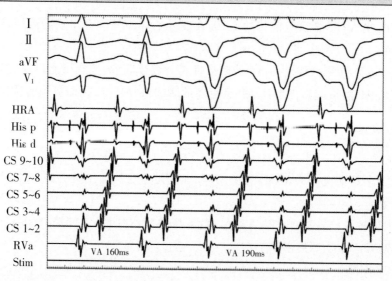

　　左束支传导阻滞(LBBB)的进展导致心动过速周期周长和 VA 间期延长(30ms),表明左束是心动过速环路的组成部分。

心动过速时刺激方案

　　○ 心室期前刺激(希氏束不应期内的心室期前刺激)

　　　■ 用于鉴别不典型 AVNRT 和间隔 AP 参与的 AVRT。

　　　■ 在希氏束不应期内发放一个心室期前刺激,测量刺激前后 AA 间期或心动过速周长。

　　　　● 对于 AVRT 来说,希氏束不应期内的心室期前刺激能够提前、延迟心房激动,或终止心动过速,或没有影响。

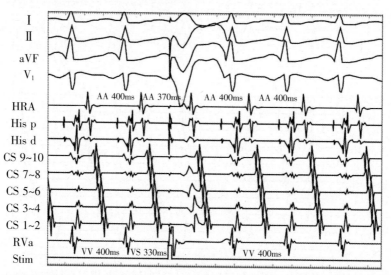

　　希氏束不应期刺激(PVC,提前 70ms 发放)使下一个 A 波提前,并缩短心动过速周期30ms(由于旁路递减传导),从而确认存在旁路(但不能确定参与心动过速)。

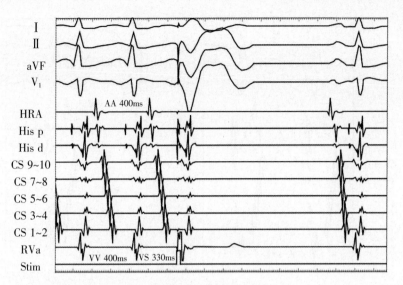

希氏束不应期刺激(提前 70ms 发放)未能传到心房,终止心动过速。这证实了存在旁路且参与心动过速(心室是折返环路的关键组成部分)。

○ 心室拖带刺激

■ 用于鉴别 AVNRT、AT 与间隔 AP 参与的 AVRT。

■ 起搏时的 VA 激动应与心动过速时相似。

■ 终止起搏时会出现:

• VAV(AHV)反应。

• 恢复的 VA 间期与基线 VA 间期相同(固定间期)。

• 间隔旁路(刺激信号至心室电图)介导的房室折返性心动过速 PPI–TCL<115ms。

• 矫正的起搏后间期(cPPI)=(PPI–TCL)–(AH_{RVP}–AH_{SVT})<110ms。

• Stim–A_{RVP}–VA_{SVT}<85ms。

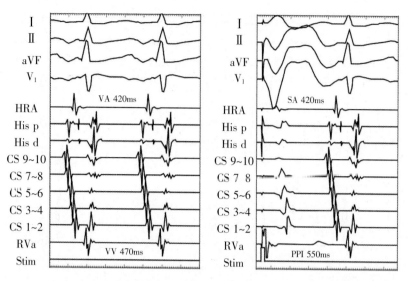

通过在右心室 440ms 起搏进行室上性心动过速拖带（周长 470ms，VA 间期 420ms）（左图）；Stim-A_{RVP}-VA_{SVT} 间期为 50ms 以及 PPI-TCL 间期为 80ms，都符合右后间隔旁路介导的顺向型折返（右图）。

房室结 VAV(AHV)反应(AVNRT,AVRT)

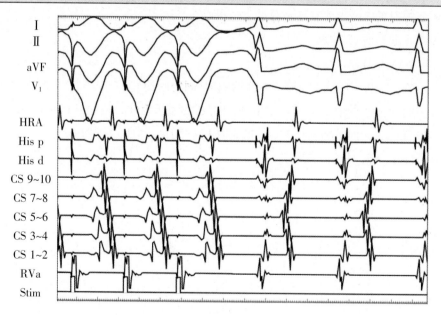

典型 AVNRT 发作时进行心室拖带，表现为 VA 的 1:1 传导；心室起搏停止后，腔内电图为房室性的。

- 心房拖带刺激
  - 用于鉴别 AVRT 与 AT。
  - 终止起搏时会出现：

- 在 AVNRT 与顺向型 AVRT 中,起搏终止后恢复的第一跳 VA 间期与心动过速 VA 间期差值应<10ms,以此与 AT 或交界性心律相鉴别。
- AVRT 时,起搏终止后激动顺序应为 AHA。

○ 右心室不同部位拖带刺激

　■ 右心室心尖与基底部起搏常用于鉴别间隔递减性 AP 参与的 AVRT 与不典型 AVNRT。

　■ 鉴别点:

　　• [PPI(右心室基底部)-TCL(右心室基底部)]-[PPI(右心室心尖部)-TCL(右心室心尖部)]<30ms,则支持 AVRT。

　　• [Stim-A_{RVP}(心尖部)-VA_{SVT}(心尖部)]-[Stim-A_{RVP}(基底部)-VA_{SVT}(基底部)]>0ms,则支持 AVRT。

○ 希氏束旁拖带刺激

　■ 希氏束旁刺激可出现希氏束夺获及希氏束丧失夺获两种情况,该方法常用于鉴别间隔递减性 AP 参与的 AVRT 与不典型 AVNRT。

　■ δSA 间期(希氏束夺获-无希氏束夺获)<40ms,则支持 AVRT。

　■ 希氏束丧失夺获时:

　　• PPI-TCL<100ms,则支持 AVRT。

　　• Stim-A_{RVP}-VA_{SVT}<75ms,则支持 AVRT。

心动过速的希氏束旁拖带:后间隔旁路顺向型心动过速

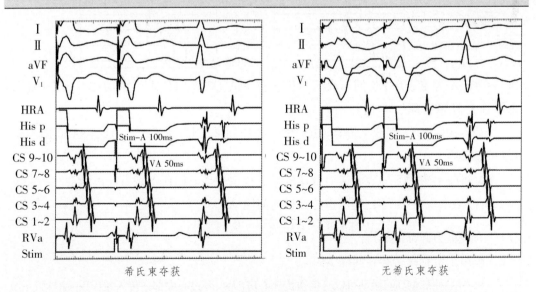

长 VA 间期的窄 QRS 波群心动过速(CL 295ms),最早心房激动在冠状窦近端。图示以 250ms 进行拖带的不同反应,左图为希氏束夺获,右图为无希氏束夺获。Stim-A 差值为 0ms,符合后间隔旁路。

窦性心律时刺激方案

○ 希氏束旁起搏

■ 用于鉴别是否存在前间隔 AP。

■ 鉴别点：

• 逆传心房激动顺序。

□ 同时存在 AP 和 AVN 逆传时,逆传心房激动顺序改变。

□ 仅存在 AP 逆传时,逆传心房激动顺序不变。

• Stim-A 间期往往缩短或不变。

□ 少数情况下,Stim-A 间期也可能会延长(<40ms)。

• HA 间期往往缩短(也有可能不变)。

前间隔房室旁路的希氏束旁起搏

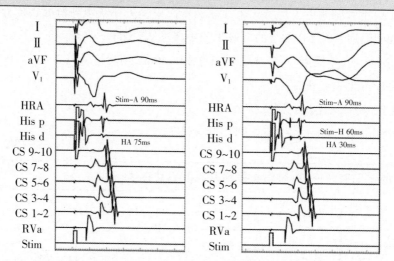

　　左图:心室和 HB-RB 同时夺获呈现相对窄的 QRS 波群,最早激动在希氏束(希氏束导管上 H 波隐藏于 V 波)。

　　右图:HB-RB 失夺获呈现宽 QRS 波群, SH 间期延长(到 60ms),但是 SA 间期不变(维持 90ms)。

　　SA 间期不变(90ms)表明逆向激动依赖于心室激动时间而不是希氏束激动时间。最早心房激动出现在希氏束,提示逆传经过前间隔 AP。

○ 右心室不同部位起搏

■ 用于鉴别是否存在间隔 AP

■ 存在间隔 AP 时,激动可以直接逆传至心房(无须经过心尖部逆传入希氏束–浦肯野系统)。

• 右心室心尖部及右心室基底部起搏时,Stim-A 间期不变。

• 逆传心房激动顺序可能会发生变化。

• HA 间期轻微延长(<30ms),或变为负值。

右心室心尖部和基底部的差异起搏

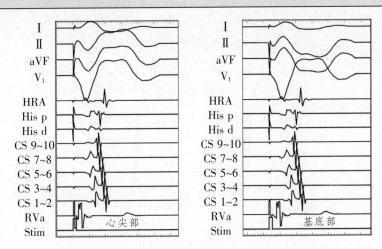

基底部起搏时 VA 间期无变化,提示后间隔 AP。

○ 心房起搏

　■ 右侧 AP

　　• 沿三尖瓣环起搏时,能够发现最短的 Stim-δ 间期。

　■ 左侧 AP

　　• 经 CS 远端起搏时,激动优先经 AP 下传至心室,引起预激程度增加和 Stim-δ
　　间期缩短。

表 6.4　同侧起搏和对侧起搏

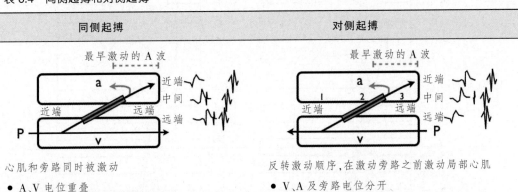

同侧起搏	对侧起搏
心肌和旁路同时被激动	反转激动顺序,在激动旁路之前激动局部心肌
• A、V 电位重叠	• V、A 及旁路电位分开
■ 人为缩短局部 AV/VA 间期	■ 延长局部 AV/VA 间期,显露旁路电位及激动顺序
■ 掩盖旁路电位及最早激动电位	
• 注:最短的 VA 间期常在旁路远端之外	
■ 也就是说,在此位置进行消融不可能成功	

○ 心房起搏(以 TCL 为起搏周长)

　■ 鉴别点:以 TCL 为周长进行心房起搏时,AH 间期与心动过速时相似(延长值<20ms)。

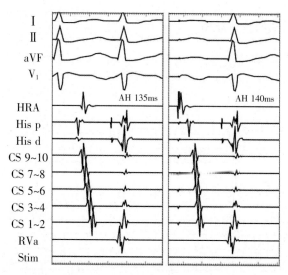

顺向型房室折返性心动过速(左图)时的 AH 间期及高位右心房起搏时(右图)的 AH 间期比较;心动过速时 AH 间期为 95ms(左图)同心房起搏时的 AH(右图),δAH 间期为 0ms。

- 心室起搏(以 TCL 为起搏周长)
  - 鉴别点:以 TCL 为周长进行心室起搏时,VA 间期与心动过速时相似(延长值<85ms)。
- 诱发逆传 RBBB
  - VA 间期或 TCL 延长≥20ms
  - VH 间期延长值>VA 间期延长值

旁路诱导逆传 RBBB

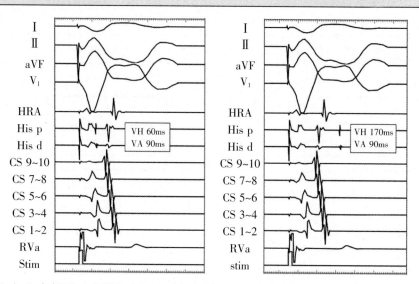

右心室心尖部以 S_1 间期 600ms 进行起搏,S_2 联律间期为 360ms 时,希氏束在 QRS 波群后 60ms、VA 间期为 90ms;当联律间期缩短至 350ms,诱发逆传 RBBB,VA 间期不变仍为 90ms;希氏束在心房激动后出现(QRS 波群之后 170ms)。因此,δVA 为 0ms,δVH 为 110ms。

特殊情况

逆向型 AVRT

逆向型 AVRT 常见于左侧或右侧游离壁 AP,此时 AVN 与 AP 之间的传导时间较长。

- ○ 特征
  - VA 传导比例为 1:1。
  - QRS 波群形态与最大程度预激时相同。
  - VH 间期的改变引起 TCL 的改变。
  - 心动过速时 HA 间期>70ms。
  - 在间隔部分处于不应期时,邻近 AP 心房插入点的房性期前收缩能够使 V 波提前。
  - 心动过速时 VH 间期=靠近 AP 心室插入点起搏时 VH 间期。

AVRT 的导管消融

指征

- ○ 症状性 AVRT 反复发作,且药物治疗无效。
- ○ 心房颤动伴快速心室率。

预期成功率

- ○ 即刻成功率>95%
  - 左侧游离壁 AP:95%(导管位置稳定)。
  - 右侧游离壁 AP:90%(导管稳定性较差)。
  - 后间隔 AP:90%~95%(AP 位置较深,AP 邻近传导系统或 RCA)。
  - 前/中间隔 AP:95%。
- ○ 1 年复发率<10%
  - 前间隔 AP:15%。
  - 后间隔 AP:10%。
  - 游离壁 AP:2%~3%。

并发症

- ○ 总体发生率 2%~4%
  - 冠状动脉损伤/夹层(RCA 或 LCX)。
  - 主动脉或主动脉瓣损伤(经主动脉逆行途径)。
  - 脑卒中或心肌梗死(左侧 AP)。

■ 完全性房室传导阻滞:0.17%~1%(AP 位于间隔或靠近 AVN 风险更高)。

术前准备

○ 术前停用所有抗心律失常药物 3~5 个半衰期。

○ 镇静优于全身麻醉,因为全身麻醉可能增加无法诱发心律失常风险。

参数设置

○ 参数设置原则与 SVT 相同

○ 消融导管和支撑鞘选择

■ **左侧游离壁**:B 弯(小号/红色)优于 D 弯(中号/蓝色)(经房间隔或经主动脉)。

■ **右侧游离壁**:B 弯(小号/红色)或 D 弯(中号/蓝色),应使用支撑鞘(RAMP 或可控弯鞘管)。

■ **左侧间隔**:B 弯(小号/红色)优于 D 弯(中号/蓝色)(经主动脉优于经房间隔)。

■ **右侧间隔**:B 弯(小号/红色)或 D 弯(中号/蓝色)。

标测(激动顺序标测)

○ 单极标测与双极标测

■ 单极电图

• 可能更精确:双极电图记录的面积较大,精确性不及单极电图。

• 能够提示 AP 插入点:单极电图呈 QS 形提示可能位于内膜;单极电图呈 RS 形提示可能位于外膜。

■ 双极电图

• 对于时间的记录更精确。

• 有可能提示 AP 电位。

○ AP 电图

■ 局部 A 波和 V 波振幅相近(几乎为 1:1),间隔通常<60ms。

• 前/中间隔 AP 例外,该处 AP 需要 V 波振幅较大,从而减少 AVN 损伤造成房室传导阻滞的风险。

■ 往往显示连续的电活动而之间无等电位线,可伴或不伴 AP 电位。

○ AP 电位

■ 位于 A 波和 V 波之间的高频低幅电位。

• 直接记录的 AP 电活动(类似于希氏束电位)。

• 注:只有在斜行 AP 时,才有可能见到孤立的 AP 电位。

▫ 在非斜行 AP 中,AP 电位会与 A 波或 V 波相融合。

■ 可以通过程序刺激来鉴别 AP 电位或局部的碎裂电位。

• **前传 AP 电位**:通过心室刺激鉴别。

  □ 晚发心室额外刺激能够提前 V 波,但不提前 AP 电位(鉴别 AP 电位与局部 V 波)。
  □ 早发心室额外刺激能够提前 AP 电位,但不提前 A 波(鉴别 AP 电位与局部 A 波)。
- **逆传 AP 电位**:通过心房刺激鉴别。
  □ 晚发心房额外刺激能够提前 A 波,但不提前 AP 电位(鉴别 AP 电位与局部 A 波)。
  □ 早发心房额外刺激能够提前 AP 电位,但不提前 V 波(鉴别 AP 电位与局部 V 波)。

○ 前传顺序提示 AP 的心室插入点
  ■ 在窦性心律或心房起搏下,TVA(右侧 AP)或 MVA(左侧 AP)的最早心室激动点提示 AP 的心室插入点。
    • 右侧 AP:在 HRA 或 CS 近端进行起搏。
    • 左侧 AP:在 CS 远端进行起搏。
  ■ 对于双极电图,激动时间从第一个主波的尖端开始测量,对于单极电图,激动时间从单向 QS 波的起始处开始测量。
  ■ 最早激动点的激动时间应领先或齐平于体表 QRS 波群起始。

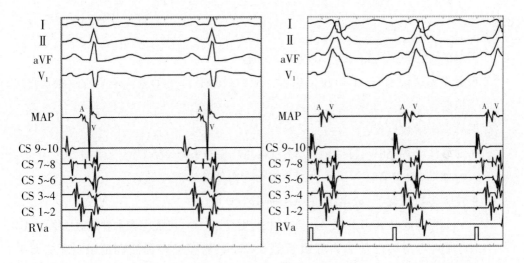

窦性心律时前传腔内电图(左图)和心房超速起搏时腔内电图(右图)。标测导管位于 MVA 侧方,连续电活动记录到腔内电图在 QRS 波群起始前可见巨大 V 波(左图),提示次选(远端)消融点;右图中 AV 虽然融合,但 A 波及 V 波振幅较平衡,提示 δ 波领先局部 V 波 10ms。

○ 逆传顺序提示 AP 的心房插入点
  ■ 在顺向型 AVRT 或心室起搏时,TVA(右侧 AP)或 MVA(左侧 AP)的最早心房激动点提示 AP 的心房插入点。
    • 注:心室起搏频率应较快,并且在 AP 附近进行起搏,以避免 AVN 逆传的干扰。
  ■ 测量的参照可为 QRS 波群起始或起搏信号,应提前于逆传 P 波。
  ■ 注:对于间隔 AP,最好在心动过速下进行标测,以避免 AVN 损伤。

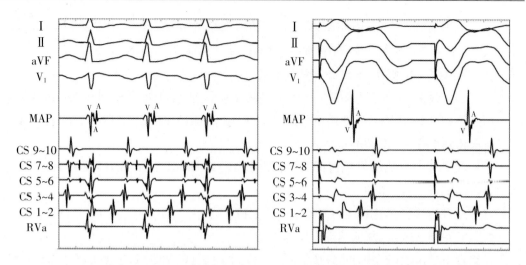

AVRT 时逆传腔内电图(左图)和心室超速起搏时的腔内电图(右图)。标测导管位于二尖瓣环侧方,腔内电图记录到连续的大 V 波和小 A 波。

消融

- 消融的理想靶点是记录到 AP 电位的部位
  - 对于无法记录到 AP 电位的患者,应在最早心房激动点或最早心室激动点进行消融。
- 射频消融参数设置:
  - 非灌注导管:50W,持续消融 30~60s(目标温度 60℃~65℃)。
    - 如果 AP 位置较深或心外膜 AP,可能需要盐水灌注导管。
  - 绝大多数情况下,放电 5s 内 AP 即可阻断。
    - 如果在放电 10~15s 后 AP 仍未阻断,则终止放电,可能存在水肿或血栓形成风险。
- 注:通过全身麻醉使患者呼吸暂停 1~2min,能够提高标测和消融过程中导管的稳定性。
  - 对于右侧游离壁、前间隔或中间隔 AP,效果明显。

消融终点

- 显性 AP
  - 预激现象消失,最好在放电后的 6s 内。
- 隐匿性 AP
  - AP 逆传阻断。
  - 心房逆传顺序改变(由偏心性改变为向心性),心室起搏时 VA 阻滞的 CL 显著延长,最好在放电后的 6s 内。

○ 观察和检验

■ 在消融成功后至少需要观察 30min。

■ 可以应用腺苷(12~18mg 静脉注射)检验 AP 恢复情况。

不同部位 AP 的导管消融

左侧游离壁 AP

○ 途径选择

■ 经房间隔或经主动脉途径。

○ 技术

■ 尽可能将 CS 导管的位置调整到包含 AP 的部位。

■ 经房间隔途径消融能够应用支撑鞘,增加导管的稳定性。

○ 导管选择和参数设置

■ B 弯(小号/红色)或 D 弯(中号/蓝色)导管。

■ 非盐水灌注导管:50W,消融 30~60s(目标温度 60℃~65℃)。

■ 盐水灌注导管:25~35W(温度上限为 43℃)。

○ 故障排除

■ 无最早激动电位

• 无法到达理想靶点:改变消融途径(经房间隔或经主动脉)或应用支撑鞘。

• 心外膜 AP:在 CS 内或左心耳内标测,必要时可通过心包穿刺进行心外膜消融。

• Marshall 韧带:沿着左心房嵴部由 LA 前壁向左上肺静脉进行标测。

■ 反复发作 AF

• AVRT 或 PAC 反复诱发 AF:静脉注射氟卡尼(10~50mg)、普鲁卡因胺或胺碘酮。

■ 放电失败

• 导管稳定性差:改变消融途径(经房间隔或经主动脉)或应用支撑鞘。

• 消融功率不够:换用盐水灌注导管或冷冻消融导管。

右侧游离壁 AP

○ 途径选择

■ 右股静脉途径是最佳选择。

■ 可尝试锁骨下或颈内静脉途径。

○ 导管选择和参数设置

■ D 弯(中号/蓝色)或 F 弯(大号/橙色)导管(为达到 TVA 的不同部位,可能需要弯型更大的导管)。

■ 非盐水灌注导管:50W,持续消融 30~60s(目标温度 60℃~65℃)。

■ 盐水灌注导管:25~35W(温度上限为 43℃)。

○ 故障排除

■ 无最早激动电位

• 无法到达理想靶点:改变途径(上腔静脉/下腔静脉),应用长鞘(SR0-4)或可控弯鞘。

• 无法识别 TVA:将多电极导管或导丝置入右冠状动脉。

• 心外膜 AP:在右心耳内标测,必要时可通过心包穿刺进行心外膜消融。

■ 导管稳定性差

• 改变途径(上腔静脉/下腔静脉)。

• 应用长鞘(SR0-4)或可控弯鞘,还可换用冷冻消融导管。

■ 放电失败

• 换用盐水灌注导管或冷冻消融导管。

■ 机械损伤导致 AP 阻断

• 保持导管位置并等待 AP 恢复传导,或采用三维标测系统指导标测和消融。

中/前间隔 AP

○ 途径选择

■ 右股静脉途径是最佳选择。

■ 可尝试锁骨下静脉或颈内静脉途径。

○ 技术

■ AP 位于以下位置会增加 AV 传导阻滞的风险:记录到希氏束电位的部位(右前间隔 AP)、希氏束与 CS 之间的区域(右中间隔 AP)或左前间隔 AP(即使在麻醉状态下应用经主动脉途径消融时)。

■ 避免致密 AVN 损伤的方法:

• 理想靶点

□ 需要更靠近室侧进行消融(V 波更大)

□ 单极电图:有尖锐的 AP 电位,而心房电位尽可能小或没有心房电位。

□ 注:靶点可能会见到低幅希氏束电位($<0.15\text{mV}$)。

• 对于前/中间隔 AP,从 TVA 室侧进行消融不仅能增加导管稳定性,还能减少 AV 传导阻滞的风险。

□ 三尖瓣前瓣瓣下(右锁骨下静脉途径)。

□ 三尖瓣间隔瓣瓣下(股静脉途径)。

• 在窦性心律下进行消融(提高导管稳定性)。

• 冷冻消融:冷冻标测能够降低 AVN 损伤风险并提高导管稳定性。

■ 注:前/中间隔 AP 位置往往较为表浅,有 40% 的 AP 可能仅通过机械损伤即可造成 AP 阻断。

- ○ 导管选择和参数设置
  - ■ 非盐水灌注导管：从 10W 开始，放电 10s 后逐渐递增至 20W（目标温度 60℃~65℃）。
    - • 如果 AP 阻断，继续消融至 45s。
    - • 如果出现交界性心律，立即停止消融，并向室侧调整导管位置。
    - • 如果预激程度逐渐增加，须立即停止消融（AVN 损伤所致）。
    - • 如果以 20W 消融 10s 后无反应，须停止消融并重新调整导管位置。
  - ■ 消融结束后注意使导管远离间隔位置，从而避免机械损伤阻断 AP 传导。
- ○ 故障排除
  - ■ 在最早激动处标测到希氏束电位
    - • 希氏束旁 AP：谨慎地逐渐增加功率或使用冷冻消融。
  - ■ 消融过程中出现 RBBB
    - • 表明消融位置偏室侧，须停止消融并重新调整导管位置。
  - ■ 机械损伤所致 AP 阻断
    - • 表明 AP 位置较为表浅，保持导管位置并等待 AP 恢复传导，或采用三维标测系统指导标测和消融。

左中间隔 AP

- ○ 标志
  - ■ 同时在希氏束和 CS 近端记录到最早逆传心房激动。
    - • 说明 AP 逆传位置位于希氏束和 CS 近端之间。
- ○ 途径选择
  - ■ 房间隔途径或经主动脉途径。
- ○ 技术
  - ■ 将标测导管垂直放置于 CS 口顶部，可在心房激动前记录到远场 AP 电位。
  - ■ 在 CS 口顶部垂直贴靠进行消融（接近 AP 的心房侧）往往不能成功消融，反而会增加 AV 传导阻滞的风险。
- ○ 消融
  - ■ 在 MVA 上记录到高幅、尖锐 AP 电位的部位进行消融（在希氏束与 CS 之间）能够有效避免 AV 传导阻滞。

后间隔 AP

- ○ 途径选择：应首选右心房消融
  - ■ 在穿刺房间隔之前，应在 CS（及静脉分支）内广泛标测，因为有些 AP 能够在上述位置成功消融。

表 6.5 支持右侧或左侧消融后间隔旁路的特点

建议右侧消融	建议左侧消融
• V_1 导联负向 δ 波, R>S 移行在 V_2~V_3 导联	• V_1 导联中 R>S
• ORT 时冠状窦电极近端记录到最早心房激动	• ORT 时冠状窦电极中间记录到最早心房激动
• 希氏束和冠状窦最短 VA 间期<25ms(右侧旁路插入位置距离希氏束较近)	• 希氏束和冠状窦最短 VA 间期>25ms(左侧旁路插入位置距离右心房信号较远)

- ○ 导管选择和参数设置
  - ■ D 弯(中号/蓝色)导管。
  - ■ 非盐水灌注导管:30~50W,持续消融 30~60s(目标温度 60℃~65℃)。
  - ■ 盐水灌注导管:由于位置较深,在约 25% 的病例中需要将盐水灌注导管消融的参数设置为 25~35W(温度上限 43℃)。
- ○ 故障排除
  - ■ 未标测到最早激动
    - • 未标测到理想位置或心外膜 AP:于 CS 近端及其分支、左心房进行标测。
    - • 慢传导或递减传导 AP:标测 AP 电位、心房起搏下标测最短 AV 间期,或单极电图反转(QS 向 RS 反转)。
  - ■ 功率较低
    - • 血流速度慢或在 CS 内消融:应用盐水灌注导管或冷冻消融。
  - ■ 心外膜 AP 位置邻近 RCA 或 LCX(CS 近端)。
    - • 应用冷冻消融。

右侧房束 AP

- ○ 右侧房束 AP 的性质与正常 AV 传导系统相同
  - ■ 右侧房束 AP 往往位于 TVA 前外侧或后外侧(8~9 点钟方向),经浦肯野纤维与右心室心尖游离壁(节制索)相连。
- ○ 心电图
  - ■ 窦性心律
    - • 可能无预激现象(前传速度慢伴有递减现象)
    - • 可能存在微弱的 LBBB 形态(Ⅰ、aVL、V_5、V_6 导联无 Q 波)
  - ■ 逆向型 AVRT(CL:220~450ms)
    - • LBBB 形态: Ⅰ 导联 R 波、V_1 导联 rS 波。
    - • QRS 形态通常<150ms
    - • 电轴:−75°~0
    - • 胸前导联 QRS 波群移形>V_4

○ 电生理特点

■ 窦性心律

- AP 传导时间长(窦性心律下无预激表现)。

- 心房起搏可以出现预激,但 AV 间期较长。

□ 右心房起搏比左心房起搏预激程度大。

- 在 TVA 上可能标测到 AP 电位(M 电位)。

- 前传递减现象,而 AP–V 间期固定。

- 当预激充分时,右心室心尖部比右心室基底部(TVA 或希氏束导管 V 波)更早激动。

- AP 无逆传功能。

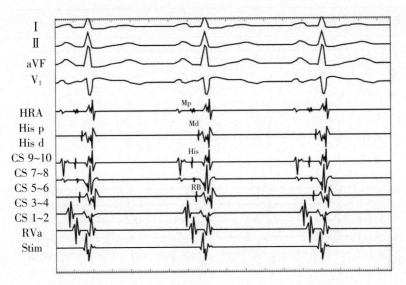

　　窦性心律时的标测腔内图,心室主要通过房室结激动(AH 间期短于 A–Mahaim 电位时限),希氏束激动早于右束支。

■ 心动过速

- 逆向型 AVRT:由 AP 前传,而逆传通过:

□ AVN(90%~95%)。

□ 另外具有逆传功能的隐匿性 AP(5%~10%)。

- QRS 波群:

□ LBBB 形态且 QRS 时程<145ms。

□ Ⅰ、aVL 导联起始部锐利(由于通过右束支下传)。

- 前传心室激动顺序:右心室心尖部领先于右心室基底部。

- 右束支逆传向激动早。

□ 逆传右束支电位与希氏束电位在 QRS 起始 30ms 之内。

- 心动过速 HV 间期<50ms(通常<20ms)。

□ AP 的心室插入点产生 V 波,同时由正常传导系统逆传至希氏束。

- RBBB 时 VA 间期、VH 间期和 TCL 延长,而预激程度不变。
  □ 反映出右束支参与心动过速的逆传。
- 心动过速时 HA 间期=心室起搏时 HA 间期(由 AVN 逆传)。
  □ 如果是 AVNRT,而 AP 作为旁观者,SVT 时的 HA 间期<右心室起搏时 HA 间期。
- 心动过速时 VH 间期<心室起搏时 VH 间期。
  □ 由于 AP 与束支直接相连,导致希氏束逆向激动较快。
  □ 右心室起搏时,由较远的位置逆传至希氏束,因而 VH 间期较长。
- 希氏束不应期的 PAC 能够提前 V 波和随后的 A 波。

右侧房束旁路介导逆向型 AVRT

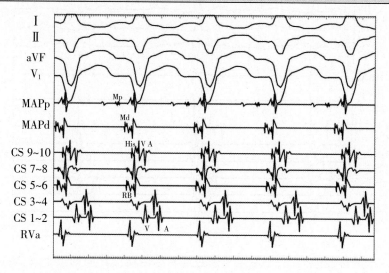

逆行激动先由 M 电位近端到远端,然后依次激动右束支、希氏束、房室结。

○ 处理
  ■ 标测
    • 沿着 TVA 上 8~9 点钟方向寻找 AP 电位(Mahaim 电位,即 M 电位)。
    • 在邻近 AP 心房插入点位置以较快频率进行心房起搏(充分预激时),寻找最早心室激动点(最短 S–V 间期)。
  ■ 消融
    • 最佳的消融靶点是在 TVA 上记录到 AP(M)电位处。
    • 非盐水灌注导管:50W,消融 30~60s(目标温度 60℃~65℃)。
    • 盐水灌注导管:25~30W,消融 30~60s(温度上限 43℃)。
    • 在消融过程中,可能出现非持续性 AP 节律。

- 高级技术
  - 如果导管在 TVA 上稳定性差，可以尝试在右心室游离壁基底部或中部记录到高频的右侧房束电位处进行消融。
  - 注：应避免在接近右心室心尖部进行消融，此处消融可能损伤右束支远端，导致延长 TCL，甚至导致心动过速无休止发作。

束室 AP

- 束室 AP 是希氏束与右心室心肌之间的连接。
- 心电图
  - 房性期前收缩或心房颤动不会改变预激程度。
  - 交界性心律亦呈预激图形。
- 电生理检查
  - 心房起搏可出现：
    - AH 间期延长而 HV 间期不变。
    - 预激程度恒定。
  - 交界性心律时出现：预激程度不变、短 HV 间期。
  - AP 无逆传功能。
  - 希氏束起搏时，QRS 波群形态与窦性心律时相同。
  - 应用腺苷导致房室传导阻滞，而预激程度不变。
  - 应用阿义马林或普鲁卡因胺后，预激消失。

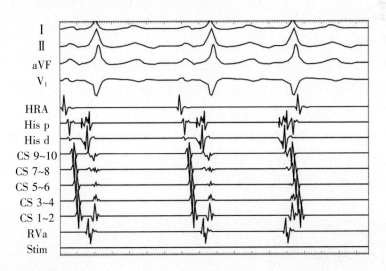

预激性房性期前收缩。

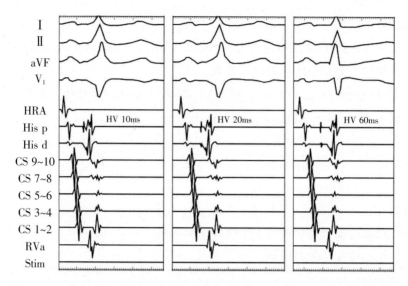

静脉注射阿义马林后 HV 间期延长、预激消失:0mg(左图)、40mg(中图)、60mg(右图)。

○ 消融
  ■ 束室 AP 无法引起心动过速,因此无须消融。

结室 AP

○ 结室 AP 是指连接 AVN 与右心室心肌的 AP,而结束 AP 是指连接 AVN 与右束支的 AP。
○ 结室 AP 及结束 AP 均可导致 SVT(宽 QRS 波群或窄 QRS 波群)。
  ■ 逆向型心动过速:VH 间期
    • <50ms 为结束 AP。
    • 50~80ms 为结室 AP。
  ■ 上端共径为 AVN,当 AVN 逆传阻滞时可能出现 AV 分离。
    • 心动过速发作时可以发生房室传导阻滞,因为心房肌不是环路的组成部分。
  ■ 希氏束不应期的房性期前收缩无法使 V 波提前。
  ■ 希氏束不应期的室性期前收缩可能使 H 波/V 波提前或终止心动过速。
  ■ AP 同侧的 BBB 可使 VA 间期或 TCL 延长。
  ■ 在窦性心律下可能找到 AP 电位。

特殊 AP

冠状窦(CS)心外膜 AP

○ 连接左心室心外膜和 CS 肌袖之间的旁路纤维是后间隔心外膜 AP 最常见的形式。
  ■ 绝大多数情况下,AP 可延伸至心大静脉并产生电传导。
  ■ 在<5%的病例中,AP 可延伸至心中静脉或左心室后静脉末端的肌袖中。

- 20%的病例可合并冠状窦憩室。
  - 心电图
    - Ⅱ导联中锐利的负向 δ 波:特异性 80%。
    - aVR 导联中锐利的正向 δ 波:特异性 98%。
    - V$_6$ 导联中深 S 波(R≤S):特异性 90%。
  - 标测
    - 前传
      - 心室内膜最早激动在远场电图起始之后的 25ms。
        - 室间隔左侧及右侧几乎同时激动。
        - 心室内膜最早激动点大致位于三尖瓣或二尖瓣心室侧 1~3cm。
      - 心室外膜最早激动在远场电图起始之后的 15ms(来自心中静脉、其他冠状静脉或冠状窦憩室)。
        - 最早激动电位之前可见到 CS 肌袖前向激动的电位。
    - 逆传:在冠状静脉系统中可标测到 3 个逆传电位。
      - **第一个电位**:标测于冠状静脉内,代表 CS 肌袖逆传激动。
      - **第二个电位**:标测于 CS 近端顶部,代表 CS 肌袖向左的激动。
        - 由于纤维走向的原因,CS 肌袖向 LA 的激动往往在心中静脉口向左2~4cm 处。
        - 这导致 LA 激动向左更快。
        - LA 的右向激动(向间隔处)较慢,这是由于传导方向背离肌袖走行。
      - **第三个电位**:标测于心中静脉口,代表 LA 在心中静脉口附近的延迟激动。
  - 消融
    - 最佳的消融靶点在位于冠状静脉系统记录到最大、最锐利的单极电图处,代表 CS 肌袖的激动。
      - CS 肌袖与 LA 存在广泛的纤维连接。
      - 从 10~15W 起始并逐渐递增至 25~30W。
        - 当血流缓慢导致功率较小时,须应用盐水灌注导管。
      - 注:为避免消融导管附着于静脉上,当阻抗较最低值升高 3~5Ω 时须停止消融。
    - 当最佳消融靶点在邻近冠状动脉 4~5mm 的范围时,推荐应用冷冻消融,因为冷冻消融导致冠状动脉狭窄的风险较小。
      - 可能需要多次冷冻消融。
      - 有可能频繁出现一过性 AP 传导阻滞(最多可维持 60min)。

心外膜前间隔 AP

- 特征
  - 心内膜记录到心室前传和心房逆传的远场激动。

- 在 TVA 上记录到单极电图的局部激动(锐利的下降支)滞后于远场电位(或远场 AP 电位)起始≥20ms。
  - 技术
    - 在无冠窦内可标测到锐利的单极 AP 电位。
      - 无冠窦恰好位于前间隔或 TVA 前部 AP 的对侧。
      - 在该处消融通常能够阻断 AP 传导。
    - 注:在无冠窦内消融导致 AV 传导阻滞的风险较低。

右心耳和左心耳 AP

- 发生率<0.5%
- AP 是连接右心耳或左心耳与其下方的心室 (约位于 TVA 或 MVA 心室侧 1cm 处) 之间的肌束样结构。
- 心电图
  - 预激图形与前方或前外侧 AP 相似。
- 标测
  - VA 间期较长(心外膜走行较长)。
  - *最早心房逆传激动*
    - 沿着瓣环标测到的局部激动(单极电图的锐利下降支)往往位于远场电位起始后 30~40ms。
    - 在心房壁进行标测,可在心耳口部标测到较为领先的电位,但仍明显滞后于远场电位起始。
  - *最早心室前传激动*
    - 在瓣环的心室侧 1~3cm 处可标测到较为领先的电位, 但仍明显滞后于远场电位起始。
  - *心耳内标测*
    - 可标测到心内膜的最早激动点,通常位于心房/心室远场电位起始后的<10ms 处。
  - 注:通常标测不到 AP 电位,因为此类 AP 往往是心耳和心室间的直接连接。
  - 三维标测系统有助于定位 AP 位置。
- 消融
  - 在心耳内进行消融(盐水灌注导管;功率范围 15~25W)。
    - 往往需要较高的消融能量。
    - 往往需要对心室附着处的心耳进行节段性隔离。
  - 经皮心外膜的导管消融可能成功。

多旁路

- 定义:瓣环上的多条旁路(常常为 2 条)之间相隔 1~3cm。

○ 发生率：3%~15%（右侧游离壁 AP 或后侧 AP 更常见）。
- 更常见于 Ebstein 畸形或逆向型 AVRT。

○ 标测
- 在心房起搏或 AF 时会产生一种以上心室预激图形。
- 在右心起搏或 AVRT 时会产生一种以上心房激动顺序。
- AP-AP 参与的心动过速。
  • 出现 BBB 时不会影响 TCL。
- 心动过速前传支和逆传支之间的距离>1cm。
- 顺向型 AVRT 与逆向型 AVRT 相互转换。

○ 消融
- 为提高消融成功率须及时识别一条以上 AP。
- 在标测第二条 AP 之前应对上一 AP 进行充分消融。
- 在消融过程中应密切关注体表心电图预激形态的变化，从而避免多次、不完全消融。
- 为了发现心内激动顺序的微小变化，可以使用多电极导管进行标测（左侧 AP 应用 CS 导管，右侧 AP 应用 Halo 导管）。

○ 成功率
- 即刻成功率：86%~98%。
- 复发率：8%~12%。

反复性无休止性交界性心动过速（不典型持续性顺向型心动过速）

○ 右后间隔的慢传导、隐匿性 AP 可导致无休止性 SVT。
- 心动过速的前传支为 AVN 及希氏束。
- 通过右后间隔的慢传导 AP 逆传至心房。

○ 临床特征
- 常见于儿童和青少年。
- 慢性发作可能导致扩张型心肌病。

○ 心电图表现
- 无休止性 SVT。
- 窦性激动即可诱发 SVT。
- QRS 波群宽度正常（基线情况下无预激表现）。
- 在下壁导联和 V_3~V_6 导联为负向 P 波。
- 长 RP 间期。

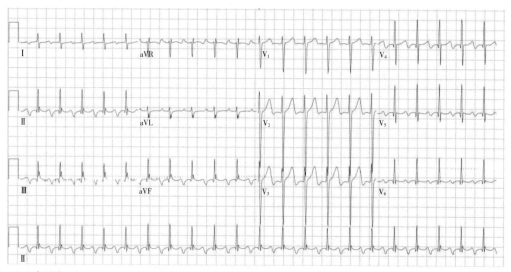

- 标测
  - 仅通过右后间隔 AP 进行递减传导。
  - 心房插入点往往邻近 CS 口。
  - 在窦性心律下,当希氏束处于不应期时,由室性期前收缩诱发心动过速。
  - 拖带标测时,VA 间期延长(由于 AP 的递减传导特性)。
  - 在心动过速时,希氏束不应期内的 VPB 可能使 A 波提前。
    - AP 的递减传导特性导致 A 波延迟。
  - 在心动过速时,同侧的 BBB 导致 VA 间期延长。
- 消融
  - 标测到心房最早激动处为消融靶点(可以体表 P 波或 CS 激动为参考)。
- 预后
  - AP 消融后的 6 个月内心肌病可逆转。

(乔宇　译)

参考文献

- Delacrétaz E. Supraventricular tachycardia. *N Engl J Med.* 2006;354:1039–1051.
- Gonzalez-Torrecilla E, Almendral J, Arenal A, Atienza F, Atea LF, del Castillo S, et al. Combined evaluation of bedside clinical variables and the electrocardiogram for the differential diagnosis of paroxysmal atrioventricular reciprocating tachycardias in patients without pre-excitation. *J Am Coll Cardiol.* 2009;53:2353–2358.
- Veenhuyzen GD, Quinn FR, Wilton SB, Clegg R, Mitchell LB. Diagnostic pacing maneuvers for supraventricular tachycardia: Part 1. *PACE.* 2011;34:767–782.
- Knight BP, Ebinger M, Oral H, Kim MH, Sticherling C, Pelosi F, et al. Diagnostic value of tachycardia features and pacing maneuvers during paroxysmal supraventricular tachycardia. *J Am Coll Cardiol.* 2000;36:574–582.
- Nakagawa H, Jackman WM. Catheter ablation of paroxysmal supraventricular tachycardia. *Circulation.* 2007;116:2465-2478.

第 7 章

局灶性房性心动过速

理解和处理局灶性房性心动过速

流行病学和临床特点

无症状患者发生局灶性房性心动过速的概率为 0.3%~0.4%,有症状患者发生局灶性房性心动过速的概率为 0.4%~0.5%。可表现为:

○ 阵发性心动过速。

○ 持续性心动过速,伴有心悸、胸痛、乏力、呼吸困难及活动耐量下降。

  ■ 如持续心动过速持续存在,可能导致心力衰竭(心动过速性心肌病)。

○ 晕厥少见,但在房性心动过速 1:1 下传导时可出现。

○ 部分患者无任何症状,可通过心电图、动态心电图或植入性设备发现。

解剖学和病理生理学(机制)

○ 基本机制为触发机制,80%起源于右心房(界嵴、上腔静脉、下腔静脉),20%起源于左心房(肺静脉、房间隔、二尖瓣环)。

○ 根据机制分类:

  ■ 解剖异常:自律性异位房性心动过速。

  ■ 触发:非自律性局灶性房性心动过速。

  ■ 局灶微折返。

病因

○ 肺部疾病:慢性阻塞性肺病(COPD)、肺动脉高压、慢性低氧血症。

○ 高肾上腺素能状态:心肌缺血或心肌梗死。

○ 代谢性或电解质紊乱:低钾血症、低镁血症。

○ 药物:地高辛、茶碱。

○ 心脏外科手术(尤其是先天性心脏病外科手术)。

分类

○ **良性房性心动过速**
- 阵发性窄 QRS 波群心动过速,心率 80~140 次/分。

○ **无休止性房性心动过速**
- 持续性或永久性窄 QRS 波群心动过速,心率 100~160 次/分。

○ **局灶性房性心动过速伴房室传导阻滞**
- 房性心动过速,心室率多变。
- 典型患者见于地高辛中毒,因地高辛对于窦房结和房室结具有副交感作用,对起搏心肌细胞具有交感作用(增加自主性)。

○ **多源性房性心动过速**
- 因多个局灶点兴奋,房性心动过速节律不规整(100~250 次/分)。
  • 常见于急性疾病,如肺部疾病。
- 房内游走性起搏:表现类似多源性房性心动过速,但心率<100 次/分。

○ **交界性心动过速**
- 房室结和希氏束之间区域的自律性增强所致的持续性或永久性心动过速。
- 分类
  • 局灶性交界性心动过速:通常由于创伤、出血、炎症或儿科患者,心率 110~250次/分。
  • 非阵发性交界性心动过速:心率 70~120 次/分,常提示严重疾病,如地高辛中毒、心肌缺血、心肌炎等。

12 导联心电图

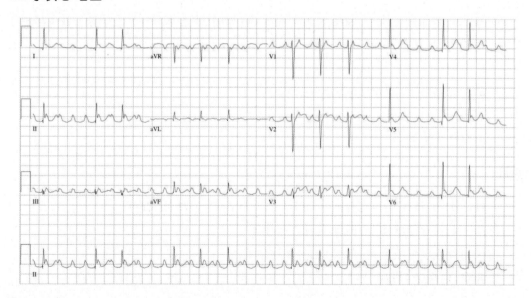

- ○ **心率**：心房率 100~250 次/分
- ○ **节律**：心室传导多变
  - 规律(恒定心室传导)：通常为 1:1、2:1 或 4:1 房室下传比例。
  - 规律–不规律(房室结双层阻滞,如 6:2)。
    - 奇数传导比例少见(如 3:1)。
  - 不规律–不规律(房室传导多变)。
    - 通常须同心房颤动相鉴别(心室率不规则)。
- ○ **P 波**：异位单源性 P′波同正常 P 波存在差异
  - 局灶性房性心动过速：所有导联 P′波之间存在等电位线。
  - 多源房性心动过速：多种 P′波(>3 种)共存,且无主导节律。

表 7.1　根据心电图表现判断房性心动过速起源点

	右心房 V$_1$:负性 P 波(特异性 100%) aVL:正性或双相 P 波(特异性 76%)	左心房 V$_1$:正性 P 波(特异性 90%) aVL:负性 P 波(通常)
高位起源 Ⅱ、Ⅲ、aVF –正性	上腔静脉 ● 类似肺性 P 波的大 P 波 界嵴 ● P 波形态类似窦性 ● aVR 导联负性 P 波(特异性 93%)	上肺静脉 ● Ⅱ 导联 P 波振幅≥0.1mV(特异性 74%) ● 较正常窦性 P 波宽大(Ⅱ导联,特异性 85%) 左侧肺静脉 ● Ⅱ 导联 P 波切迹(仅在异位兴奋点时出现,特异性 95%) ● Ⅲ 导联和 Ⅱ 导联 P 波振幅比值≥0.8(特异性 75%) ● V$_1$ 导联 P 波正相时限≥80ms(特异性 73%) 右侧肺静脉 ● aVL 导联正性 P 波(特异性 100%) ● Ⅰ 导联 P 波振幅≥50mV(特异性 99%)
低位起源 Ⅱ、Ⅲ、aVF –负性	下侧壁 ● V$_5$~V$_6$ 导联正性 P 波 下中 ● V$_5$~V$_6$ 导联负性 P 波 Koch 三角顶点或间隔侧 ● 较窦性 P 波时限短	

- ○ **PR 间期**：PR 间期等电位,长 RP 间期。
- ○ **QRS 波群**：窄 QRS 波群心动过速,但差异传导或束支传导阻滞时可为宽 QRS 波群心动过速。
- ○ **发作/终止**：阵发性或非阵发性
  - 可出现温醒现象
- ○ **处理**：按摩颈动脉窦或应用腺苷通常可加重房室传导阻滞的程度,有利于识别

P 波,腺苷有时可终止心动过速。

辅助检查

- ○ **实验室检查**
  - ■ 探查潜在病因。
- ○ **24 小时动态心电图**
  - ■ 适合每周发作次数>1 次的患者。
- ○ **事件记录仪**
  - ■ 适用于每周发作 1 次至每月发作 1 次的患者。
- ○ **超声心动图**
  - ■ 评估左心室功能,排除结构性或先天性心脏病。
- ○ **电生理检查**
  - ■ 见下文。

处理

急性期处理

- ○ 复律
  - ■ 有效性和发病机制相关。
  - ■ 电复律对自律性增高性房性心动过速通常无效。
  - ■ 选择:
    - • 电复律(Ⅰ类)。
    - • 腺苷、β 受体阻滞剂、非二氢吡啶类钙离子通道阻滞剂(Ⅱa 类)。
    - • 抗心律失常药物(Ⅱa 类):普鲁卡因胺、氟卡尼、普罗帕酮、胺碘酮、索他洛尔等。
- ○ 心率控制
  - ■ β 受体阻滞剂、非二氢吡啶类钙离子通道阻滞剂(Ⅰ类)。
  - ■ 地高辛(Ⅱb 类)。

慢性期处理

表 7.2　局灶性房性心动过速的处理

	反复发作,症状性	无休止性	非持续性,无症状
不处理	－	－	－
β 受体阻滞剂/非二氢吡啶类钙离子通道阻滞剂	Ⅰ	－	－
丙吡胺	Ⅱa	－	－
氟卡尼/普罗帕酮	Ⅱa	－	－
索他洛尔/胺碘酮	Ⅱa	－	－
消融	Ⅰ	Ⅰ	Ⅲ

Ⅰ,推荐;Ⅱa,可考虑;Ⅱb,可选择;Ⅲ,不推荐。

　　○ 非药物治疗

　　　　■ 病因治疗(如对于 COPD/哮喘合并多源性房性心动过速的患者,推荐异丙托溴铵,而非沙丁胺醇)。

　　○ 药物治疗

　　　　■ β 受体阻滞剂、氟卡尼、普罗帕酮、索他洛尔、胺碘酮疗效各不相同。

　　○ 侵入性治疗

　　　　■ 对于大部分反复发作的房性心动过速患者,推荐射频消融治疗。

电生理检查

前向传导

　　○ 通常正常的房室结递减传导。

逆向传导

　　○ 如存在,通常为向心性递减传导。

心动过速诱发

　　○ 程序刺激(心房期前刺激或短阵快速起搏),伴或不伴异丙肾上腺素。

　　　　■ 心室刺激几乎不能诱发心动过速。

　　○ 电生理检查失败常见于不能诱发心动过速或诱发出非临床心动过速。

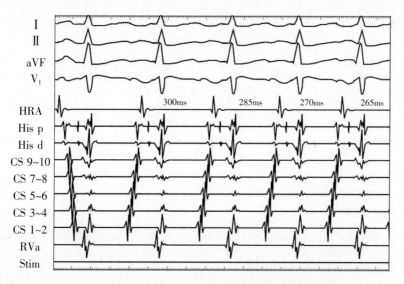

　　心房期前刺激诱发房性心动过速(P 波形态、心房激动顺序改变),注意心动过速开始时心率逐渐上升。

心动过速时的观察

- 房室传导比例通常为 1:1 或 ≥2:1
  - 房室传导阻滞时心动过速不终止是房性心动过速的典型表现，因为房室结并非折返的关键部位。
  - 房室传导比例 ≥2:1 可排除房室折返性心动过速(AVRT)，同时可初步排除房室结折返性心动过速(AVNRT)。
- AA 间期改变早于 HH 间期和 VV 间期，因为房室结非折返的关键部位。
- VA 间期多变
- 束支传导阻滞不影响心动过速及 VA 间期。
- 心动过速 CL 变化
  - (最长 CL-最短 CL)/平均 CL，超过 1min：
    - >15%，提示局灶起源。
    - <15%，提示大折返或局灶起源。
- 冠状窦激动顺序

表 7.3　冠状窦激动顺序

	右心房	左心房	
		局灶性房性心动过速(FAT)	大折返房性心动过速
近端到远端	–	右侧肺静脉起源房性心动过速	二尖瓣环逆时针方向折返心房扑动
	–	FAT:房间隔或左心房右侧壁 FAT且既往有二尖瓣峡部线	右侧房顶依赖性心房扑动
远端到近端	–	左侧肺静脉起源房性心动过速	二尖瓣环顺时针方向折返心房扑动
		FAT(左心房左壁)	左侧房顶依赖性心房扑动
同时激动	–	FAT(房顶或后壁)	房顶依赖性心房扑动

心动过速时处置

- 心室超速起搏
  - 用于鉴别房性心动过速、房室折返性心动过速、房室结折返性心动过速。
  - 不应拖带心动过速。
  - 心房逆传顺序同房性心动过速时激动顺序应有差别。
  - 室房分离不可终止心动过速。
  - 起搏终止时：
    - 恢复周长同基线 VA 时限有差别(耦联间期多变)。
    - 起搏终止后激动顺序为 VAAV 或 AAHV。

拖带后 VAAV 激动顺序

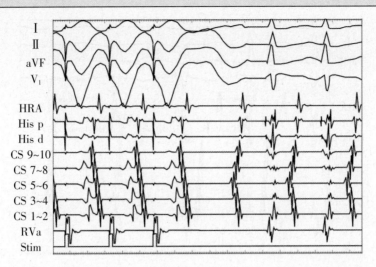

房性心动过速时心室起搏引起 1:1 室房逆传,起搏停止后腔内电图的激动顺序是 AAV。

拖带后无 VA 耦联

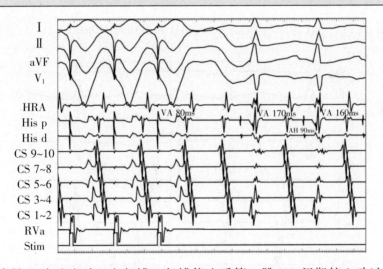

间隔房性心动过速时心室起搏。起搏停止后第一跳 VA 间期较心动过速时 VA 间期>10ms,提示无 VA 耦联。注:尽管 VA 间期多变,但 AH 和 HV 间期稳定。

○ 心房超速起搏拖带
  ■ 用于鉴别房性心动过速、房室结折返性心动过速、房室折返性心动过速。
  ■ 起搏终止时:
    • 第一跳 VA 间期应显示 VA 间期多变(即较心动过速时 VA 间期>10ms)。
    • 起搏终止后激动顺序:AHHA 或 AHV。

拖带交界性心动过速

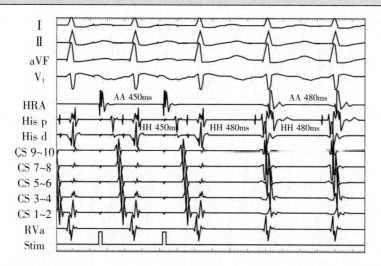

高位右心房起搏,周长450ms(心动过速周长480ms),起搏终止后,激动顺序为AHHA。

窦性心律时处置

○ 心动过速周长起搏

■ 解读:起搏时AH间期与心动过速时AH间期相差<10ms。

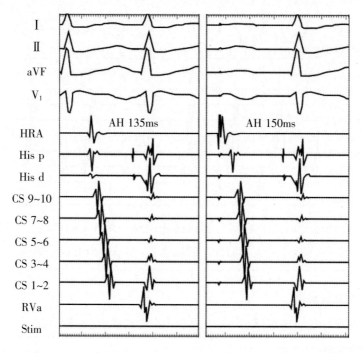

心动过速时AH间期(左侧)和高位右心房起搏时AH间期(右侧,起搏周长为心动过速周长)。左侧AH间期为135ms,右侧AH间期为150ms,二者相差15ms。

房性心动过速的导管消融

指征

○ 症状性、反复发作的药物难治性房性心动过速。

预期成功率

○ 即刻成功率 85%
- 操作失败常见于心动过速不可诱发或诱发出非临床房性心动过速。
○ 复发率 8%

并发症

○ 类似其他侵入性消融治疗
○ 根据不同消融靶点可能有不同的风险
- 如为左心房房性心动过速,则可能有脑卒中风险。
- 如为房室结周起源,则可能有房室传导阻滞风险。

患者准备

○ 术前所有抗心律失常药物停用 3~5 个半衰期。
○ 考虑心律失常的诱发成功率,推荐清醒镇静而非全身麻醉。

器械

○ 三维标测系统。
○ 盐水灌注消融导管±鞘管(可增加导管的稳定性和操作性)。
○ 冠状窦多极电极。
○ 四极电极:高位右心房、右心室心尖部、希氏束。

标测

○ 激动标测
- 从某一固定点离心扩布:局灶性房性心动过速。
  • 如标测到"热点",则须标测一定数量的点以确定激动从单点发出呈离心圆样扩散。
  • 注:如果"热点"位于间隔且范围较广,考虑靶点位于间隔对侧(Bachman 束、中间隔或冠状窦)。
- 标测到房性心动过速全周期周长且有"首尾相接":折返。
  • 注:局灶性房性心动过速位于完全阻滞的消融线附近,或同时存在房间阻滞时心房激动顺序的扩布图类似于大折返表现,拖带/重整可鉴别大折返房性心动过速和局灶性房性心动过速。

- 拖带标测
  - 评估
    - 在某一心房位点分别以低于心动过速周长 10ms、20ms、30ms 的周长起搏。
  - 解读
    - 起搏后间期 PPI 不恒定(>30ms):局灶性房性心动过速。
    - 起搏后间期恒定(<10ms):折返(微折返或大折返)。
    - 隐匿性拖带,即 PPI=TCL:起搏点位于折返环内。
      - 起搏时可见融合且 PPI>TCL:起搏点位于折返环外。
      - 隐匿性拖带且 PPI>TCL:旁观者。
  - 在 2~3 个不同位点重复起搏
    - 如果起搏位点始终在折返环内,PPI 应该始终≤20ms。
- 特殊情况
  - 多源性局灶性房性心动过速顺序激动。
    - 首先消融主导房性心动过速,再消融其他房性心动过速。

消融靶点

- 激动顺序标测时较体表 P 波领先>30ms。
- 局灶性房性心动过速:单极标测下的靶点图通常为深大的 QS 型±舒张期电位。
- 微折返性心动过速:在距离<2cm 的空间记录到覆盖整个房性心动过速周期内的低振幅碎裂电位。

高位右心房房性心动过速的激动顺序标测

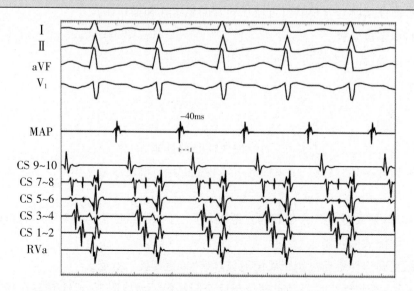

理想靶点处显示腔内电位领先参考电极(高位右心房)40ms。

消融设置

○ 非盐水灌注消融导管：40℃~60℃（目标温度 60℃），消融时间 45~60s。

○ 盐水灌注消融导管：25~35W（温度上限 43℃），消融时间 45~60s。

消融终点

○ 消融过程中心动过速终止

■ 终止前心动过速频率可短暂加快（自律性）。

• 心动过速频率加快但未终止，提示消融点位于起源点附近。

■ 终止前心动过速频率减慢（特别是微折返房性心动过速）。

○ 彻底消除可诱发的心动过速（长时间观察及异丙肾上腺素诱发），提示长期成功。

特殊房性心动过速基质消融

肺静脉房性心动过速

○ 通常发生于年轻患者，心脏结构和功能无异常。

○ 激动顺序标测提示心动过速起源点位于肺静脉口内。

○ 消融点多位于肺静脉前庭或肺静脉口（即在肺静脉外），或标准肺静脉隔离。

房室结周房性心动过速

○ 需要仔细鉴别典型和不典型房室结折返性心动过速。

○ 三维标测系统可帮助区分正常传导系统。

○ 如须消融：

■ 因靶点靠近正常传导系统，推荐冷冻消融。

■ 或者采用步进式射频消融（10W→15W→20W→25W），缓慢增加能量直至心动过速被抑制。

• 警惕交界性心律，如持续出现应暂停消融。

（刘鹏　译）

参考文献

○ Roberts-Thomson KC, Kistler PM, Kalman JM. Focal atrial tachycardia I: Clinical features, diagnosis, mechanisms, and anatomic location. *PACE*. 2006;29:643–652.

○ Roberts-Thomson KC, Kistler PM, Kalman JM. Focal atrial tachycardia II: Management. *PACE*. 2006;29:769–778.

○ Rosso R, Kistler PM. Focal atrial tachycardia. *Heart*. 2010;96:181–185.

○ Chen SA, Chiang CE, Yang CY, Cheng CC, Wu TJ, Wang SP, et al. Sustained atrial tachycardia in adult patients. Electrophysiological characteristics, pharmacological response, possible mechanisms, and effects of radiofrequency ablation. *Circulation.* 1994;90;1262–1278.

○ Kistler PM, Roberts-Thomson KC, Haqqani HM, Fynn SP, Singarayar S, Vohra JK, et al. P-wave morphology in focal atrial tachycardia: Development of an algorithm to predict the anatomic site of origin. *J Am Coll Cardiol.* 2006;48:1010–1017.

○ Miyazaki H, Stevenson WG, Stephenson K, Soejima K, Epstein LM. Entrainment mapping for rapid distinction of left and right atrial tachycardias. *Heart Rhythm.* 2006;3:516–523.

第 **8** 章

心房扑动和折返性房性心动过速

心房扑动(AFL)

概述

○ 由于心房内大折返环引起的规律的窄 QRS 波群心动过速。

■ 由于激动围绕一个大的解剖或功能障碍区,所以:

• 无单一起源点。

• 整个周期长度内均可记录到激动。

流行病学和临床特点

○ 阵发性或持续性心动过速,可伴随心悸、胸痛、乏力、呼吸困难或耐力下降等。

■ 注:若心动过速持续存在,可能发生心力衰竭(心动过速性心肌病)。

○ 晕厥较少见,但可见于 1:1 的快速传导。

○ 无症状房性心动过速:无症状患者可通过心电图、动态心电图或植入设备检测到。

折返性房性心动过速(MRAT)的分类

峡部依赖性 MRAT

○ 折返环路在右心房(左心房被动激动)。

■ 环绕三尖瓣,后部边界为上腔静脉、下腔静脉和界嵴。

○ 分类:

■ **典型心房扑动**:逆时针方向传导。

■ **非典型心房扑动**:顺时针方向传导。

■ **双波折返**:典型通路上有双波峰。

• 往往不稳定,自行终止或蜕变为心房颤动。

■ **低位折返环**:MRAT 环绕下腔静脉,高位回折点位于右心房后部界嵴传导缝隙处。

非峡部依赖性 MRAT

○ 右心房 MRAT

■ **高位折返环**:MRAT 环绕上腔静脉,低位回折点位于界嵴传导缝隙处。

- 逆时针方向:从前壁游离壁到界嵴的下行激动。
- 顺时针方向:从前壁游离壁到界嵴的上行激动。

■ **右心房游离壁扑动**:MRAT 环绕前壁游离壁的低压区激动。

■ **右心房"8 字形"折返**

- 1 型:高位折返通路与低位折返通路共用同一个界嵴传导缝隙。这两个传导障碍是上腔静脉与上界嵴的交界处以及下腔静脉与下界嵴的交界处。
- 2 型:高位折返通路与游离壁折返通路共用界嵴和低压区的通路。

○ 左心房 MRAT

■ **二尖瓣环扑动**:MRAT 环绕二尖瓣环,二尖瓣与左下肺静脉之间的峡部。

■ **肺静脉扑动**:MRAT 通过上肺静脉的缝隙,环绕同侧肺静脉。

■ **小折返环**:MRAT 限定于<3cm 的区域,常跨越消融线上的两个缝隙(例如肺静脉隔离环路)。

■ **冠状窦部微折返**:MRAT 涉及冠状窦肌肉组织及房间隔。

○ 损伤相关 MRAT(瘢痕相关的心房扑动)

■ 心脏外科手术后:右心房切开部位,缝合部位或人工修复部位。

■ 外科迷宫术后或射频消融术后。

12 导联心电图

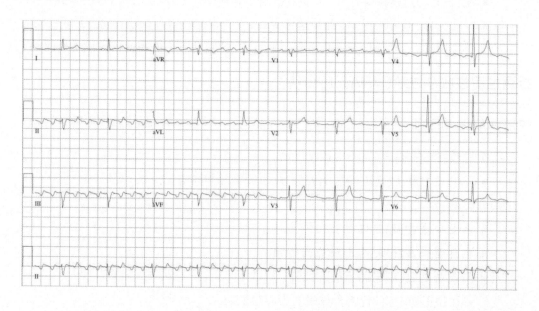

○ 心率:心房率为 250~350 次/分
- 应用 I a、I c 或 Ⅲ类抗心律失常药物后,心率可有所减慢。

○ 节律:心室传导多变
- 规律:常为 1:1、2:1 或 4:1 房室传导。
  - 奇数传导比例少见(如 3:1)。
- 规律-不规律:房室结双层阻滞,如 6:2。
- 不规律-不规律:传导比例不等的房室传导阻滞,易与心房颤动混淆。

○ 心房扑动波
- 形态取决于折返环的位置
  - 典型:沿着三尖瓣的逆时针方向激动。
    - 下壁导联及 V_6 导联 F 波倒置,V_1~V_5 导联 F 波直立。
  - 非典型:沿着三尖瓣的顺钟向激动。
    - 下壁导联及 V_6 导联 F 波直立,V_1~V_5 导联 F 波倒置。

○ PR 间期:无等电位线。

○ QRS 波群:呈窄 QRS 波群形态,除非存在室内差异性传导或束支传导阻滞(BBB)。

○ 发作/终止:可以是阵发性的或非阵发性的。

○ 处理:按摩颈动脉窦或应用腺苷可增加房室传导阻滞的程度,有利于心房扑动波的识别。

其他检查

○ 实验室检查
- 探查潜在的病因(见病因学)。

○ 24 小时动态心电图
- 用于诊断每周发作次数>1 次的患者。

○ 事件记录仪
- 用于诊断症状性事件(适用于每周发作 1 次至每月发作 1 次的患者)。

○ 超声心动图
- 评估左心室功能,排除结构性或先天性心脏病。
- 电生理检查:见下文。

处理

急性期处理

表 8.1 心房扑动或折返性房性心动过速的处理

	不耐受	稳定-转复	稳定-节律控制
β 受体阻滞剂/非二氢吡啶类钙离子通道阻滞剂	Ⅱa	–	Ⅰ
地高辛	Ⅱb	–	Ⅱb
伊布利特	–	Ⅱa(成功率 38%~76%)	–
胺碘酮	Ⅱb	Ⅱb	Ⅱb
Ⅰc 类:氟卡尼、普鲁卡因胺	–	Ⅱb(成功率 <40%)	–
Ⅰa 类:普罗帕酮			
Ⅲ 类:索他洛尔			
直流电复律	Ⅰ	Ⅰ(成功率 >95%)	
起搏(心房/食管)	–	Ⅰ(成功率 80%)	–

Ⅰ,推荐;Ⅱa,可考虑;Ⅱb,可选择;Ⅲ,不推荐。

- ○ 心率控制
  - 难以达标。
  - 推荐 β 受体阻滞剂或非二氢吡啶类钙离子通道阻滞剂(ND-CCB)。
  - 地高辛或胺碘酮是二线用药。
- ○ 复律
  - **药物**:伊布利特、普鲁卡因胺、索他洛尔、胺碘酮、奎尼丁。
    - 在 Ⅰ 类抗心律失常药物(如普鲁卡因胺、普罗帕酮、氟卡尼)前应用 β 受体阻滞剂或非二氢吡啶类钙离子通道阻滞剂(地尔硫䓬或维拉帕米),因为这类药物会减慢心房率,导致房室结快速传导(如心室率反常增加)。
  - **电复律**:直流电复律时应用低能量(30~50J)导致全面的不应期,终止折返。
  - **超速起搏**:从心房或食管的电极起搏心房,起搏心率超过心房扑动率时可终止。

慢性期处理

- ○ 抗凝治疗
  - 见第 9 章"心房颤动"。

- ○ 药物治疗
  - ■ 心率控制：β 受体阻滞剂、维拉帕米/地尔硫䓬、地高辛。
  - ■ 节律控制：多非利特优于其他抗心律失常药物。

表 8.2　心房扑动或折返性房性心动过速的处理

	首次发作	复发	难以控制	药物治疗后	非峡部依赖用药失败
单纯电复律	Ⅰ	–	–	–	
多非利特	–	Ⅱa	–	–	
		(1 年成功率>70%)			
抗心律失常药物		Ⅱb	–	–	
（Ⅲ类、Ⅰc 类、		(1 年成功率>50%)			
Ⅰa 类）					
导管消融	Ⅱa	Ⅰ	Ⅰ	Ⅰ	Ⅱa

Ⅰ，推荐；Ⅱa，可考虑；Ⅱb，可选择；Ⅲ，不推荐。

- ○ 侵入性治疗
  - ■ 导管消融：优于抗心律失常药物。

折返性房性心动过速的导管消融

指征

- ○ 症状性、反复发作或药物治疗无效的心房扑动或折返性房性心动过速。

预期成功率

- ○ **峡部依赖性心房扑动**：即刻成功率>95%，复发率 5%~10%。
  - ■ 消融后约 30% 的心房扑动会发生心房颤动（未行消融术的心房扑动患者为 50%）
- ○ **非峡部依赖性心房扑动**：长期成功率 50%~88%。
- ○ **同时存在心房颤动及心房扑动**：效果依赖于主导节律。
  - ■ 主要是心房扑动节律：无心房扑动及心房颤动 60%。
  - ■ 主要是心房颤动节律：无心房扑动及心房颤动 25%~30%。

并发症

- ○ 与所有侵入性消融操作相似。
- ○ 发生房室传导阻滞的风险<0.5%（尤其是消融部位靠近室间隔，损伤房室结动脉）。

患者准备

○ 在手术前停用所有抗心律失常药物 3~5 个半衰期。

○ 若持续性心房扑动>48h 或持续时间未知,则:

■ 在消融前接受 3 周抗凝治疗或经食管超声,排除左心房内血栓。

■ 在不间断口服抗凝药物的情况下可考虑消融。

器械

○ 将多极导管放置在冠状窦。

○ 消融:D 弯(中号/蓝色)或 F 弯(大号/橙色)±RAMP/SR0/可控弯鞘管。

■ 推荐使用冷盐水灌注导管或 8mm 非灌注导管,但 8mm 冷冻消融导管也是合理的。

○ 考虑以下情况:

■ 在右心室或希氏束放置四极导管。

■ 沿着右心房侧缘,将 Halo 导管(或十极导管±RAMP 鞘管)放置在欧氏嵴(ER)前部。

• 如果在 ER 后部:近端冠状窦起搏时,心房呈逆时针方向激动,尽管峡部仍向侧壁传导(沿着峡部假阻滞)。

• 如果在 ER 上:当达到阻滞时(沿着峡部假阻滞),双电位/碎裂电位看上去仍存在沿着峡部的缓慢传导。

■ 三维标测系统。

MRAT 标测

诱发

○ 心房短阵快速起搏或者期前刺激±异丙肾上腺素。

心动过速时观察

○ 冠状窦激动

■ 近端到远端

• 右心房 MRAT。

• 左心房 MRAT:沿着二尖瓣周围逆时针方向扑动,右侧顶部扑动。

■ 远端到近端

• 左心房 MRAT:沿着二尖瓣周围顺时针方向扑动,左侧顶部扑动。

■ 同时激动

• 顶部依赖的左心房 MRAT。

激动标测

○ 标测系统应该能够体现完整的心动过速环路。

■ 无单一起源点。

■ 在整个周期中可记录到激动。

• 若仅记录到<50%心动过速环路,则考虑其他机制。

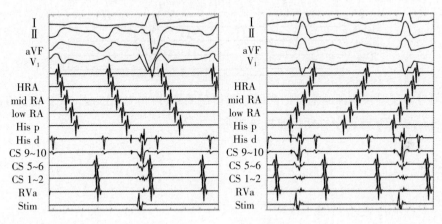

典型心房扑动(逆时针方向)心房激动 心房扑动(冠状窦→希氏束→高位右心房→低位右心房)。

反向典型心房扑动(顺时针方向)心房激动 心房扑动(冠状窦→低位右心房→高位右心房→希氏束)。

心动过速的处理

○ 来源于心房超速起搏的心房拖带

■ 稳定的起搏后间期(起搏后间期变异<10ms),提示折返机制(微折返或大折返)。

○ 来源于≥3 个心腔节点的心房拖带 (TCL<30ms)(如峡部依赖性心房扑动相关的峡部、右心房侧壁及室间隔)。

■ 隐匿性拖带伴 PPI-TCL≤20ms:起搏点位于折返环上。

■ 隐匿性拖带伴 PPI-TCL >20ms:起搏点位于折返旁观者通路。

■ 伴融合波的拖带现象及 PPI-TCL >20ms:起搏点位于折返环外。

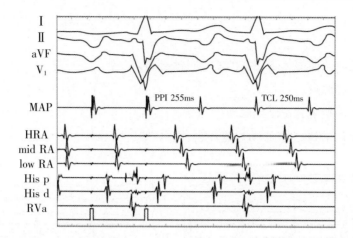

标测导管放置在峡部的拖带标测图。起搏后间期(PPI)为 255ms。TCL 为 250ms，PPI-TCL 为 5ms，提示峡部位于心动过速折返环路。

消融靶点

通过解剖结构定位，线性消融峡部。

- 右心房 MRAT
  - 峡部依赖性心房扑动(典型和非典型)
    - 消融下腔静脉到三尖瓣环的交汇点(见下文)。
  - 低位折返环
    - 消融峡部(与峡部依赖性心房扑动相同)。
  - 高位折返环
    - 消融界嵴中的传导缝隙。
  - 右心房游离壁心房扑动(损伤相关或切口处 MRAT)
    - 消融下腔静脉或三尖瓣环与中央障碍(如心房切口后的瘢痕或缺口)间的通路。
  - 右心房"8 字形"折返
    - 1 型(高位和低位折返环)：消融界嵴处的缝隙。
    - 2 型(高位和游离壁折返)：位于界嵴与低压带间的通道。
- 左心房 MRAT
  - 左心房顶部依赖性心房扑动
    - 沿着中-前部分从左上肺静脉(LSPV)到右上肺静脉消融。
  - 二尖瓣心房扑动
    - 从左下肺静脉(LIPV)到二尖瓣环(外侧壁或二尖瓣峡部线)。
      - 可能需要消融至冠状窦远端。
    - 还可从右下肺静脉(RIPV)到二尖瓣环进行线性消融(室间隔线)。

消融设置

- 非盐水灌注导管:25~50W(目标温度 60℃),消融时间 45~60s。
- 冷盐水灌注导管:25~50W(目标温度 43℃),消融时间 45~60s。
  - 二尖瓣峡部:邻近肺静脉下部 30~35W;邻近二尖瓣区(MVA)最高可达 40W。
  - 左心房顶部:垂直的导管头端,30W;平行的导管头端,25W(警惕"爆裂"的风险)。
  - 冠状窦:15~25W。

消融终点

- 消融时减慢及终止心动过速。
- 沿着峡部广泛分离肺静脉双电位。
- 跨过线性损伤以确认双向传导阻滞(见下文)。

高级技术

- 两个同时出现的大折返环的融合(如二尖瓣周围和左心房顶部依赖性环路)。
  - 须高度怀疑融合:激动同时符合二尖瓣环形性心动过速(二尖瓣激动横跨整个的房性心动过速周期)和左心房顶部依赖性房性心动过速(右肺静脉或左肺静脉激动横跨整个房性心动过速周期,向下激动前壁或后壁)。
    - 在二尖瓣环周围及靠近左心房顶部的前壁及后壁,PPI–TCL<20ms
  - 处理:消融其中一个环路会转向另一个环路。
- 线性阻滞线上出现双间隙。
  - 尽管激动顺序相同,但循环周期不同。
  - 处理:消融双间隙会达到完全阻滞。

峡部依赖性大折返性心动过速(MRAT)的消融

解剖

- 三尖瓣峡部下方
  - 位于右心房低位,后部以下腔静脉为界,前部以三尖瓣环为界。
    - 包含小梁、膜性结构和前庭神经。
    - 长度在数毫米到数厘米不等。
    - 中间部分最薄,越向侧面越厚(由于梳状肌的存在)。
    - 下侧壁比间隔部更宽(约 6mm)。
  - 下腔静脉瓣和欧氏嵴(ER)
    - 下腔静脉瓣:分离下腔静脉与右心房。

- 欧氏嵴：从冠状窦口到卵圆窝的肌性隆起。
- 将三尖瓣峡部分为两部分：
  □ 欧氏嵴峡部下方：三尖瓣与欧氏嵴之间。
  □ 欧氏嵴峡部后方：从欧氏嵴向下延伸到下腔静脉。
  ○ 室间隔峡部
    ■ 后部以冠状窦为界，前部以三尖瓣叶为界。

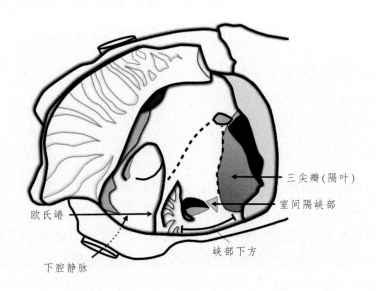

消融目标

○ 首先需要将消融导管跨过三尖瓣。

○ 导管须指向右心房底部并回撤，直到双极电位显示明显的 V 波和小 A 波（远端）。

  ■ 窦性心律下，在左前斜位 45°时，导管的理想方向为 6 点钟方向。

  - 峡部心肌（7 点钟方向）的前侧壁更宽、更长、更厚。

  - 室间隔处（5 点钟方向）消融有房室传导阻滞（房室结动脉受损）以及心肌梗死（在心中静脉内的意外消融）的风险。

  ■ 典型心房扑动中，理想的导管定位是局部激动刚好位于体表心电图的平台期（提示位于缓慢传导区内部）。

○ 消融时间持续 45~60s，直到心房电位消失。

○ 导管稍撤向下腔静脉，直到新的电位出现后再消融。

  ■ 逐渐后撤导管会使心房信号更明显，心室电位消失，一旦到达下腔静脉，局部电位会消失。

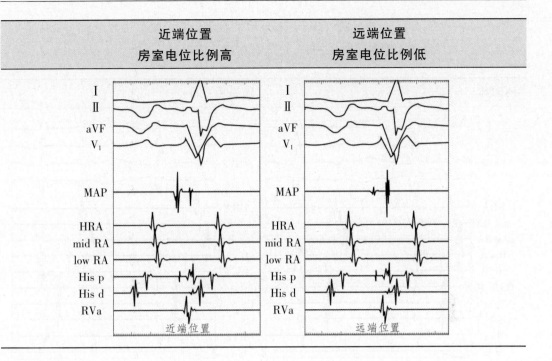

近端位置	远端位置
房室电位比例高	房室电位比例低

消融设置

○ 非盐水灌注导管(8mm 头端):40~60W(温度上限 60℃),消融时间 45~60s。

○ 盐水灌注导管:25~35W(温度上限 43℃),消融时间 45~60s。

消融终点

○ 消融时减慢及终止心动过速

○ 广泛分离肺静脉双电位

■ 在整个消融过程中,峡部阻滞以明显分离的电位为特征(如间隔 90ms 以上的双电位)。

• 早期部分代表消融线同侧的激动。

• 晚期部分代表从消融线对侧到心房周围的激动。

○ 双向传导阻滞

■ 与心律失常不能诱发的方式相比,手术长期成功率更高(复发率<10%,对照组则>30%)。

■ 在消融线同侧附近起搏以评估疗效 (如经 Halo 或消融导管起搏右心房下侧壁),注意希氏束和冠状窦近端导管的激动顺序。

• 在传导阻滞前,激动应该是双向的,导管从右心房下侧壁到冠状窦近端和希氏束激动,在室间隔部位汇合。

▫ 从起搏点到冠状窦近端的传导时间<100ms。

• 在传导阻滞之后,激动应逆时针方向从右心房下侧壁到希氏束或冠状窦近端。

▫ 从峡部基底部到冠状窦近端的时间增加>25ms。

□ 注:如果传导间期>140ms(未应用抗心律失常药物),考虑峡部可能阻滞;然而,如果传导间期<120ms,可能存在残余传导。

消融前	消融后

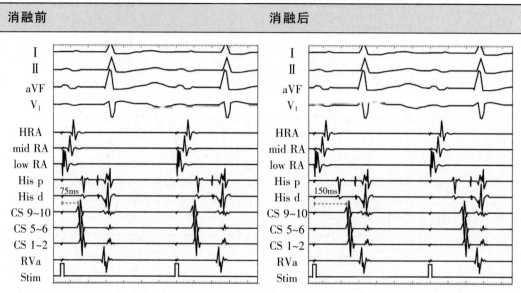

起搏来源于右心房下侧壁附近。激动从右心房下侧壁到冠状窦近端的时间为75ms,冠状窦激动在希氏束之前。

起搏来源于右心房下侧壁附近。激动从右心房下侧壁到冠状窦近端的时间为150ms,希氏束激动在冠状窦之前。

- 重复起搏消融线中部(通过冠状窦近端导管)并注意希氏束和右心房下侧壁导管的激动顺序。
  - 在传导阻滞前,激动应该是双向的,导管从右心房下侧壁到冠状窦近端和希氏束激动,在室间隔部位汇合。
  - 在传导阻滞之后,激动应逆时针向从右心房下侧壁到希氏束或冠状窦近端。
    □ 从峡部基底部到冠状窦近端的时间增加>25ms。
    □ 注:如果传导间期>140ms(未应用抗心律失常药物),考虑峡部可能阻滞;然而,如果传导间期<120ms,可能存在残余传导。

消融前	消融后

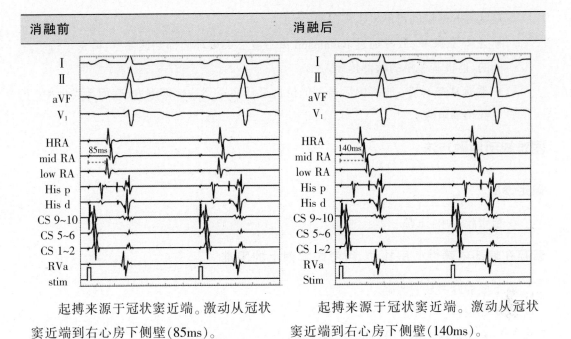

起搏来源于冠状窦近端。激动从冠状窦近端到右心房下侧壁（85ms）。

起搏来源于冠状窦近端。激动从冠状窦近端到右心房下侧壁（140ms）。

■ 注：起搏逐渐远离基线会导致传导时间缩短。

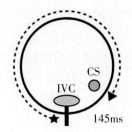

在消融线外游离壁侧起搏时，到 CS 近端的传导时间为 145ms。

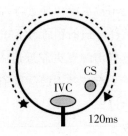

在消融线更外侧起搏时，到 CS 近端的传导时间反而缩短到 120ms，提示激动沿瓣环顺时针方向激动，即消融线逆时针方向阻滞。

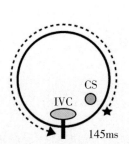

在紧邻消融线间隔侧起搏时，到右侧游离壁的激动时间为 145ms。

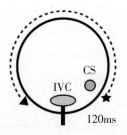

当离开消融线向间隔侧更远的位置起搏时，到右侧游离壁的激动时间缩短为 120ms，提示激动沿三尖瓣环逆时针方向传导，即消融线顺时针方向阻滞。

○ 冠状窦起搏期间可能发生假阻滞,由于:

■ **左心房激动**:波峰通过 Bachmann 束沿着三尖瓣环前部到达侧壁,掩盖了持续性的,但极其缓慢的峡部传导。

■ **低位环路传导**:波峰向后通过低位折返环快速到达峡部下方(表面上类似中-下部峡部阻滞)。

困难峡部消融方法

确定诊断

○ 拖带峡部中-下部

若存在峡部依赖性心房扑动,须考虑解剖上的困难

○ 下腔静脉明显的凹陷

■ 导致:

• 能量输出不充分(凹陷内血流差)。

• 心肌接触不充分(由于深度过大)。

■ 解决方案

• 应用盐水灌注导管(限制温度的升高并提高能量输出)。

• 选择合适的鞘管(RAMP/SR0/可调弯鞘管)。

• 选择消融点更靠近边缘(凹陷位于中部)或者绕凹陷周围消融并且将其固定在三尖瓣环及下腔静脉周围。

○ 梳状肌过大

■ 导致:

• 能量输出不充分(梳状肌间的血流差)。

• 难以造成透壁损伤(由于心肌束较厚)。

• 导管操作困难(导管不稳定)。

■ 解决方案

• 应用盐水灌注导管(限制温度的升高并提高能量输出)。

• 靠近中部消融(下侧壁梳状肌分布更密集)。

○ 下腔静脉瓣过大

■ 导致:

• 导管操作困难(下腔静脉瓣作为支点,推动导管头端顺时针方向指向右心房下侧壁而非室间隔)。

• 心肌接触不充分(通常在峰顶与环之间的上坡部分)。

■ 解决方案

• 选择合适的鞘管(RAMP/SR0/可调弯鞘管)。

若已经充分消融,须考虑"伪传导"

- ○ 低位环路传导
  - 向后快速传导,穿过低位环路到达峡部下方。
    - 容易产生峡部传导缓慢的假象。
  - 解决方案
    - 向后操纵导管会显示低位环路的激动;但是,如果导管直接放置在消融线上,会表现为传导阻滞。

表 8.3　局灶性及大折返性房性心动过速(MRAT)的标测

右心房房性心动过速	体表心电图	冠状窦激动	心房激动	激动标测	拖带
峡部依赖 ● 逆时针方向	P 波正向 V₁ 锯齿状下壁	P→D	上:室间隔 下:侧壁	整个心动周期 三尖瓣周围	来源于三尖瓣的隐性融合 来源于冠状窦远端的起搏后间期长
● 顺时针方向	P 波逆向/双向 V₁ 锯齿状下壁		上:侧壁 下:室间隔		
高位折返环路	P 波正向 下壁	P→D	向下	整个心动周期 下腔静脉周围	来源于冠状窦远端和三尖瓣的起搏后间期长
低位折返环路	P 波负向 下壁	P→D	向上	整个心动周期 下腔静脉周围	来源于三尖瓣的隐性融合 来源于冠状窦远端的起搏后间期长
后切口	不同	P→D	不同	整个心动周期 瘢痕周围	切口周围隐性融合 来源于冠状窦远端和三尖瓣的起搏后间期长
局灶性房性心动过速	不同 等位线	P→D	不同	从早期激动点逐渐向外扩散	变化的起搏后间期(自发) 一致的起搏后间期(微折返)

(待续)

表 8.3(续表)

左心房房性心动过速	体表心电图	冠状窦激动	心房激动	激动标测	拖带
肺静脉心动过速	P 波负向 V_1~V_6	同时激动(通常) P→D(右肺静脉) D→P(左肺静脉)	向下	从肺静脉或心房逐渐向外扩散	变化的起搏后间期
局灶性房性心动过速	不同 等电位线	不同	不同	从早期激动点(肺静脉、心房、冠状窦、顶部、间隔或左心耳底部)逐渐向外扩散	变化的起搏后间期(自发) 一致的起搏后间期(微折返)
二尖瓣周围 • 顺时针方向	P 波逆向/双向 V_1 锯齿状下壁	D→P	向上	整个心动周期二尖瓣周围	来源于二尖瓣的隐性融合 冠状窦近端及远端的起搏后间期短
• 逆时针方向	P 波正向 V_1 锯齿状下壁	P→D	向上		顶部及右心房的起搏后间期短
顶部依赖	分离的 P 波	同时激动: 40% P→D(右) D→P(左)	上:前叶 下:后叶	整个心动周期包括顶部及双侧肺静脉	来源于左心房顶部及冠状窦近端(或远端),呈隐性融合 来源于右心房的起搏间期长

D,远端;P,近端。

(郭文佳 译)

参考文献

○ Pérez FJ, Schubert CM, Parvez B, Pathak V, Ellenbogen KA, Wood MA. Long-term outcomes after catheter ablation of cavo-tricuspid isthmus dependent atrial flutter: A meta-analysis. *Circ Arrhythm Electrophysiol.* 2009;2:393–401.

○ Asirvatham SJ. Correlative anatomy and electrophysiology for the interventional electrophysiologist: Right atrial flutter. *J Cardiovasc Electrophysiol.* 2009;20(1):113–122.

○ Shah D, Haïssaguerre M, Takahashi A, Jaïs P, Hocini M, Clémenty J. Differential pacing for distinguishing block from persistent conduction through an ablation line. *Circulation.* 2000;102:1517–1522.

○ Takahashi A, Shah DC, Jaïs P, Haïssaguerre M. How to ablate typical atrial flutter. *Europace.* 1999;1(3):151–155.

○ Veenhuyzen GD, Knecht S, O'Neill MD, Phil D, Wright M, Nault I, et al. Tachycardias encountered during and after catheter ablation for atrial fibrillation: Part I: Classification, incidence, management. *Pacing Clin Electrophysiol.* 2009;32(3):393–398.

○ Knecht S, Veenhuyzen G, O'Neill MD, Wright M, Nault I, Weerasooriya R, et al. Atrial tachycardias encountered in the context of catheter ablation for atrial fibrillation part ii: mapping and ablation. *Pacing Clin Electrophysiol.* 2009 Apr;32(4):528-38.

第 9 章

心房颤动

理解和评估心房颤动

解剖学和病理生理学

○ 结构(纤维化、肥大、扩张)和电生理异常[影响动作电位持续时间和(或)传导功能的离子流或连接蛋白]促进异常脉冲的形成和(或)传播。

○ 心房颤动发生后,心房会发生即刻(数分钟内)和早期(数小时到数天)电生理改变(动作电位时程和有效不应期缩短,动作电位频率适应性异常),随后发生心房结构(如纤维化和心房扩张)和功能的改变。

■ 这些变化主要是由于 L 型内向钙电流下调,细胞内钙释放受损,内向整流钾电流上调,肌纤维功能改变。

关于心房颤动起始和持续机制的假说

○ 起始(触发)

■ 由于触发活动(延迟后除极/早期后除极)或自律性增强导致异位灶快速反复放电。

■ 主要触发点位于肺静脉。

• 肺静脉内包含左心房心肌袖。

□ 心肌袖位于左心房–肺静脉连接处以上 1.5~2.5cm。

□ 心肌袖最厚处位于嵴部和静脉–心房交界处(平均 1.1mm)。

□ 心肌袖在上肺静脉较长,左上肺静脉(LSPV)心肌袖较右上肺静脉(RSPV)心肌袖长。

• 与左心房(传导延迟和肌纤维方向不均一改变的重要区域)相比,心肌袖的有效不应期和功能不应期更短。

■ 非肺静脉触发因素包括:上腔静脉、左心房游离壁、左心耳、冠状窦口、Marshall 韧带、界嵴、右心房游离壁和房间隔。

○ 持续(基质)

■ **多子波假说**:认为心房颤动是多个独立共存子波连续的湮灭和再生,并在整个心房内随机传播导致的。这表明只要心房有足够可兴奋组织不致于使折返活动同时终止,心房颤动即可能永久维持下去。

■ **局灶假说**:假设心房颤动是由离散的、规律且快速的折返环(例如,螺旋波可折入电路或"转子")或局灶激动在其周边形成的不规则震颤波(例如,靠近心脏神经节丛的驱动灶,中心是规律的电活动,而周围是高度可变的的扩布和碎裂波)。

分类

○ 首发心房颤动。

○ 阵发性心房颤动:心房颤动发生 7 天内自行终止成为阵发性心房颤动。某些定义中心房颤动发生 7 天内通过药物复律或电复律也归为阵发性心房颤动。

○ 持续性心房颤动:心房颤动持续时间超过 7 天。

○ 长程持续性心房颤动:心房颤动持续时间超过 1 年。

○ 永久性心房颤动:接受心房颤动存在状态(停止进一步的节律控制)。

○ 孤立性心房颤动:不伴结构性心脏病,且为 60 岁以下的患者发生的心房颤动。

○ 非瓣膜性心房颤动:无风湿性二尖瓣狭窄或人工心脏机械瓣膜患者发生的心房颤动。

流行病学和临床特点

○ 心房颤动是临床上最常见的持续性心律失常。

■ 发病率:1%~2%。

• 随年龄增长而增加:50 岁<1.0%,65 岁 1%~4%,80 岁 6%~15%。

• 女性发病率较低,男性发病风险增加 1.5 倍。

• 40~55 岁人群终身心房颤动患病风险为 22%~26%。

■ 心房颤动占年度卫生保健费用支出的 1.0%~2.7%

○ 心房颤动危害:

■ 生活质量、功能状态、心脏机能下降。

■ 总生存期下降(RR 1.4~3.0)。

■ 心源性栓塞风险增加。

• 瓣膜性心房颤动(风湿性二尖瓣狭窄或者人工心脏机械瓣膜):脑卒中的风险增加 17 倍(与窦性心律相比)。

• 注:心房颤动相关的脑卒中通常更易复发且更严重,致残率和死亡率更高[半球性脑梗死与短暂性脑缺血发作(TIA)的比例为 25:1;而对于颈动脉来源的栓塞,这一比值为 2:1]。

■ 认知障碍风险增加。

- 认知功能损伤的风险增加 1.7~3.3 倍(与窦性心律相比)。
- 痴呆风险增加 2.3 倍(与窦性心律相比)。

表 9.1　心房颤动的危险因素

• 高血压(BP >140/90 mmHg):RR 1.2~1.5	• 肥胖:RR 1.4~2.4
■ 高血压前期(sBP 130~139 mmHg):RR 1.3	• 饮酒(≥36g/d):RR 约 1.4
■ 脉压增加:RR 1.3/20 mmHg	• 阻塞性睡眠呼吸暂停:RR 2.8~5.6
• 瓣膜性心脏病:RR 1.8~3.4	• 体育活动(终身>1500 h):RR 2.9
• 左心室收缩功能障碍:RR 4.5~5.9	• 家族史和遗传(≥1 人患有心房颤动):RR 1.85
■ 舒张功能障碍:RR 3.3~5.3	• 先天性心脏病
■ 肥厚型心肌病:RR 4~6	• 慢性肾脏疾病:RR 1.3~3.2
• 糖尿病:RR 1.4~16	• 炎症:RR 1.5~1.8
• 甲状腺功能异常:RR 3~6	• 心包周围脂肪:RR 1.3~5.3
■ 亚临床甲状腺功能亢进症:RR 1.4	• 吸烟:RR 1.5~2.1

- ○ 临床评估
  - ■ 明确心房颤动持续时间和发病频率。
    - 第一次出现症状或发现心房颤动的时间。
    - 当前事件的起病情况。
    - 临床分型(根据患者发作频率最高的临床表现分类)。
  - ■ 明确症状的存在和性质。
    - 主要包括心悸、呼吸困难、乏力、活动耐力下降及晕厥前兆,21%的患者无症状。
    - 症状通常继发于心动过速,充分的心率控制能改善症状。
  - ■ 明确诱发因素。
    - 咖啡因、运动、酒精、失眠及精神紧张。
    - 睡眠或暴饮暴食(迷走神经介导的心房颤动)。
  - ■ 回顾既往评估和治疗。
  - ■ 评估潜在的心脏疾病或其他可逆病症。
- ○ 心房颤动相关症状分类
  - ■ 加拿大心血管学会心房颤动症状分级(CCS-SAF)
    - 0 级:无心房颤动相关症状。
    - 1 级:心房颤动对生活质量影响较小。
      - □ 症状极少或不常见。
    - 2 级:心房颤动对生活质量有轻度影响。
      - □ 轻度意识到症状或阵发性心房颤动罕见发作。
    - 3 级:心房颤动对生活质量有中度影响。
      - □ 多数时间能够意识到症状存在(持续性)。

　　　　　□ 更频繁的发作(每隔几个月)或更严重的症状(阵发性)。

　　• 4级:心房颤动症状严重影响生活质量。

　　　　□ 症状引起不适(持续性)或症状频发/高度症状性发作(阵发性)。

　　　　□ 心房颤动导致晕厥或心力衰竭。

■ 欧洲心律学会(EHRA)分级。

　　• 1级:无症状。

　　• 2级:轻微症状-不影响正常日常活动。

　　• 3级:严重症状-影响正常日常活动。

　　• 4级:致残症状-不能进行正常日常活动。

12 导联心电图

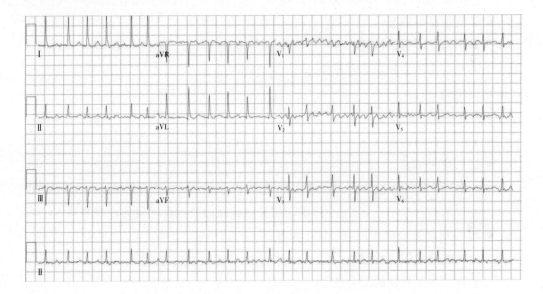

○ **心率**:心房率通常 350~600 次/分。

　　■ 由于心房内存在多个(5~6 个)微折返环。

○ **节律**:心室反应性不规律(通常 100~180 次/分)。

　　■ <60 次/分:慢心室反应。

　　　　• 由于内在的传导异常或药物影响。

　　■ 70~110 次/分:较快心室反应。

　　　　• 由于内在的传导异常或药物影响。

　　■ >120 次/分:快心室反应。

　　　　• 交感神经亢进状态(通常心率>150 次/分):药物、压力、心肌缺血、疼痛、焦虑、感染、低血压、贫血、甲状腺功能亢进症、低氧血症或低血糖。

　　　　• 预激(特别是心率>200 次/分时)。

　　　　　□ 心室率取决于动作电位的不应期。

○ **P 波**:无显著 P 波,仅有基线的起伏(心房颤动波)。

○ **QRS 波群**:窄 QRS 波群形态,除非存在异常或束支传导阻滞(BBB)。

○ **其他**:常见 ST 段偏移,但只有 1/3 的患者有严重冠状动脉疾病。

其他检查

○ 基础检查

■ 实验室检查

• 血细胞计数、电解质、肾功能、肝功能及甲状腺功能。

■ 心电图

• P 波时限和形态(窦性心律时)、心室肥厚、心肌梗死证据。

• R–R、QRS 波群和 QT 间期:抗心律失常药物开始前的基线评估。

■ 经胸超声心动图

• 结构性心脏病(瓣膜病变、心肌病、先天性心脏病)。

• 左心房体积和左心室厚度。

○ 辅助检查

■ 6 分钟步行试验

• 心率控制的充分性。

■ 运动负荷试验

• 对于有缺血性心脏病风险的患者,在使用 Ⅰc 类抗心律失常药物前排除活动性缺血。

• 评估心率控制充分性、心房颤动相关症状及诊断运动诱发的心房颤动。

■ 24 小时动态心电图或事件记录仪器

• 确认心房颤动的诊断。

• 评估心率控制的充分性。

处理

排除可逆病因

○ 心肌疾病:心肌梗死、肌性心包炎。

○ 肺部疾病:栓塞、肺炎、睡眠呼吸紊乱。

○ 甲状腺疾病:5.4% 的患者伴亚临床甲状腺功能亢进症;1% 的患者为显性甲状腺功能亢进症。

○ 急性酒精和药物滥用。

○ 手术:心脏手术(40%),胸部手术(25%),矫形手术(15%),食管手术(5%~10%)。

■ 术后第二天为发病高峰期(通常在 5 天内)。

■ 预防:高危患者口服 β 受体阻滞剂(Ⅰ 类)或胺碘酮(Ⅱa 类)。

• 对于年龄较大且患有外周血管疾病、瓣膜病、慢性肺部疾病或左心房较大的患者,应考虑使用胺碘酮。

预防血栓栓塞

○ 一般推荐心房颤动患者进行抗栓治疗,除非禁忌(见表9.2)。

表9.2　针对心房颤动患者的抗栓治疗建议

	推荐治疗
瓣膜性心房颤动	口服抗凝药
● 二尖瓣狭窄,人工心脏机械瓣膜	
肥厚型心肌病	口服抗凝药
甲状腺功能亢进症	口服抗凝药
● 直到甲状腺功能恢复	
非瓣膜性心房颤动(依据 CHADSVASc 评分)	
0~1 分	阿司匹林 81~325mg 或不服药
≥2 分	口服抗凝药

○ 非瓣膜性心房颤动的脑卒中风险评分(见表 9.3)。

表9.3　非瓣膜性心房颤动患者的脑卒中风险

	CHADS	CHADSVASc	评分	每年脑卒中风险 CHADS	每年脑卒中风险 CHADSVASc
临床心力衰竭或 LVEF<40% 1 分		1 分	0	1.9%	0%
高血压	1 分	1 分	1	2.8%	1.3%
年龄 ≥75 岁	1 分	2 分	2	4%	2.2%
糖尿病	1 分	1 分	3	5.9%	3.2%
脑卒中/TIA/血栓栓塞	2 分	2 分	4	8.5%	4%
血管疾病(MI、PVD)	–	1 分	5	12.5%	6.7%
年龄 65~74 岁	–	1 分	6	18.2%	9.8%
性别(女性)	–	1 分	7		9.6%
			8		6.7%
			9		15.2%

LVEF,左心室射血分数;MI,心肌梗死;PVD,周围血管疾病;TIA,短暂性脑缺血发作。

○ 考虑使用华法林治疗出血(见表 9.4)

表 9.4 抗凝出血风险

HASBLED 评分		门诊出血风险指数	
标准		**标准**	
● 高血压(sBP >160 mmHg)	1 分	● 年龄≥65 岁	1 分
● 肾功能异常(Cr >200μmol/L)	1 分	● 脑卒中病史	1 分
● 肝功能异常	1 分	● 消化道出血病史	1 分
● 脑卒中	1 分	● 合并症	1 分
● 出血	1 分	■ 近期发生心肌梗死	
● 不稳定 INR	1 分	■ Hct <30%	
● 高龄(年龄 >65 岁)	1 分	■ Cr >1.5mg/dL	
● 药物	1 分	■ 糖尿病	
● 酒精	1 分		
主要出血风险		**主要出血风险**	
● 评分≥3 分则为高出血风险		● 低(0 分,年出血风险为 0.8%)	
		● 中(1~2 分,年出血风险为 2.5%)	
		● 高(3~4 分,年出血风险为 10.6%)	

Cr,肌酐;Hct,红细胞比容;INR,国际标准化比值。

○ 选择抗血栓药物时,须评估风险与获益(见表 9.5)。

表 9.5 抗心律失常药物的风险与获益

	研究	与安慰剂相比,脑卒中风险降低	主要出血	建议
阿司匹林 80~325mg/d	AFASAK、SPAF、EAFT、ATAFS、PATAF、WASPO、ESPS Ⅱ、LASAF、UK–TIA	22%	每年出血风险 1.5%~2.0%	
阿司匹林+氯吡格雷	ACTIVE A、ACTIVE W	43%(28% RRR 对阿司匹林)	每年出血风险 2.0%~2.5%	
华法林(INR 2~3)	AFASAK、SPAF、BAATAF、CAFA、PATAF、WASPO、ATAFS、SPINAF、EAFT	64%(43% RRR 对阿司匹林+氯吡格雷)	每年出血风险 2.5%~3.0%	
达比加群 110 mg bid	RE–LY	71%(9% RRR 对华法林)	20%降低(与华法林相比)	这一剂量推荐用于年龄≥80 岁或 eGFR 30~50mL/min 的患者
利伐沙班 20mg die	ROCKET–AF	70%(12% RRR 对华法林)	无变化(与华法林相比)	eGFR 30~50mL/min 的患者,推荐剂量为 15mg/d

(待续)

表 9.5(续表)

	研究	与安慰剂相比,脑卒中风险降低	主要出血	建议
阿哌沙班 5mg bid	ARISTOTLE、AVERROES	73%(21% RRR 对华法林)	31%降低(与华法林相比)	针对以下情况,推荐剂量为2.5mg bid ● 年龄≥80 岁 ● 体重≤60kg ● Cr≥133mmol/L 或 1.5mg/dL
达比加群 150mg bid	RE-LY	81%(34% RRR 对华法林)	无变化(与华法林相比)	

eGFR,估算的肾小球滤过率;RRR,相对风险降低;bid,每日 2 次;die,每餐。

- 注:达比加群、利伐沙班、阿哌沙班全因死亡率降低 10%,这主要与其出血性脑卒中风险降低 40%~70% 和颅内出血(ICH)风险降低 50% 相关。
  - 中断抗凝
    - 若应用机械性心脏瓣膜,高脑卒中风险或计划中断>7 天,使用低分子量肝素/普通肝素(LMWH/UFH)桥接。
    - 若短暂中断及脑卒中风险没有显著升高, 通常可以中断口服抗凝药且无须桥接 LMWH 或 UFH。

心室率控制

- 许多大型随机对照临床实验 (AFFIRM、RACE、STAF、PIAF、HOT CAFÉ、AFCHF)已经证明至少在特定的患者中心室率控制与节律控制同样有效。
  - 在这些研究中,心室率控制与节律控制之间的总体死亡率、发病率或生活质量没有差异。
  - 节律控制组有更高的入院率(通常是为了复律)。
- 可能有利于心室率控制作为基础策略的临床因素
  - 患者偏好。
  - 持续性心房颤动。
  - 尽管尝试进行节律控制(抗心律失常药物或消融)心房颤动复发。
  - 患者症状较少。
  - 高龄(年龄>65 岁)。
  - 存在影响复律成功的合并症。
- 心率控制目标
  - 静息心率<80 次/分(如果无症状且左心室功能正常,<110 次/分是合理的)。

- ■ 替代目标
  - • 24 小时平均心率<100 次/分。
  - • 6 分钟步行试验时心率<110 次/分。
  - • 运动负荷试验时心率<110%年龄预测的最大值。
- ○ 药物选择
  - ■ β 受体阻滞剂和钙离子通道阻滞剂通常被认为具有相同的疗效,但是近期有证据表明 β 受体阻滞剂的生存获益相对较高。
    - • β 受体阻滞剂是较好的心率控制药物(降低静息/运动时心率),同时不改变或降低运动耐量。
    - • 非二氢吡啶类钙离子通道阻滞剂(ND-CCB)心率控制效果相对较差(运动时心率降低较少),但是能够使运动耐力增加或无改变。
  - ■ 地高辛被认为是二线用药,因为其不能控制运动或应激时心率。
    - • 除了久坐的老年患者,地高辛单药治疗对心室率控制通常是无效的。因为与房室结的协同作用(地高辛在高迷走神经张力、低交感神经张力时效果更好;β 受体阻滞剂在应激时交感神经张力增加、迷走神经张力减弱时效果更好),地高辛和 β 受体阻滞剂合用比地高辛和 ND-CCB 合用更有效。
- ○ 永久起搏器植入后房室结消融
  - ■ 指征:药物治疗后心室率仍较快或存在严重的药物副作用。
  - ■ 结果:改善心脏症状、生活质量和医疗保健效率。
  - ■ 局限性:失去了房室同步效应(肥厚型心肌病、限制型心肌病或高血压性心脏病症状持续存在)。
  - ■ 注:基线左心室功能受损时考虑双室起搏(如 LVEF<50%)。

节律控制

- ○ 下列情况优先考虑药物维持窦性心律
  - ■ 首发心房颤动或阵发性心房颤动。
  - ■ 可逆因素导致的心房颤动。
  - ■ 症状严重的心房颤动。
  - ■ 年轻患者(年龄<65 岁)。
  - ■ 既往无抗心律失常药物无效病史。
  - ■ 患者偏好。

复律

- ○ 复律相关血栓栓塞
  - ■ 不同复律方式血栓栓塞风险无差异(电复律/直流电复律或药物复律)。
  - ■ 复律前充分抗凝血栓栓塞风险降低(<1%对 6.1%无抗凝治疗)。

- 心房颤动发生 12h 内进行复律，血栓栓塞风险最低（0.3%对 0.7%心房颤动发生 12~48h 后复律）。
  - 然而,60%的患者能在心房颤动发生后 24h 内自行转复。
- 心房顿抑复律后 3~10 天内脑卒中风险最高。
  - 无论何种复律方式,复律后患者需要接受 4 周的抗凝治疗。

○ 电复律或同步电复律
- 对于不稳定患者更有效且更适用。
- 为了降低总的输出能量,开始时即给予较高的能量输出(>150J)。
- 直流电复律前使用抗心律失常药物可以提高成功率。
  - SAFE-T 试验:安慰剂(即刻成功率 68%),胺碘酮(72%),索他洛尔(73%)。
  - 其他选择:氟卡尼、伊布利特、普罗帕酮。
  - β 受体阻滞剂和维拉帕米仅能降低心房颤动的亚急性复发率。

○ 药物复律
- 对于新近发生的心房颤动成功率更高,但是成功率低于直流电复律。

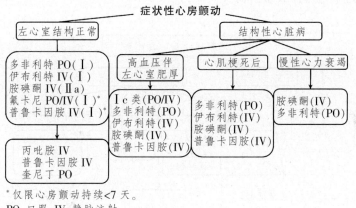

* 仅限心房颤动持续<7 天。
PO,口服;IV,静脉注射。

- 选择
  - 伊布利特:1mg 静脉注射≥10min(转复成功率 30%~45%)。
  - 普鲁卡因胺:1g 配至 125mL 生理盐水中静脉注射>30min(转复成功率 30%)。
  - 普罗帕酮:450mg(<70kg)或 600mg(>70kg)口服(转复成功率 50%~80%)。
  - 氟卡尼:200mg(<70kg)或 300mg(>70kg)(转复成功率 50%~80%)。
  - 胺碘酮:150mg 快速静脉推注,然后静脉输注(转复成功率 30%~50%)。
- 在使用 Ⅰ 类抗心律失常药物(如普鲁卡因胺、普罗帕酮、氟卡尼)前应使用 β 受体阻滞剂或者非二氢吡啶类钙离子通道阻滞剂(地尔硫草或维拉帕米),因为这类药物可以减慢心房率,可能导致房室结快速传导(心室率反常增加)。

复律后窦性心律的维持

○ 长期抗心律失常治疗

■ 抗心律失常药物治疗的目标是降低心房颤动发作频率、严重程度及持续时间,同时改善心房颤动相关症状。

• 服用抗心律失常药物后心房颤动复发并不代表治疗失败,也不意味着需要改变抗心律失常药物治疗方案。

• 预期疗效

□ CTAF:胺碘酮治疗 16 个月后,69%患者维持窦性心律;应用索他洛尔或普罗帕酮则为 39%。

□ AFFIRM:胺碘酮治疗 1 年后,62%患者维持窦性心律;应用Ⅰ类抗心律失常药物则为 23%。

□ DIAMOND-CHF:多非利特 79%对安慰剂 42%。

■ 应该依据药物副作用、是否存在心血管合并症及潜在的肾功能和肝功能异常个体化选择抗心律失常药物。

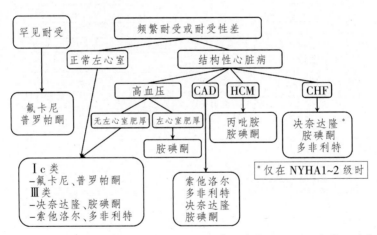

CAD,冠状动脉疾病;HCM,肥厚型心肌病;CHF,充血性心力衰竭;NYHA,纽约心功能分级。

• β 受体阻滞剂或者非二氢吡啶类钙离子通道阻滞剂(地尔硫䓬或维拉帕米)应该与Ⅰ类抗心律失常药物(普罗帕酮、氟卡尼)合用,因为这类药物可以潜在地减慢心房率,导致房室结快速传导(心室率增加)。

○ 阵发性症状性心房颤动:随身携带治疗药物(PIP)。

■ 氟卡尼或普罗帕酮(剂量如上)与房室结抑制剂(β 受体阻滞剂或非二氢吡啶类钙离子通道阻滞剂)合用。

■ 指征:每月发作频率<1 次的症状严重但稳定的阵发性心房颤动。

■ 必须在监控条件下使用第一剂药物(复律暂停、缓慢型心律失常、致心律失常作用)。

• 药物使用后至少监控 6h。

- 每 30min 监测一次血压(预防药物诱导的低血压)。
- 每 2h 行 12 导联心电图(如果 QRS 波群持续时间较基线水平增加>50%,则不能使用 PIP)。
  - ■ 随后的剂量可在心房颤动发作 30min 到 1h 于家中服用。
    - 指导患者休息 4h 直到心房颤动发作终止。
    - 以下情况指导患者返回医院:
      - □ 6~8h 后心房颤动未终止。
      - □ 出现了新的症状。
      - □ 24h 内发作>1 次。

消融

- ○ 外科消融(迷宫手术)±左心耳切断术
  - ■ 通常用于因其他指征进行手术的患者。
- ○ 经皮导管消融

心房颤动消融

指征

- ○ 使用超过 1 种抗心律失常药物的症状性难治性心房颤动。
- ○ 可以考虑作为某些特定人群一线治疗手段。

预期成功率

- ○ 首次手术 1 年成功率接近 60%(阵发性心房颤动 60%~70%,持续性心房颤动 50%~60%)。
- ○ 接近 30% 的阵发性心房颤动和 50% 的持续性心房颤动患者需要接受不止 1 次手术。
- ○ 再次手术成功率增加约 10%。

预期并发症

- ○ 死亡(<0.1%)。
- ○ 血栓栓塞:脑卒中/心肌梗死(<1%)。
- ○ 穿孔/填塞(1%)。
- ○ 肺静脉狭窄(0.3%)。
- ○ 心房食管瘘(<1/2000)。
- ○ 血管穿刺点并发症(1%~1.5%)。
- ○ 膈神经损伤/膈肌麻痹(1%~5%;冷冻球囊发生率更高)。
- ○ 心律失常(心房颤动或非典型心房扑动)。

患者准备

○ 消融前进行行术前抗凝 1 个月,或者行食管超声排除左心耳(LAA)内血栓。

○ 术前停用所有抗心律失常药物 5 个半衰期。

○ 抗凝:术前停止抗凝,虽然新出现的证据表明在消融过程中持续口服抗凝药是安全的。

　■ 华法林:通常贯穿消融过程(持续使用华法林)。

　■ 达比加群:若 eGFR≥50,持续服用或停服 2 次;若 eGFR<50,则停服 4 次。

　■ 阿哌沙班:若 eGFR >30,持续服用或停服 2 次。

　■ 利伐沙班:若 eGFR >30,持续服用或停服 1 次。

心房颤动消融策略

○ 肺静脉隔离:阵发性心房颤动最常用的消融方法。

　■ 技术

　　• 前庭肺静脉隔离优于开口部或节段性肺静脉隔离。

　　• 冷冻球囊消融。

　　• 多极消融[如肺静脉消融导管(PVAC),nMARQ]。

　■ 终点:肺静脉隔离伴双向(入口和出口)阻滞。

○ 肺静脉隔离(PVI)+碎裂电位

　■ 技术

　　• PVI+碎裂电位消融(CFAE)。

　　• 多电极消融[PVAC+多阵列消融导管(MAAC)/多阵列间隔导管(MASC)]。

　■ 终点:PVI+消除高级别碎裂波。

○ PVI+线性消融(左心房分隔)

　■ 技术

　　• PVI+左心房线性消融:左心房顶部、二尖瓣峡部、三尖瓣峡部(CTI)。

　　• 多电极消融[PVAC+可调消融导管(TVAC)]。

　■ 终点:PVI+双向传导阻滞。

○ PVI+碎裂电位+线性消融(房顶线±二尖瓣峡部),即"步进式消融"。

　■ 技术

　　• PVI/LACA+冠状窦和上腔静脉隔离→CFAE→线性消融。

　■ 终点:PVI+双向传导阻滞。

心房颤动消融–肺静脉隔离

器械

○ 冠状窦(CS)可调弯导管(鉴别起搏)。

左心房入路

○ 单次或双次穿房间隔。

环形标测导管(CMC)

○ CMC 的类型

■ 固定直径 CMC:直径 15mm、20mm 及 25mm。

• CMC 包含十极或二十极导管。

• 标测时要保持导管杆部位于肺静脉上缘。

□ 对于右侧静脉,电极 1~5 位于其后方。

□ 对于左侧静脉,电极 1~5 位于其前方。

■ 可变直径 CMC:直径 15~25mm。

• CMC 包含十极或二十极导管。

• 可变直径导管与肺静脉口贴靠得更好且更稳定,同时可用于不同直径的肺静脉。然而当用于小直径肺静脉时,可能导致电极接触产生信号伪影。

• 标测时要使导管保持在肺静脉的后部或上方。

■ 小口径 CMC:直径 15mm 和 20mm。

• 包含 6 或 8 个电极。

○ 电极导管

■ 十极导管

• 间距大的电极很少检测不到肺静脉电位,但是很可能检测到远场电活动,故需要鉴别每一个记录到的信号的起源。

■ 二十极导管

• 紧密分布的电极能够识别肺静脉近场电位和远场电位。

• 由于与组织贴靠不良或部分肺静脉隔离导致有遗漏近场电位的风险。

消融导管

○ 盐水灌注导管:D 弯(中号/蓝色),F 弯(大号/橙色)或者双向导管。

○ 冷冻球囊导管:23mm 或 28mm。

○ 多电极导管:PVAC 和 nMARQ。

抗凝

○ 左心房通路建立后尽快静脉注射肝素。

■ *经验性剂量*:100 U/kg(华法林),120 U/kg(达比加群),130 U/kg(利伐沙班、阿哌沙班)。

○ 手术期间静脉注射肝素以达到活化凝血时间(ACT)300~350s。

■ 或者每 15~30min 静脉推注肝素(根据 ACT 结果)。

鞘管管理

○ 使用生理盐水(或肝素盐水)以>60mL/h 速度持续灌注。

标测系统

○ 透视(通常仅用于冷冻球囊和多电极消融)。

○ 三维标测系统。

肺静脉标测

肺静脉电位(PVP)

○ 肺静脉电位特点:

  ■ 近场电位特点:上升支陡峭、宽度较窄、高 dv/dt 值。

  ■ 广泛或环形分布。

  ■ 窦性心律时激动顺序为由近到远。

  • 肺静脉内从肺静脉口到远端可记录到 PVP。

  • PVP 将逐渐延迟,而不会失去其近场特性。

  ■ 低振幅的肺静脉外刺激不能直接夺获 PVP。

○ 非肺静脉电位

  ■ 远场电位特点:低振幅、宽度较宽、低 dv/dt 值。

  ■ 非环形分布。

  ■ 窦性心律时激动顺序非由近到远。

  • 当在肺静脉内向远端移动时,振幅减低而不伴随时间改变。

  ■ 可以通过左心房、左心耳或上腔静脉低振幅刺激直接夺获。

肺静脉电位解读

表 9.6　肺静脉电位解读

	远场电位来源	远场电位分布	诊断性起搏	心房颤动时识别,与肺静脉比较
左上肺静脉	LAA 后部	前	冠状窦远端或 LAA 起搏	LAA 刺激
	毗邻 LA	后	静脉周围起搏	LA 后部
	PV 同侧	下	PV 同侧起搏	LIPV 上部
左下肺静脉	LAA	前	冠状窦远端或左心耳起搏	LAA 刺激
	毗邻 LA	后	静脉周围起搏	LA 后方
	同侧 PV	上	同侧肺静脉起搏	LSPV 下方
右上肺静脉	SVC	前上	窦性心律或上腔静脉起搏	SVC 后方
	毗邻 LA	后	静脉周围起搏	LA 后方
右下肺静脉	毗邻 LA	后	静脉周围起搏	LA/RA 后方

○ 左上肺静脉(LSPV)

■ **基线信号**:窦性心律时 66%~75% 为单电位。

■ **起搏信号**:左心房起搏时 100% 为双电位。

■ PV **传导延迟**:LSPV 前方或下方刺激时产生。

• 直接刺激左心耳时最大。

○ 左下肺静脉(LIPV)

■ **基线信号**:窦性心律时 66%~75% 为单电位。

■ **起搏信号**:左心房起搏时 75% 为双点位。

■ PV **传导延迟**:LIPV 前方或下方刺激时产生。

• 从左心房游离壁低至左心耳刺激时最大。

○ 右上肺静脉(RSPV)

■ **基线信号**:窦性心律时 25% 为双电位。

• 第一个信号(窦性 P 波出现 30ms 内)代表上腔静脉/右心房,第二个信号(窦性 P 波出现 30ms 后)代表局部肺静脉电位。

• 激动通过 Bachmann 束穿过房间隔,然后突然转向到达 RSPV 产生信号间延迟 (20~50ms)。

■ **起搏信号**:通常无效,因为上腔静脉接近窦房结,所以没有起搏位置能够先于上腔静脉激动或延迟肺静脉激动。

○ 右下肺静脉(RIPV)

■ **基线信号**:窦性心律时 100% 为单电位。

■ 通常无非肺静脉电位,极少情况下可见邻近的左心房电位。

鉴别肺静脉电图的方法

○ 递减起搏

■ 以越来越快的速度或短联律的额外刺激起搏心房,由于左心房-肺静脉连接处存在递减传导的特性,远场信号和肺静脉电位就可以分离。

■ 局限性:

• 并不是所有的肺静脉口都表现为递减传导的特性 (由于心肌纤维排列方向/激动顺序不同)。

• 左心耳快速起搏时可以观察到递减传导现象。

• 快速起搏可以诱发心房颤动。

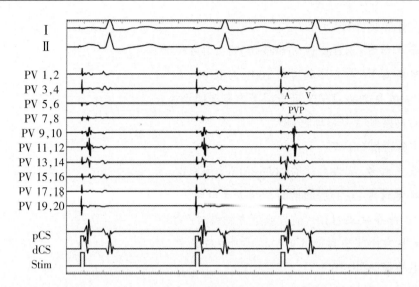

以 600ms 基础间期起搏心房,从远端冠状窦导管发放心房期前收缩刺激,可以使位于肺静脉开口处的环形标测导管上的远场心房电位(A)和肺静脉电位(PVP)分开(PV 1~2 至 19~20)。

○ 诊断性起搏
  ■ 对远场电位和肺静脉电位的区分是基于激动顺序的不同。
  ■ 可有效区分对左侧肺静脉。
    • 窦性心律时,左心耳和肺静脉几乎同时激动(信号重叠)。
    • 冠状窦远端起搏时左心耳激动相对较早,并且通过左心房–肺静脉连接处递减传导的特性或肺静脉前方或下方的激动顺序改变导致肺静脉激动延迟,进而导致左心耳和局部肺静脉的非同步激动或分开。

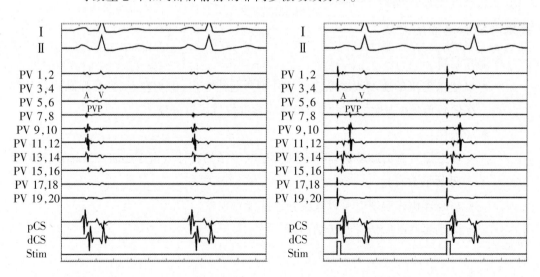

窦性心律:远场电位(A)和肺静脉电位(PVP)重叠。

冠状窦远端起搏:传导至肺静脉的时间延迟导致远场电位(A)和近场肺静脉电位分离。

○ 位点特异性起搏

  ■ 直接在选定的远场起搏会导致：

    • 局部电位沿着起搏器或与起搏器电位融合。

    • 由于存在左心房–肺静脉连接处递减传导,肺静脉电位相对延迟。

  ■ 常见的远场位点包括：

    • 左心耳。

    • 同侧肺静脉。

    • 上腔静脉(由于其接近窦房结,很难先于上腔静脉激动,因此通常无效)。

    • 静脉周围心房肌。

  ■ 也可以通过位于肺静脉口内的环形标测导管(CMC)进行起搏。

    • 局部肺静脉腔内电图可能导致起搏信号伪像。

    • 由于左心房–肺静脉连接处的递减传导,远场非肺静脉电位将会延迟。

    • 注:谨慎地限制起搏输出以避免直接夺获非肺静脉远场电位。

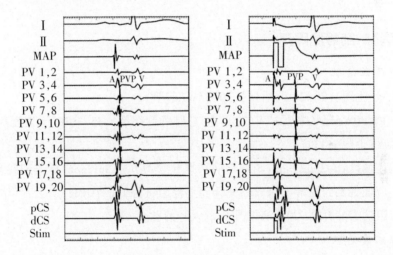

　　窦性心律时(左图)环形标测导管可以观察到高频电位。与位于 LAA 内部的消融导管(MAP)相比,激动接近于同时发生。通过左心耳中的消融导管(MAP)进行起搏(右图),提前出现左心房远场电位并且显示了清晰的肺静脉近场电位。两幅图中,环形标测导管都可以观察到与 QRS 波群同步的心室远场电位。

○ 起搏肺静脉电学开口

  ■ 直接肺静脉内起搏将会使肺静脉电位移向起搏 spike。

  ■ 将起搏导管向心房方向后撤并且穿过肺静脉电学开口会导致：

    • 由于导管穿进左心房,肺静脉–左心房激动顺序颠倒。

    • 由于导管穿进左心房,重叠的 LA–PVP 电位将大幅分离。

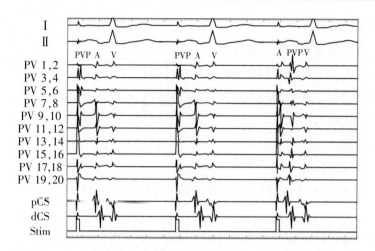

将环形标测导管置于肺静脉口内,通过置入肺静脉的标测导管进行起搏。起始时起搏夺获局部肺静脉,然后信号传导至左心房(前两跳)。当导管通过肺静脉电学开口回撤到左心房时,起搏顺序逆转(从 PVP-LA 变为 LA-PVP)。

心房颤动消融-肺静脉隔离

- ○ **盐水灌注消融**
  - ■ 能量(上限):20~25W(后壁),30~35W(前壁)。
    - • 15~30W(冠状窦),35W(左心耳-左肺静脉嵴部),35~40W(二尖瓣环)。
  - ■ 温度(上限):43℃。
  - ■ 灌注速度:8~30mL/min(消融期间根据导管调节),2mL/min(标测期间)。
    - • 应该观测到局部电位的消失伴随局部阻抗降低(约 10Ω)。
    - • 阻抗突然升高>20Ω 表明导管滑入肺静脉。
- ○ **冷冻球囊消融**
  - ■ 确认球囊-肺静脉接触最佳时消融 3~4min。
  - ■ 通过静脉造影评估接触情况,其他替代方案包括心腔内超声心电图(ICE)、肺静脉压力分析。

消融终点

- ○ 传入阻滞
  - ■ 定义为从左心房至肺静脉的持续性无传导。
  - ■ 消融期间肺静脉电位延迟并且消失。
    - • 如果肺静脉电位振幅降低,表明静脉消融过深,直接损伤心肌袖。
    - • 通过"点对点"射频消融,最早激动部位逐渐移动,直到达实现隔离。
    - • 冷冻球囊可以同时实现肺静脉前庭隔离。

- 评估传入阻滞的难点。
  - 对远场电位的过度感知会产生伪肺静脉电位或掩盖肺静脉电位。
  - CMC 位置相对较远、CMC-PV 接触不良或部分肺静脉隔离时可能造成对肺静脉电位的感知不充分（"假性传入阻滞"）。

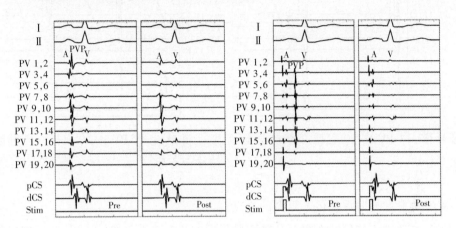

消融前位于左上肺静脉口处的 CMC 显示近场肺静脉电位。隔离后只记录到远场心房电位(A)和心室电位(V)(左图为窦性心律,右图为冠状窦远端起搏)。

○ 传出阻滞
  - 定义为从肺静脉到左心房传导持续性消失。
  - 表现为自发肺静脉放电或肺静脉起搏时,不能从肺静脉传导至左心房。

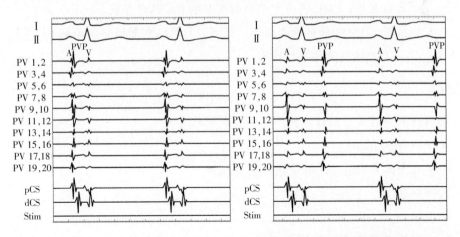

消融前:PVP 相关远场心房电位。　　　　*消融后*:自发肺静脉电位分离。

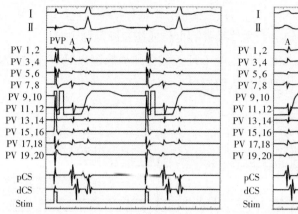

消融前：以 PV 9~10 起搏夺获肺静脉并传导至心房。

消融后：以 PV 9~10 起搏夺获肺静脉未传导至心房。

- 肺静脉起搏时评估传入阻滞的难点。
  - 心肌袖不均匀分布需要从肺静脉周围的所有双极起搏,以确认实现传出阻滞。
  - 必须验证局部肺静脉夺获,以区分真正的传出阻滞与"假性传出阻滞"。
  - 必须使用最小的有效起搏输出,以避免意外的远场夺获,其会导致对明显的传出阻滞的误判。
    - 来自 LSPV CMC 的前方双极起搏时的 LAA 夺获。
    - 来自 LIPV CMC 的后方双极起搏时的 LA 夺获。
    - 来自 RSPV CMC 的前方双极起搏时的 RA/SVC 夺获。
  - 如果局部 PV 夺获被伪影遮挡,则可以行程序刺激以显示局部 PV 电位 (通过 LA–PV 连接处的递减传导)。

消融终点

- 肺静脉隔离后对自发肺静脉再连接的观察时间
  - 至少观察 20min。
    - 有证据表明这一时间可增加至 90min。
- 起搏夺获
  - 流程
    - 当沿着整个消融线周边缓慢移动导管时, 从导管远端双极进行高输出起搏 (10mA/2ms)。
  - 解读
    - 存在局部心房夺获说明消融不完全和(或)消融线存在残存间隙。
      - 继续进行消融,直到不再引起局部夺获。
    - 局部心房夺获完全消失与传入阻滞的相关性接近 95%。

- □ 注：局部电位振幅与起搏夺获位点无相关。
- ○ 腺苷 12~18mg 静脉注射
  - 静脉注射腺苷引起肺静脉超极化导致：
    - 无隐匿传导：静息膜电位超极化，但仍在阈值以上；因此，无传导的恢复。
    - 隐匿传导：静息膜电位超极化并在阈值以下，导致传导恢复（例如，急性肺静脉再连接）。
      - □ 35%~50% 消融过的肺静脉可以表现出隐匿性传导。
      - □ 其存在是自发的、时间依赖性的肺静脉再连接，以及心房颤动 1 年内复发的预测指标。
      - □ 消除隐匿性传导能改善长期预后。
  - 程序
    - 将环形标测导管置于目标区域的肺静脉。
    - 腺苷 12~18mg 溶于生理盐水进行静脉注射。
    - 确保至少有一次 P 波阻滞或窦性停搏 ≥3s。
    - 一次搏动中再次出现肺静脉电活动为隐匿性传导位点，需要对其进行再次消融直到隐匿性传导消失。
    - 每根肺静脉都要重复这一过程。
- ○ 异丙肾上腺素
  - 帮助确定非肺静脉触发
    - 潜在的位点：上腔静脉、左心房游离壁、左心耳、冠状窦口、Marshall 韧带、界嵴、右心房游离壁、房间隔、左侧上腔静脉。
  - 更常见于：
    - 女性、非阵发性心房颤动、心房基质较差（心房扩张或电活动异常）或患有多种合并症的患者。
  - 程序
    - 导管：左心耳为环形标测导管；上腔静脉为环形标测导管；冠状窦为十极导管；右心房下部为十极导管。
    - 窦性心律时开始使用异丙肾上腺素（上限 50μg/min），直到记录到 PAC 触发的心房颤动（可能需要血压支持）。
    - 标测导管朝向触发起源位点移动。
    - 然后进行复律。
    - 再次诱发出心房颤动时需要重复进行这一过程，直到成功定位起源位点。

高级技术

- ○ 改善导管贴靠的策略

- 通过术前成像进行解剖学评估。
- 识别不常见的变异、凹陷及肺静脉方向。
  - LCPV:如果有一个向后定位的位置,则在房间隔后方穿刺。
  - LSPV:如果有高位/顶部脱垂,在房间隔高位穿刺。
  - PIPV:如果可以在房间隔中部穿刺,避免房间隔高位或前部穿刺(导致无法进入肺静脉)或房间隔后部穿刺(落入右心房)。
- 使用可控导管或双向导管。
- 周期性呼吸暂停或喷射通气减少呼吸运动。
○ 标测肺静脉突破的位点
- 寻找最早的肺静脉双极信号。
- 在心房–肺静脉电位突破的位点,邻近双极处表现为相反的电位(双极一处为正,一处为负)。
- 在心房–肺静脉电位突破的位点,局部心房电位与最早激动肺静脉电位间表现为碎裂电位。
○ 肺静脉隔离失败
- 左肺静脉–静脉间的 Marshall 韧带连接。
  - 高输出的冠状窦起搏导致冠状窦和左心房同步夺获,其后跟随肺静脉电位。
  - 低输出冠状窦起搏导致仅有冠状窦夺获(无心房夺获)。如果同时产生肺静脉电位,说明存在除左心房之外的连接。
- 右心房–右肺静脉连接
  - 高位右心房起搏或窦性心律时右上肺静脉出现早期肺静脉电位,怀疑存在右心房–右肺静脉连接。
  - 右肺静脉起搏并标测右心房出口;在右心房出口进行消融。

心房颤动消融–左心房线性消融

心房顶部线性消融

○ *指征*:心房顶部依赖的周围静脉性心房扑动(MRAT)。
○ *目标*:双上肺静脉上界间的连续线。

器械

○ 三维标测系统标测关键部位
- 右上肺静脉、左上肺静脉、左心耳。
○ 左心耳环形标测导管
- 持续起搏以评估搏动时左心房顶部的传导功能。

○ 使用长鞘管进行灌注消融

■ 可提高导管稳定性及易于操控导管方向(强烈推荐使用可控鞘管)。

技术

○ 肺静脉隔离后,消融线从环绕肺静脉损伤的上缘延伸。

■ 注:这条消融线指向前方以减少食管损伤风险。

○ 可能的方法:

■ 使用导向性好的导管直接从左上肺静脉延伸至右上肺静脉(垂直于心房顶)。

• 通过顺时针旋转和导管弯曲向下和间隔方向延伸消融线。

■ 大环(并行头):进入左上肺静脉开口前导管围绕侧方、下方、间隔,然后颅壁环绕。

• 从左上肺静脉到右上肺静脉方向后撤导管。

■ 小环(并行头):导管在左上肺静脉附近最大程度地偏转,使得尖端面向右肺静脉。

• 释放导管曲线将使导管头邻近右上肺静口,并且当鞘管/导管组件被推向左上肺静脉时允许拖动。

消融

○ **能量**:如果导管头端处于垂直方位,则为 30W;如果导管头端处于平行方位,则为 25W(由于存在"爆裂"风险)。

○ 温度上限制为 43℃,灌注速度 7~30mL/min。

○ 通过腔内电图和造影监测导管稳定性。

■ 重要的是要意识到导管意外移位至左下肺静脉或左心耳中,以防止严重的并发症(肺静脉狭窄或穿孔/填塞)。

完全性线性阻滞的评估

○ 沿着消融线广泛分布的局部双电位

■ 不应该存在碎裂电位桥接双电位。

○ 双向阻滞

■ 左心耳起搏时肺静脉间左心房后部的起搏顺序:

• 由尾到头(心房顶隔离线)。

• 由尾到头及从右到左(心房顶+二尖瓣峡部)。

■ 心房后壁起搏时,由于起搏位置从消融线下移(例如后壁下方),至左心耳的传导时间缩短。

二尖瓣峡部线

○ **指征**:顺时针或逆时针二尖瓣周围性心房扑动(MRAT)。

○ **目标**:二尖瓣环侧面与左下肺静脉间形成连续消融线。

- 由于心肌厚度及 CS 的冷冻效果很难实现这一点。

器械

- 三维标测系统标测关键部位
  - 左下肺静脉、二尖瓣环、左心耳和冠状窦。
- 多极导管在 CS 中的应用
  - 解剖标志和监测消融效果的一种方法。
  - 尝试进行定位以连接(或包含)拟线性消融的位点。
  - 需要进行持续起搏以评估以心搏为基础的峡部传导。
- 使用长鞘管进行灌注消融
  - 有助于增加稳定性并且更易控制导管方向(强烈推荐可控鞘管)。

技术

- 心内膜
  - 通过长鞘管导入消融导管并定位在二尖瓣环侧面(LAO 4 点钟方向),与冠状窦平面角度在 90°(垂直;接触不良)和 180°(平行;良好接触)之间。
  - 消融从二尖瓣环侧心室面开始(AV 比值为 1:1 或 2:1)。
  - 顺时针方向旋转鞘管和导管,向后延伸消融范围至左下肺静脉口(接近 LAO 2 点钟方向)。
- 心外膜消融
  - 50%~60% 的患者需要进行心外膜消融。
    - 仅在完成心内膜消融后进行。
    - 有证据表明存在持续的峡部传导。
    - 消融导管可见心内膜传到延迟,但邻近的冠状窦双极不存在这一现象。
  - 消融导管进入到冠状窦内与心内膜消融位点相对的位置。
    - 导管应偏向心内膜,最大限度地与 CS 的心房侧接触,减少回旋支动脉损伤的风险。
  - 瓣膜周围性心房扑动或持续左心耳起搏时局部电图伴早期和(或)碎裂电位为消融目标。

消融

- 能量
  - 心内膜:邻近 LIPV 处 30~35W;邻近二尖瓣处 35~40W。
  - 心外膜:15~30W。
  - 每一处位点消融 30~60s(局部电位消失)。
- 温度上限为 43℃,灌注速度 7~30mL/min。

○ 消融期间通过观察腔内电图和造影监测导管的稳定性

  ■ 心内膜消融时,鉴别导管是否意外进入 LIPV 或 LAA 对于预防严重并发症非常重要(肺静脉狭窄或穿孔/填塞)。

完全性线性阻滞的评估

○ 沿消融线两侧广泛分布的局部双电位

  ■ 消融线两侧邻近的冠状窦起搏器和局部心房电位间短暂的延迟(<100ms)表明传导阻滞的存在。

  ■ 双电位间无碎裂电位桥接。

○ 双向阻滞

  ■ 在心房中消融线前方起搏(例如左心耳),导致沿着冠状窦由远及近的激动(冠状窦由远及近的激动表现为完整的峡部传导)。

  ■ 通过冠状窦在消融线下方起搏,导致对侧激动延迟。

  ■ 当冠状窦起搏位点沿着消融线进一步移动 (例如从远端到近端冠状窦指向房间隔),传导至左心房前方(如 LAA)的时间缩短。

左心房前横断

○ **指征**

  ■ 左心房前方弥漫性病变伴低振幅电活动和广泛的传导障碍。

  ■ 持续性或永久性心房颤动存在心房前侧小折返环。

○ **目标**:二尖瓣瓣环与心房顶部或右上肺静脉形成连续消融线。

  ■ 注:这将严重延迟左心房侧壁或左心耳的激动,导致左心耳排空速度显著降低。

器械

○ 三维标测系统标测关键部位

  ■ 左下肺静脉、二尖瓣环、左心耳和冠状窦。

○ 心耳中环形标测导管

  ■ 需要进行持续起搏以评估基于心搏的峡部传导。

○ 使用长鞘进行灌注射频

  ■ 提高稳定性并易于控制导管方向(考虑使用可控鞘管)。

技术

○ 从二尖瓣环开始消融。

○ 当鞘管逆时针旋转以增加与左心房前壁与前间壁的贴靠时,消融导管逐渐后撤。

○ 在房间隔穿刺水平顺时针旋转鞘管,消融导管逐渐进入右肺静脉或心房顶部线。

消融

- 能量:30W。
- 温度上限为43℃,灌注速度7~30mL/min。

完全性线性阻滞的评估

- 沿消融线广泛分布的双电位
  - 双电位间无碎裂电位桥接。
- 双向阻滞
  - 立即在消融线侧面的左心房前壁起搏,导致激动在二尖瓣环周围和后方传播以到达左心房间隔侧/消融线的对侧。
  - 当起搏部位从消融线进一步移动时(朝向左心房侧壁),传导至对侧的时间相应缩短。

心房颤动消融-复杂碎裂心房电位(CFAE)消融

- CFAE是维持折返的重要解剖区域,其代表:
  - 传导延迟或传导阻滞的区域(代表支点或锚点)。
  - 自主神经支配的位点,例如自主神经节丛。
    - 左心房前侧壁:左心耳前方。
    - 左心房后侧壁:沿着左肺静脉的前方。
    - 左心房上部:左上肺静脉和左下肺静脉的后方。
    - 左心房后内侧:右肺静脉后下方。
    - 右心房上部:与右心房-上腔静脉连接处的前缘。
    - 右心房后部:右肺静脉与右心房之间。

CFAE 定位

- 常见的CFAE位点包括:
  - 房间隔(57%)。
  - 肺静脉口(40%)。
  - 心房顶部(靠近心耳,32%)。
  - 冠状窦近端(32%)。
  - 二尖瓣环(20%)。
  - 左心房后壁。
- 不常见的位点:界嵴、下腔静脉三尖瓣峡部(CTI)、左心耳(LAA)。

特点

○ 低电压(通常<0.25 mV)多电位信号伴:

■ 非常短的 CL(<120ms)伴或不伴多电位。

■ 碎裂电位:等电线上持续扰动的时间超过 70ms。

○ 时间和空间的相对稳定性

分类

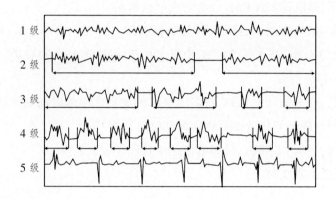

○ 1 级:不间断的碎裂电活动。

■ 碎裂电位≥70%,且至少 1 段不间断碎裂电活动持续时间≥1s。

○ 2 级:间断的碎裂电活动。

■ 碎裂电位≥70%。

○ 3 级:间断碎裂电位。

■ 碎裂电位占 30%~70%。

○ 4 级:复合电位。

■ 离散(<70ms)复合(≥5 次方向改变)电位。

■ 碎裂(<30%)。

○ 5 级:正常电位。

■ 离散(<70ms)简单(≤4 次方向改变)电位。

○ 6 级:瘢痕。

■ 无可识别的波动。

技术

○ 心房颤动诱发

■ 程序性刺激:以 20mA 起搏,持续 5~10s。

■ 可能需要多位点起搏或异丙肾上腺素静脉注射(上限 50μg/min)。

○ 一旦诱发心房颤动,就会产生电解剖图。

- CARTO-区间置信水平
  - 定义:特定时间内连续复杂心房碎裂电位间的间隔数量。
  - 解读:观察到的重复次数越多(高 ICL),CFAE 分类的可信度越高。
  - 设定:阈值(0.05~0.15mV);间隔时间(50~120ms);内部投影(4~6mm)。
    - ICL 分级:高水平≥17;中等水平 10~17;低水平 3~9。
- CARTO-最短或平均间隔(SCI 或 ACI)
  - 定义:特定时间内(如 2.5s)持续的复杂心房碎裂电位之间最短或平均间隔。
  - 解读:间隔越短,CFAE 分类的可信度越高。
  - 设定:阈值(0.05~0.15mV);间隔时间(50~120ms);内部投影(4~6mm)。
    - ACI 分级:高水平 50~79;中等水平 70~90;低水平 90~120。
- NavX-碎裂指数
  - 定义:心房颤动发作时,将多个离散的波动之间的时间取平均值(−dV/dT;波动时间间隔平均化),以计算局部电位的平均 CL。
  - 解读:平均 CL 越短,局部电位越快且碎裂程度越高。
  - 设定(见表 9.7)。

表 9.7 使用 NavX 进行标测的推荐设定

参数	基本原理	设定
peak-to-peak 敏感性	最小检测阈值(避免杂音干扰)	0.03~0.05mV
EGM 不应期	避免重复记录多相电位	35~45ms
EGM 宽度	避免记录较宽的远场电位	15~20ms
EGM 段长度	每一个位点的总记录时间	5s
	获得该位点的平均 CL	
插值	位点间的最大距离,用以为顶点(vertex)分配均值	4~6mm
内部/外部投影	避免采集与 map shell 接触不佳的电极的电图	4~6mm

消融终点

- 消融应该从高级别 CFAE 区域开始(最短 CL 及碎裂程度最大),并且持续至邻近电位减弱。
- 注:在神经节部位消融可能会引起严重的心动过缓,甚至长时间的心脏停搏。
  - 应该继续完成消融(必要时使用临时起搏器),因为这些迷走神经反射通常与良好的结局相关。

消融终点

- 阵发性心房颤动

■ 不能诱发持续性心房颤动(>5min)或其他房性心律失常。

○ 持续性心房颤动

■ 减慢和终止心房颤动并转为窦性心律(<40%),或者规律的房性心动过速需要进一步标测/消融以恢复窦性心律。

• 终止心房颤动失败并不意味着消融失败。

• 在持续性心房颤动患者诱发出心房颤动预测价值有限。

○ 如果成功达到消融终点,则:

■ 对不常见 CFAE 位点进一步标测。

■ 重新检查已消融过的区域以确保传导恢复。

■ 考虑静脉注射伊布利特(1mg,>10min)或普鲁卡因胺(1g,10~30min),以增加旁观区域心律失常的 CL 值。

心房颤动消融术后复发房性心动过速

一般资料

○ 20%~40%的阵发性心房颤动和超过 50%的持续性心房颤动消融后需要再次消融

○ 原因

■ 肺静脉重新连接。

■ 非肺静脉触发。

■ 大折返性心动过速:下腔静脉三尖瓣峡部(CTI)、顶部、二尖瓣周围。

分类

○ 早期复发

■ 发生在消融后 1~3 个月内。

■ 可能提示急性炎症和组织修复的后遗症。

■ 并不意味着治疗失败(50%的早期复发者无晚期复发)。

■ 通常,早期复发发生得越早,长期预后越好。

○ 晚期复发

■ 消融后 3 个月心房颤动复发,代表治疗失败。

12 导联心电图

○ 复发性心房颤动对房性心动过速

其他检查

○ 根据房性心动过速/心房颤动/心房扑动类型

处理

- 根据房性心动过速/心房颤动/心房扑动类型

心房颤动消融后复发房性心动过速的消融

心律失常位点定位方法

- 心律失常位点的心电图定位
  - 根据房性心动过速类型(见表 7.1)。
- 检查冠状窦激动顺序(见表 9.8)

表 9.8 FAT 和 MRAT 冠状窦激动顺序

	右心房	左心房	
		FAT	MRAT
由近及远	FAT:任何	肺静脉型心动过速(RSPV,RIPV)	逆时针二尖瓣周围心房扑动
	MRAT:任何	FAT:房间隔或左心房右侧	右肺静脉周围心房顶部依赖的心房扑动
		FAT 伴既往存在的二尖瓣峡部线	
由远及近	–	肺静脉型心动过速(LSPV,LIPV)	顺时针二尖瓣周围心房扑动
	–	FAT(左心房左侧)	左肺静脉周围心房顶部依赖的心房扑动
同时激动	–	FAT(左心房顶部或后壁)	心房顶部依赖的心房扑动

FAT,局灶性房性心动过速。

- 评估冠状窦 CL 变异性
  - TCL 变异性=(最长 CL:最短 CL)/1min 平均 TCL。
  - 解释:
    - >15%变异性(表明局灶起源)。
    - <15%变异性(表明大折返环或局灶起源)。
- 排除肺静脉再连接
  - 确保所有四条肺静脉均完全隔离。
    - 连接常见位点
      - LSPV 前方(邻近左心耳)。
      - 左肺静脉隆突(LSPV 下方,LIPV 上方)。
      - RSPV 顶部和后壁。
    - 考虑消融前采用腺苷试验,以决定无显著的电静默肺静脉是否真正被隔离。
  - 如果肺静脉是房性心动过速的原因,则:
    - 肺静脉电位先于心房激动出现(如果是其他静脉来源心房激动先于肺静脉电位)。

- 肺静脉再隔离会导致恢复窦性心律或过渡至另一种房性心动过速。
○ 激动标测和规律的心动过速的拖带
■ 如上文中房性心动过速部分所述。

消融方法

○ 任何肺静脉表现为再连接时需要在窦性心律突破位点进行再消融。
○ 线性消融间隙需要进行重新标测和消融以恢复双向传导阻滞。
○ 考虑经验性复杂碎裂心房电位,线性消融(步进式)和(或)标定非肺静脉触发位点。

完全性房室结消融

指征

○ 当慢性症状性心房颤动患者对于药物治疗效果不佳时,应行完全性房室结消融(特别是老年患者)。

预期成功率

○ 姑息手术(不除外心房颤动)
■ 症状改善率>85%,但是为起搏器依赖性。
■ 即刻成功率 95%~100%,长期成功率 90%~100%。

预期并发症

○ 与所有侵入性消融手术类似
○ 如果为左侧入路,可能导致:
■ 动脉出血
■ 血栓栓塞(心肌梗死、脑卒中、系统性栓塞)
■ 主动脉瓣、主动脉或冠状动脉损伤。
○ 多形性室性心动过速(VT)和心源性猝死(SCD):心率相关并发症可以发生在既往有未控制的快速型心房颤动患者中。
■ 房室结消融后≥2 个月,以≥75 次/分的心率起搏可以缓解症状。

永久起搏器的管理

○ 临时起搏器和房室结消融后植入永久起搏器
■ 房室结消融前,RVa 植入临时起搏器。
■ 房室结消融后,植入永久起搏器。
■ 缺点包括:

- 患者房室结消融后依赖起搏器,其风险与急性起搏器故障相关(或急性导联脱落)。
    - 房室结消融后,患者呈起搏器依赖性,起搏器植入过程中存在某些不可预见的风险(如起搏器无法植入)。
  - 锁骨下静脉穿刺允许同时进行起搏器植入和房室结消融,无须股动脉穿刺。
  - 右心室导线置入后,可以通过锁骨下静脉第二根鞘管置入消融导管。
- 永久起搏器植入和随后的房室结消融
  - 房室结消融在永久起搏器植入数周后进行。
  - 缺点包括:
    - 在消融过程中有置换起搏器导线的风险。
    - 延缓心室率控制达标时间。

器械

- 右心室考虑植入四极导管(备用起搏)。
- 灌注或非灌注消融导管:B 弯(小号/红色),D 弯(中号/蓝色)或 F 弯(大号/橙色)。

标测

- 右侧(静脉)入路
  - 右前斜位投影下,轻微偏转 D 弯(中号/蓝色)或 F 弯(大号/橙色)导管,进入右心室。
  - 左前斜位,导管沿顺时针方向放松并扭转,以沿着三尖瓣环上内侧与间隔贴靠。
    - **开始**:在这一位置需要同步记录大的心房、希氏束和心室电位。
  - 导管逐渐向心房方向后撤,到达邻近标准希氏束电位记录位点的下方。
    - **结束**:这一位置可以看到相对大的心房电位和相对小的心室电位(A≥V)± 小希氏束电位(<0.15mV)。
  - 注:导管头端可能需要再次轻微偏转以追踪房室结传导,避免导管脱垂至高位右心房。
- 左侧(动脉)入路
  - 诊断性导管置于希氏束右侧以指导消融。
  - 通过房室瓣逆行途径放置导管:B 弯(小号/红色)(正常左心室)或 D 弯(中号/蓝色)(扩张左心室)。
    - 可以朝向间隔向后旋转导管,然后朝向 AV 方向回撤至无冠窦下方的间隔基底部。
    - 或者,导管可以直接置于间隔顶部下方,然后回撤至无冠窦下方的间隔基底部。
  - 标测该区域以寻找左侧希氏束(应与右侧希氏束同时进行;HV 30~40ms)。
    - 注:左束支电位位于希氏束下 1~1.5cm;其出现较晚(如 HV<20ms),且与 A:V<1:10 相关(例如,缺乏心房电位或心房电位非常小)。

心房颤动时房室结消融

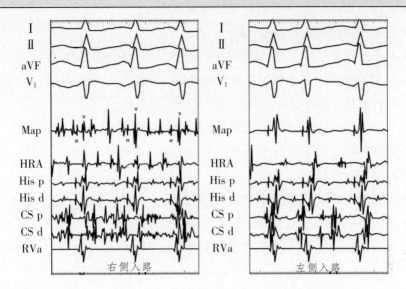

左图:右侧(静脉)入路伴平衡的心房和心室电位及小希氏束电位。

右图:左侧(动脉)入路伴大的心室和希氏束电位及小心房电位。

消融

○ 射频消融的应用

■ 非灌注消融:50~60W,持续消融 30~60s(目标温度 55℃~65℃)。

■ 灌注消融:25~35W,持续消融 30~60s(目标温度 43℃)。

○ 在消融成功的位点,数秒钟内会出现加速性交界性心律。

■ 与 AVNRT 时表现相似,起始快心率伴随后慢心率。

■ 5~10s 内出现完全性心脏传导阻滞。

■ 进一步消融 60s,可巩固消融效果。

消融终点

○ 完全性传导阻滞伴交界性逸搏(30~50 次/分)

高级技术

○ 无法记录清晰的希氏束信号

■ 原因

• 结构性病因:希氏束心肌病变、瘢痕/纤维化。

• 电活动:心房颤动下持续的心房电活动会干扰希氏束。

- 策略
  - 复律(心房颤动发作并经过充分抗凝治疗)。
  - 系统性寻找间隔上部和下部。
  - 从消融导管进行起搏,寻找窄 QRS 波群位点(侵入希氏束)。
  - 使用灌注/大头端消融导管在右侧和(或)左侧进行解剖消融。
    □ 目的是对房室结附近的房间隔进行线性消融。
    □ 注:消融失败可能导致水肿,使希氏束更难以穿透。
○ 即使有清晰的希氏束信号,完全性房室结消融仍然失败。
  - 原因和解决方案
    - 不稳定或贴靠差:使用长鞘管(右侧消融)。
    - 远端消融(如右束支消融):在更近端的位置消融。
    - 无效穿透:对左右束支进行消融或者无冠窦内消融。

(李锟　译)

室性心动过速

理解和处理室性心动过速(VT)

概念

○ 室性心动过速:起源于心室(希氏束分叉的远端心肌)且频率大于 120 次/分的心动过速。

○ 非持续性室性心动过速:持续 3~5 跳,但在 30s 内自行终止的室性心动过速。

○ 持续性室性心动过速:持续≥30s 或因为血流动力学不稳而需要在 30s 内人为终止的室性心动过速。

○ 复杂心室异位节律:>10 次/小时室性期前收缩,二联律、三联律或非持续性 VT。

  ■ 复杂心室异位节律发生于结构性心脏病患者,则意味着死亡风险增加,而如果发生于心脏结构正常的人群则不增加死亡风险。

流行病学和临床特点

○ 耐受性决定于心率、心功能和外周代偿能力。

○ 无症状性(有或无心电图)变化

  ■ 通常是较慢频率 VT(<200 次/分)。

○ 室性心律失常相关症状包括:

  ■ 心悸:通常阵发性。

  ■ 晕厥前兆:头晕目眩、头重脚轻、眩晕、黑蒙。

  ■ 晕厥:突发意识丧失,伴姿势张力丧失,可自行恢复,可伴有癫痫样肌阵挛。

  ■ 胸痛、呼吸困难和(或)乏力通常和潜在心脏疾病有关。

○ 心源性猝死

解剖学和病理生理学(机制)

○ 室性心动过速病理生理机制(见表 10.1)。

表 10.1　室性心动过速的生理机制

	折返	异常自律性	触发活动
VT 形态	单形性	单形或多形性	单形或多形性
发作/终止	突发	"温醒/冷却"	"温醒/冷却"
EPS 可诱发性	可诱发	不可诱发	可诱发
	● 程序刺激		● 可被肾上腺素能激活或快心率诱发
			● 由维拉帕米、地尔硫䓬和(或)腺苷终止
病因	潜在心脏病伴心肌瘢痕(永久性基质)或急性缺血	代谢异常 ● 缺血、低氧 ● 低镁、低钾 ● 酸碱失衡	长间歇依赖 ● 3 位相[早期后除极(EAD)] 儿茶酚胺依赖 ● 4 位相[延迟后除极(DAD)]
风险	永久性基质	可逆性基质	永久性(遗传或心脏病)或可逆性(如药物或电解质失衡)基质

分类

单形性室性心动过速

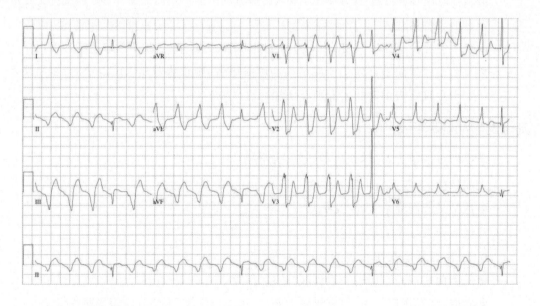

○ 单一 QRS 波群形态

○ 病因和分类

■ 折返性室性心动过速

● 瘢痕相关:心肌纤维化或瘢痕导致缓慢传导。

　　　　　□ 陈旧性心肌梗死(MI)。

　　　　　□ 扩张型心肌病(DCM)。

　　　　　□ 致心律失常性右心室心肌病(ARVC)。

　　　　　□ 伴外科术后瘢痕的先天性心脏病(如法洛四联症)。

　　　• 传导系统折返

　　　　　□ 分支室性心动过速(左后分支室性心动过速最常见)。

　　　　　□ 束支折返(缺血性心肌病或非缺血性扩张型心肌病伴相关希氏束–浦肯野疾病)。

　　■ 自律性增强

　　　• 特发性室性心动过速

　　　　　□ 流出道室性心动过速(75%):右心室流出道室性心动过速、左心室流出道室性心动过速、主动脉窦室性心动过速。

　　　　　□ 非流出道室性心动过速:乳头肌、二尖瓣环、三尖瓣环。

　　　　　□ 心肌梗死后急性期或外科手术后(心肌损伤)。

　　■ 触发活动

　　　• 心肌梗死后急性期(通常起源于希氏束–浦肯野系统)。

多形性室性心动过速

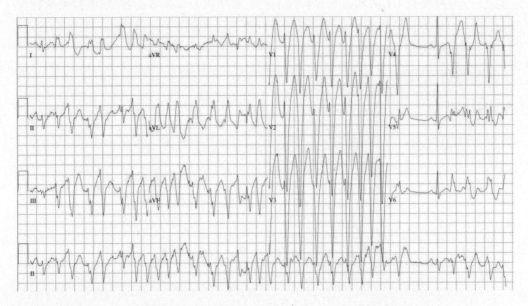

○ 不稳定室性心动过速,QRS 波群形态逐跳变化(CL 180~600ms)。

○ 病因和分类

　　■ 基线 QT 间期正常

　　　• 病理生理

　　　　　□ 可能为折返机制[如急性心肌梗死,常蜕变为心室颤动),延迟后除极(如儿茶酚胺敏感性室性心动过速)]。

- □ 与高交感张力状态有关。
- • 病因
  - □ 急性缺血(多折返环;异常自律性升高)。
  - □ 离子通道病:儿茶酚胺敏感性室性心动过速、Brugada 综合征、特发性多形性室性心动过速(PMVT)/心室颤动。
- ■ 基线 QT 间期延长
  - • 尖端扭转型室性心动过速
    - □ 定义为一种多形性室性心动过速,发作时 QRS 振幅与电轴在 5~20 跳内围绕基线扭转。
    - □ 通常不会持续,但是如果没有纠正潜在病因,则易复发。
  - • 病理生理
    - □ 早期后除极。
    - □ 典型类型:由"短-长-短"联律间期启动(长间歇依赖,常见于药物诱发)。
    - □ 短联律间期型:由"正常-短"联律间期启动(因应激或惊扰诱发,常见于先天性综合征,肾上腺素依赖)。
  - • 病因
    - □ 获得性 QT 间期延长:药物(Ⅰa 类、Ⅲ类抗心律失常药物,吩噻嗪类药物和三环类抗抑郁药),低镁或低钾。
    - □ 先天性 QT 间期延长。
  - ■ 短 QT 综合征

心室颤动(VF)

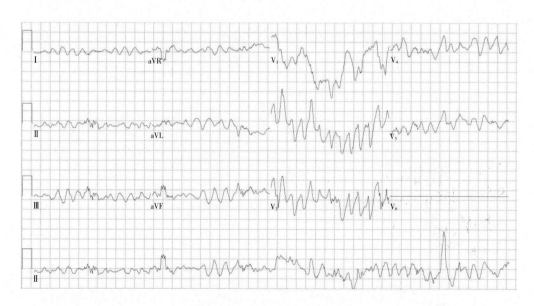

○ 紊乱、快速、不规则的宽 QRS 波群心动过速(>300 次/分)

○ 被认为是心室内多子波折返(多子波折返学说)

○ 所有 VT 都可以蜕变为 VF

○ 原发性 VF 病因同多形性 VT

12 导联心电图

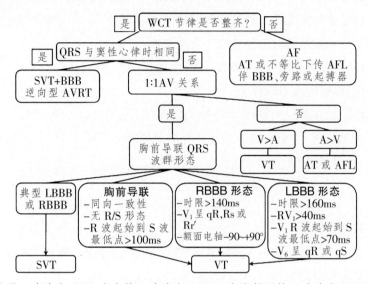

WCT,宽 QRS 波群心动过速;SVT,室上性心动过速;AVRT,房室折返性心动过速;LBBB,左束支传导阻滞;RBBB,右束支传导阻滞。

○ 心室率 120~300 次/分(通常约 170 次/分)

○ P 波

■ 房室分离(完全性房室传导阻滞)或逆向 P 波(室房逆传正常)。

○ 电轴

■ 电轴偏移 >40°或极度偏移(右上,无人区电轴)。

○ QRS 波群形态和时限

■ 左束支传导阻滞形态(V_1 QRS 波群负向,呈 QS、rS)>160ms。

■ 右束支传导阻滞形态(V_1 QRS 波群正向,呈 qR、R、Rs、RSR′)>140ms。

■ 分支室性心动过速形态变异大且相对较窄(110~140ms)。

• 右束支传导阻滞伴电轴左偏:左前分支室性心动过速。

• 右束支传导阻滞伴电轴右偏:左后分支室性心动过速。

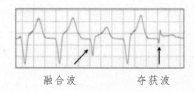

融合波　　　　夺获波

○ **融合波**(几乎是 VT 的特征性表现;一般仅发生于心率 <160 次/分时)

- 融合 QRS 波群是正常心房激动通过希氏束-浦肯野系统下传及心室内激动同时发生的结果。
- 融合波也可见于室性期前收缩、室性逸搏、加速性室性节律和预激综合征。
- *夺获波*(VT 的特征性表现;仅发生于心率 <160 次/分时)
  - 心房激动通过正常传导系统激动心室,导致一个较预期提前发生正常的窄 QRS 波群。
- 室性心动过速和室上性心动过速的鉴别见第 3 章
- 在描述室性心动过速时应注意以下几个方面
  - 时程:非持续性或持续性(持续 >30s 或血流动力学不稳定)。
  - 变异性:单形性或多形性。
  - 心室率。
  - QRS 波群形态:左束支或右束支传导阻滞图形。
  - 电轴:右/下或左/上。

出口定位

- QRS 波群形态
  - 左束支传导阻滞形态(V_1 QRS 波群负向,呈 QS、rS):RV 或 LV 间隔。
  - 右束支传导阻滞形态(V_1 QRS 波群正向,呈 qR、R、Rs、RSR′):LV。
- 电轴
  - 向上(Ⅱ,Ⅲ,aVF 负向):下壁或低位间隔。
  - 向下(Ⅱ,Ⅲ,aVF 正向):前壁或前间隔。
  - 向右:LV 侧壁或心尖。
- 胸前导联移行
  - 左束支传导阻滞形态 VT
    - ≤V_3:LV 基底;RV 间隔。
    - ≥V_4:LV 心尖;RV 游离壁。
    - 负向一致性(V_1~V_6 QRS 波群全负向):LV 心尖。
  - 右束支传导阻滞形态 VT(反移行)
    - ≤V_2:LV 基底。
    - V_3~V_4:LV 中位。
    - ≥V_5:LV 心尖。
    - 正向一致性(V_1~V_6 QRS 波群全正向):二尖瓣环。
- 变异性和其他特点
  - 流出道 VT(与 LBBB 图形相似,电轴向下)
    - V_1,V_2 R 波时限。
      - >50% QRS 波群:LVOT(左冠窦)。

　　　　　□ <50% QRS 波群：RVOT 或 LVOT(右冠窦)。

- V$_2$ R:S 比值。

　　□ >1 为左心室流出道(LVOT)。

　　□ <1 为右心室流出道(RVOT)。

- 心动过速和窦性心律(NSR)时移行位区域比较。

　　□ NSR 移行早：RVOT。

　　□ PVC/VT 移行早：LVOT。

- RVOT 内定位(见表 10.2)。

表 10.2　RVOT 室性心动过速 12 导联心电图特征

	前壁	后壁	中位	间隔	RV 游离壁
胸前导联 R/S 移行	–	–	–	≤V$_3$	≥V$_4$
Ⅰ 和 aVL 导联	负向(qs 或 rS)	正向(R 或 Rs)	正向(rs 或 qrs)	负向	正向
Ⅱ，Ⅲ，aVF	–	–	–	单相	切迹

　■ 左心室基底部室性心动过速定位：RBBB 形态(见表 10.3)

表 10.3　左心室基底部起源 RBBB 室性心动过速的 12 导联心电图特征

	Ⅰ导联	V$_1$	移行
间隔/希氏束旁	R 或 Rs	QS 或 Qr	移行早(≤V$_2$)
主动脉窦–二尖瓣连接处	Rs 或 rs	qR	正向一致性
二尖瓣环前壁	rs 或 rS	R 或 Rs	正向一致性
二尖瓣环前侧	rS 或 QS	R 或 Rs	正向一致性
二尖瓣环侧壁	rS 或 rs	R 或 Rs	正向一致性
乳头肌	无 Q	qR 或 R	

　■ 心外膜 VT

- QRS 波群间期>198ms

- QRS 波群起始部缓慢激动

　　□ 假 δ 波≥34ms(任何导联 QRS 波群起始到最早转折点)。

　　□ V$_2$ 类本位偏转(QRS 波群起始到最早 S 波波谷)≥85ms。

　　□ RS 时限 >121ms(任何导联 QRS 波群起始到最早 R 波峰)。

　　□ 最大偏转指数 >55%(QRS 波群起始到 R 波峰或 S 波谷/QRS 波群时限)。

- 心外膜出口定位

　　□ Ⅰ 或 aVL 呈 QS：左心室前侧/侧壁。

　　□ Ⅱ，Ⅲ，aVF 呈 QS：下壁(接近心中静脉)。

　　□ V$_1$~V$_2$ R 波丢失，但 V$_3$ 有明显 R 波(接近前室间静脉)。

其他检查

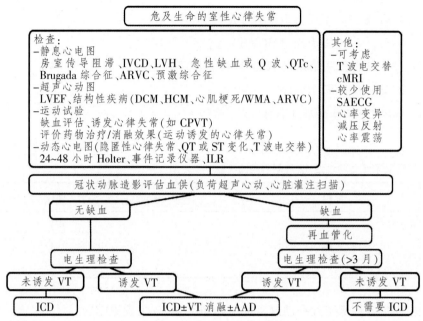

ARVC，致心律失常右心室心肌病；CPVT，儿茶酚胺敏感性多形性室性心动过速；DCM，扩张型心肌病；HCM，肥厚型心肌病；HR，心率；ILR，植入性心电记录器；IVCD，室内传导延迟；LVEF，左心室射血分数；LVH，左心室肥厚；MRI，磁共振成像；SAECG，信号平均心电图；WMA，室壁运动异常。

处理

急性期处理

○ 非持续性室性心动过速和室性期前收缩

■ 没有证据支持治疗非持续性室性心动过速(NSVT)可以延长寿命,除非 NSVT 为快频率或反复发作,影响血流动力学。

■ 一线治疗

• β 受体阻滞剂。

■ 二线治疗

• 胺碘酮+ β 受体阻滞剂。

• 索他洛尔。

• 导管消融。

○ 持续性单形性室性心动过速

■ 一线治疗

• 直流电复律(DCCV)。

- 二线治疗
  - 可静脉注射普鲁卡因胺;如有充血性心力衰竭(CHF)或低血压,须慎用。
  - 可静脉注射利多卡因:如果为缺血引起,则效果更明显。
  - 静脉注射胺碘酮
    - 血流动力学不稳定、电复律失败或抗心律失常药物后仍反复发作。
  - 经静脉起搏终止
    - 电复律失败或抗心律失常药物后仍反复发作。
- 基础 QTc 正常的多形性室性心动过速
  - 一线治疗
    - DCCV
  - 辅助治疗
    - 静脉注射 β 受体阻滞剂。
    - 静脉注射胺碘酮。
    - 注:钙离子通道阻滞剂(CCB)可能对 DAD(内向钙离子流导致)有效。
    - 对于 Brugada 综合征或特发性心室颤动患者,考虑静脉异丙肾上腺素 (目标 HR>100 次/分)或口服奎尼丁。
- 基线 QTc 延长的多形性室性心动过速
  - 治疗病因
    - 停用激惹或不必要的药物(包括抗心律失常药物)。
    - 治疗缺血。
    - 电解质异常(保持 K^+ >4.0mmol/L)。
  - 辅助治疗
    - 静脉注射硫酸镁
      - 仅适用于基线 QTc 延长的情况。
    - 起搏
      - 超速起搏(临时)。
      - 永久性起搏:长间歇依赖 TdP。
    - 异丙肾上腺素
      - 静脉注射应用目标 HR>100 次/分。
    - 静脉注射利多卡因或美西律
      - LQT3 伴 TdP。

慢性期处理

表 10.4 室性心动过速慢性期治疗策略

	再血管化后多形性 VT/VF<48h 或结构正常的单形性室性心动过速	再血管化后多形性 VT/VF>48h 或结构性心脏病单形性室性心动过速(LVEF<40%)
复发风险	低	高(20%~30%死亡率)
ICD	无获益 (心肌梗死后<10天:CABG-PATCH,DINAMIT,IRIS)	明显获益(CIDS,AVIS,CASH)
药物治疗	β 受体阻滞剂 (76% RRR)±胺碘酮(CASCADE,EMIAT/CAMIAT:↓VF/SCD 但不影响心肌梗死后死亡率) 索他洛尔(严重心功能不全者慎用)	β 受体阻滞剂(一线) 如果有心律失常/休克 ● 加用胺碘酮(负荷 200mg/d:OPTIC) 如果抵抗: ● 增加胺碘酮至 300~400mg/d 如仍抵抗: ● 考虑导管消融(或加用美西律) 如胺碘酮有副作用: ● 多非利特±I 类药物或 β 受体阻滞剂 ● 索他洛尔±I 类药物
其他	维拉帕米 > 普罗帕酮	导管消融(见下文) 外科切除(如左心室壁瘤)或移植

ICD,埋藏式心脏复律除颤器;SCD,心源性猝死。

- 非药物治疗
  - 对于高危患者,ICD 可能是降低死亡风险的唯一方法。
  - 一级预防

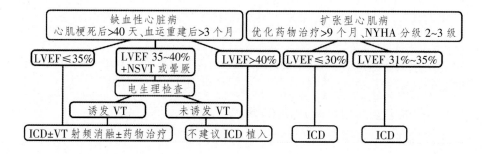

- 药物治疗
  - 药物治疗室性期前收缩不能减少猝死风险
    - CAST:药物治疗室性期前收缩可能会增加死亡率(恩卡尼、氟卡尼),也可能对死亡率无影响(莫雷西嗪)。

- 经验性使用胺碘酮可减少心律失常负荷,但通常不减少 SCD 风险。
  - CHF-STAT:674 例患者;LVEF <40%;复杂室性异位心律。
    - 总体生存率和对照组无差别(非缺血性扩张型心肌病生存率有增加趋势)。
  - CASCADE:228 例患者;心室颤动生还者。
    - 胺碘酮与其他抗心律失常药物相比,ICD 放电、晕厥发生率下降。
  - CAMIAT:1202 例患者;心肌梗死生还者;复杂室性异位心律。
    - 与安慰剂相比,没有获益。
  - EMIAT:1500 例患者;心肌梗死生还者;LVEF <40%。
    - 与安慰剂相比,没有获益。
  - SCD-HeFT:2521 例患者;LVEF <35%;NYHA 2~3 级。
    - 胺碘酮组没有获益。
- 侵入性治疗
  - 导管消融对于某些类型的室性心动过速是有效控制手段。

室性心动过速(VT)导管消融

指征

- 频发单形性室性期前收缩或非持续室性心动过速
  - 尤其是与左心室功能不全有关(LV 扩张或 LVEF 下降)。
- 单形性室性心动过速:持续性(Ⅰ类)和非持续性(Ⅱa 类)
  - 适用于药物无效或不耐受的患者。
  - 不愿长期服药者。
- 束支折返室性心动过速(Ⅰ类)
- ICD 患者辅助治疗(Ⅰ类)
  - 持续室性心动过速而经历多次电击,经程控 ICD 或药物治疗无效或不愿长期服药的患者。

预期成功率

- 特发性室性心动过速(如可诱发):80%~90%(如 RVOT 或分支 VT)。
- 束支折返性室性心动过速:80%~90%。
- 缺血性室性心动过速:60%~70%。
- 扩张型心肌病:50%(通常需要心外膜消融)。
- ARVC:70%(通常需要心外膜消融)。

并发症

- 与所有侵入性消融类似
- 主要并发症 3%~5%
    - 血管入路：血肿、动静脉瘘、假性动脉瘤。
    - 导管操作：血管损伤、微栓塞/脑卒中、冠状动脉夹层。
    - 消融并发症：心脏穿孔/心脏压塞、冠状动脉损伤、房室传导阻滞。
- 死亡率 1%~3%

术前准备

- 通过超声(±对比剂)排除左心室血栓(如果需要左室消融)。
- 停用抗心律失常药物 5 个半衰期(特别是 RVOT VT、分支 VT)。
- 由于全身麻醉可导致不可诱发 VT,优选局部麻醉。

器械

- 三维标测系统
    - 局灶性 VT：在体表 QRS 波群起始前,将兴趣窗设置为 50~80ms。
    - 折返性 VT：设置兴趣窗>90%的心动过速周长。
- 诊断导管
    - 右心室心尖和希氏束四极导管。
    - 冠状窦可调弯十极导管(参考和起搏)。
- 右心室心内膜 VT
    - 非灌注消融导管：D 弯(中号/蓝色)、C 弯(绿色)或双弯 [D 弯(中号/蓝色)/F 弯(大号/橙色)]。
    - 灌注消融导管：D 弯(中号/蓝色)或双弯 [D 弯(中号/蓝色)/F 弯(大号/橙色)]。
    - 可考虑在 RVOT 用长鞘提高稳定性(LAMP、SL0 或可调弯鞘)。
- 左心室心内膜 VT
    - 灌注消融导管：F 弯(大号/橙色)、D 弯(中号/蓝色)、J 弯(超大号/黑色)或双弯(D/F 弯,D/J 弯,F/J 弯)。
    - 可调弯鞘穿间隔(通常为大弯)。
    - 动脉逆行途径。
- 心外膜 VT(见下文)

标测

- 受累区域与潜在病理相关
    - 缺血性心肌病。

- 心内膜(90%):受累区域附近折返(瘢痕 ± 功能性阻滞)。
  - 非缺血性心肌病
  - 常见于瓣环附近或心外膜。
○ 方法

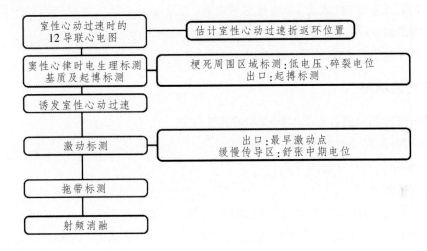

窦性心律下标测

- ○ 基质(电压)标测识别瘢痕
  - 指征:不可诱发或血流动力学不稳定的 VT。

表 10.5　基于心电图的心肌瘢痕的心电定义

		瘢痕边缘			
	致密瘢痕	右心室心内膜	左心室心内膜	心外膜	正常
双极电图	<0.5mV	0.5~1.5mV	0.5~2.0mV	0.5~1.0mV	>1.5mV
单极电图		0.5~5.5mV	0.7~8.3mV		

- 瘢痕区域高压起搏可以帮助鉴别是否存在可兴奋组织。
  - 如果以 2ms 脉冲宽度,>10mA 的能量输出而不能夺获低电压区,则为非兴奋瘢痕(如折返环边缘)。
- ○ 起搏标测
  - 指征:起搏标测可用于任何类型 VT/PVC,但是对局灶性心律失常最有效(特发性 VT),因为 ECG 形态是由激动顺序决定的。
  - 起搏标测还可以基本确定瘢痕相关 VT 的出口。
  - 技术
  - 比较发作时心电图及以心动过速周长或室性期前收缩联律间期起搏的图形。
  - 一些记录标测系统具有自动比对功能。

- ■ 解读
  - • 如果≥10 个导联 QRS 波群匹配,可以认为是合适的消融靶点。
- ○ 迟发电位和异常电图标测
  - ■ 包括高频电位(高频低幅),不同于远场电位。
  - ■ 在窦性心律时(或之后)出现这种电位,但是室性心动过速时该电位应位于心室电图前。
  - ■ 这种电位代表瘢痕区耦联较差的细胞(慢传导)。

心动过速时的标测

- ○ QRS 波群起始到右心室时间(RBBB 形态 VT)
  - ■ >120ms:左心室侧壁 VT。
  - ■ <100ms:左心室间隔 VT。
- ○ 激动标测
  - ■ 指征:心动过速发作时(要求血流动力学稳定)。
  - ■ 端极与体表 QRS 波群起始相比,心室最早激动点(尖锐的双极电图或起始为负向的单极电图)。
    - • 缺血性 VT:激动时间提前体表 QRS 波群 70ms,则可认为是提前的。
    - • 特发性 VT:很少提前>40ms。

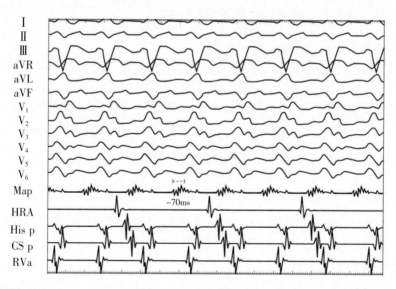

单形性室性心动过速激动标测可见 QRS 波群起始前约 70ms 处的收缩期前碎裂电位。

- ○ 舒张期电位
  - ■ 舒张期电位是心室主波前(等电位线)10~100ms 独立的小电位。
  - ■ 其代表折返环路中慢传导区(舒张期通道)。
    - • 在心动过速起始及重整时,这种电活动发生在其他电位前。
    - • 心动过速终止时,电位随之消失。

- 注:舒张期连续的激动代表异常心肌的缓慢/碎裂传导,但并不一定是折返环必要部分,需要起搏来进一步证实。

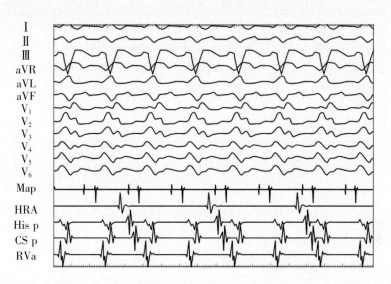

　　单形性室性心动过速的激动标测,显示主要心室激动前的舒张中期电位,可见等电位线。

心动过速时的操作

- ○ 拖带标测(见表 10.6)
  - ■ 心动过速时以快于心动过速的频率(短于 TCL 20~30ms)夺获心室,使心动过速加速至起搏频率。
    - 以此来确定心动过速的折返性质。
    - 以此来定位折返环位于哪个心腔(位置)。
    - 以此来定位折返环维持心动过速的关键部位(如峡部或舒张期通道)。
  - ■ 起搏后间期(PPI)不稳定(PPI 变异>30ms):自律性。
  - ■ 稳定的 PPI(PPI 变异<10ms):折返(微折返或大折返)。
    - 隐匿性拖带,PPI=TCL:折返环上。
    - 显性拖带,PPI>TCL:折返环外。
    - 隐匿性拖带,PPI>TCL:旁观者。

表 10.6　心律失常折返环路腔内图定位

	局部腔内图	隐匿性拖带	Stim–QRS: EGM–QRS	S–QRS: VTCL	PPI– TCL	起搏标测 QRS 对 VT	起搏标测 S–QRS/ EGM–QRS
峡部	舒张期	是	=	<0.7	<20	相同	=
内环	舒张期	是	<	>0.7	<20	相同	=
外环	收缩期	否	<	>0.7	<20	不同	<
入口	舒张早期	是	=	<0.7	<20	不同	<
出口	舒张晚期	是	>	>0.7	<20	相同	=
旁观者	舒张期	是	>	>0.7	>20	相同	>

消融靶点

○ 舒张期通道

- 双极 EGM≤0.5 mV(碎裂或分离)。
- 舒张中期电位(QRS 波群前 50~70ms)。
- 隐匿性拖带。
- 室性心动过速 PPI=TCL(或差值 <30ms)。
- 完美起搏标测(12/12)。
- 长 Stim–QRS 间期(50~70ms 或 30%~50% TCL)。
- Stim–QRS=EGM–QRS。

○ 出口通常大于舒张期通道(>1cm²)

- 双极 EGM 0.5~1.5mV。
- 收缩期前电位(QRS 前 20~50ms)。
- 隐匿性拖带(可能发生)。
- 室性心动过速 PPI=TCL(或差值 <30ms)。
- 完美起搏标测(12/12)。
- 短 Stim–QRS(<50ms 或 <30% TCL)。
- Stim–QRS=EGM–QRS。

○ 瘢痕标测

- 从瘢痕到解剖障碍的线性消融。
- 瘢痕边缘起搏标测。
  - 在起搏图形最接近的位置消融(可能的出口)。
- 起搏延迟区域。
- 瘢痕内正常心肌(瘢痕区可兴奋组织)。
- 异常 EGM 区域。

消融设置

○ 冷盐水灌注消融:25~40W,消融持续 30~60s。

消融终点

○ 判断是否消融充分

■ 阻抗下降>5Ω。

■ 局部电位幅度下降>75%。

■ 起搏阈值加倍。

○ 放电时终止心动过速(周长变化,然后终止)

○ 不能诱发心动过速(基础状态和应用异丙肾上腺素后)

○ 消除室性期前收缩(右心室流出道室性心动过速)

○ 体表心电图出现 RBBB(束支折返性 VT)

高级技术

○ 不能诱发或快频率、血流动力学不稳定的 VT

■ 窦性心律下基质/瘢痕标测和消融。

■ 非接触标测(如多电极阵列)。

■ 室性心动过速时药物或机械辅助维持血压。

■ 药物控制室性心动过速频率(可能导致不可诱发)。

■ 大剂量异丙肾上腺素(如需要诱发)。

○ 理想位置消融不成功时

■ 通常因为消融不充分(或贴靠不佳)。

■ 考虑更精细标测,更换不同形状或尺寸的消融导管。

■ 考虑变更入路(穿间隔或主动脉逆行)。

■ 考虑心外膜途径。

○ 心外膜室性心动过速

■ 剑突下心包途径

• 心包穿刺针(Tuohy)从左侧剑突和肋缘进针。

• 针尖指向左肩并压低角度朝向心脏边缘。

• 推注少量造影剂判断针尖是否进入心包腔。

• 一旦进入心包,送入导引导丝。在 LAO 投照下,导丝必须从左侧到达心影右侧以排除误穿心室。

• 然后置入普通鞘管或可调弯鞘管。

■ 消融

• 由于心外膜脂肪及心包冷却不佳(无血流)需要冷盐水灌注导管;然而心包聚集

的盐水需要及时引流避免心脏压塞(动脉压力检测)。

- 并发症
  - 冠状动脉损伤:消融前冠状动脉造影确保消融位置1cm范围内没有冠状动脉分支。
  - 急性心包炎:口服非甾体抗炎药或心包应用激素。
  - 血管穿孔或内脏损伤。
  - 膈神经损伤(左侧膈神经走行于左心室前侧壁)。

特发性右心室室性心动过速(VT)

解剖学和病理生理学(机制)

- 异常自律性
- 触发活动:儿茶酚胺介导的延迟后除极(4位相)。
  - 细胞内钙超载:腺苷酸环化酶激活cAMP,导致:
    - L型钙离子通道激活。
    - 肌浆网钙释放。
  - 以下因素增加触发:
    - 局部去神经。
    - 局部β肾上腺素受体浓度下降。
    - 异常去甲肾上腺素再摄取。
    - 局部儿茶酚胺作用异常增加。
- 微折返

流行病学和临床特点

- 最常见的特发性室性心动过速(60%~75%)
- 常见于年轻(30~50岁)、女性(为男性的2倍)、无器质性心脏病患者。
- 心律失常常有昼夜节律
  - 上午7:00~11:00和下午16:00~20:00多发。
- 心律失常的触发因素常与肾上腺素相关:
  - 中度体力活动、情绪激动、吸烟。
  - 可与月经周期或妊娠有关。
- 症状
  - 心悸(80%)、头晕(50%)、不典型胸痛、晕厥。

分类

- 反复单形性室性心动过速

- 短阵 NSVT。
- 可能会被运动抑制。
○ 阵发性运动相关 VT
- 中度运动后或情绪激动诱发。
- 运动试验可以诱发 25%~50% VT。
  • 通常心率存在室性心动过速诱发窗。

12 导联心电图

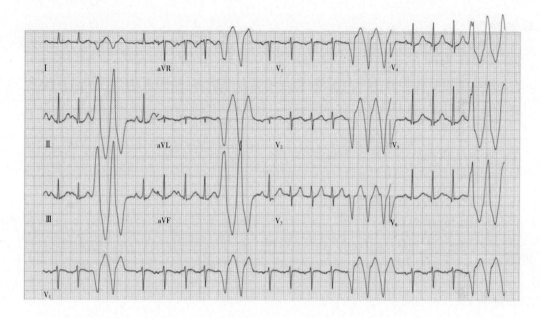

○ 基线 ECG
- 正常 QRS 波群间期(V_1~V_3<110ms)。
- V_2~V_5 T 波直立。
○ VT 的 ECG
- LBBB 形态,电轴向下。
- VT 定位
  • V_1,V_2 R 时程
    □ >50% QRS 波群:LVOT(左冠状窦)。
    □ <50% QRS 波群:RVOT 或 LVOT(右冠状窦)。
  • V_2 R:S 比值
    □ >1:LVOT。
    □ <1:RVOT。
  • 心动过速时 QRS 移行与窦性心律移行相比
    □ 窦性心律移行早:RVOT。
    □ PVC/VT 移行早:LVOT。

- RVOT 内定位(见表 10.7)

表 10.7　RVOT 室性心动过速定位

	前壁	后壁	中位	间隔	RV 游离壁
胸前导联 R/S 移行	–	–	–	$\leq V_3$	$\geq V_4$
Ⅰ 和 aVL 导联	负向(qs 或 rS)	正向(R 或 Rs)	正向(rs 或 qrs)	负向	正向
Ⅱ, Ⅲ, aVF	–	–	–	单相	切迹

其他检查

- 动态心电图
  - LBBB 形态 PVC 或 VT:清醒状态、运动时更多发(峰值在上午 7:00~11:00 和下午 16:00~20:00)。
- 腔内电图
  - 通常正常。
- MRI
  - 排除 ARVC 及类似情况。
- 电生理检查:见下文。

处理

急性期处理

- 迷走神经刺激、腺苷、β 受体阻滞剂、维拉帕米。

慢性期处理

- 药物治疗
  - β 受体阻滞剂或非二氢吡啶类 CCB:可消除 25%~50%症状。
  - ± Ⅰ c 类抗心律失常药物(RVOT VT)。
- 侵入性治疗
  - 导管消融:通常是根治性的;强烈推荐。
  - ICD:药物治疗后的持续性室性心动过速;通常不需要。

预后

- 较好(无器质性心脏病)

流出道室性心动过速导管消融

指征

- 药物抵抗室性心动过速,药物不耐受。
- 患者不希望长期药物治疗。

预期成功率

- 即刻和长期成功率为 90%(如果消融时可诱发)。

并发症

- 与其他侵入性手术类似。
- RVOT 穿孔:尤其高功率和盐水灌注导管。
- 冠状动脉损伤:主动脉窦消融,右心室流出道间隔消融(左前降支或左主干)。
- 传导阻滞:消融术中导管移位至希氏束区域。

解剖

- 右心室位于左心室右前方
- RVOT 边界分别为:
  - 上界为肺动脉瓣。
  - 下界为三尖瓣环上缘。
  - 后界为室间隔。
  - 前界为右室游离壁。
    - 解剖走行
      - 走行于左心室流出道左前方。
- 肺动脉瓣位于主动脉瓣前上方(5~10mm)
  - 右冠状窦:邻近右心室流出道后间隔。
  - 左冠状窦:邻近右心室流出道前间隔。
- LV/LVOT 基底部
  - 位于上方主动脉瓣和间隔、前外侧的二尖瓣之间的心肌。

术前准备

- 停用抗心律失常药物 5 个半衰期(特别是 RVOT VT、分支型 VT)。
- 由于全身麻醉可导致不可诱发 VT,优选局部麻醉。

器械

- 三维标测系统:在 QRS 波群起始前,将兴趣窗设置为 50~80ms。

- ○ 诊断导管
  - ■ 右心室心尖四极导管。
  - ■ 冠状窦可调弯十极导管(参考和起搏)。
- ○ RVOT 心内膜标测
  - ■ 灌注或非灌注消融导管:D 弯(中号/蓝色)或 C 弯(中小型/绿色)或双弯。
  - ■ 考虑 SL0、LAMP 或可调弯鞘管(RVOT 稳定性)。
- ○ LVOT 心内膜标测
  - ■ 非灌注或灌注导管:B 弯(小号/红色)或 D 弯(中号/蓝色)。

标测

- ○ 联合激动标测和起搏标测
- ○ 少数非持续性室性心动过速或期前收缩需要非接触标测
  - ■ 将多极阵列置于肺动脉瓣下的右心室流出道。

理想靶点

- ○ 局部双极电图领先体表 QRS 波群至少 30ms
- ○ 单极电图起始为负向(QS 形态)
- ○ 完美匹配(12/12),以心动过速周长(如果室性心动过速)或 400~600ms(如果 PVC)起搏。

消融设置

- ○ RVOT
  - ■ 非灌注导管消融:40~60W,消融持续 30~60s(目标温度 55℃~65℃)。
  - ■ 灌注导管消融:25~35W,消融持续 30~60s(目标温度 43℃)。
- ○ 主动脉窦
  - ■ 保证与冠脉开口的安全距离(见下文)。
  - ■ 灌注导管消融:10~15W 开始,滴定至 25~35W,持续 30~60s。
- ○ 消融终点
  - ■ 消融期间心动过速终止。
    - • 终止前心律失常可能短暂加速。
    - • 短暂加速没有终止,则提示靠近起源。
  - ■ 观察期(30~60min)没有自发性或异丙肾上腺素诱发的期前收缩。

高级技术

- ○ 冠状动脉窦消融
  - ■ 如果靠近主动脉窦的较大右心室流出道区域激动提前,则怀疑主动脉窦起源。

- 右冠状窦:靠近右心室流出道后间隔。
- 左冠状窦:靠近右心室流出道前间隔。
  - 消融前后都要行冠状动脉造影以保证导管距离冠状动脉开口在 1cm 以上，而且消融未造成冠状动脉损伤。
- 右心室多源
  - 提示更广泛病理基础(如 ARVC),但也可见于正常心脏。
  - 考虑电压标测,明确心内膜瘢痕。
- 非持续性室性心动过速或偶发期前收缩
  - 高剂量异丙肾上腺素(30~50μg/min)。
  - 氨茶碱(6mg/kg 静脉注射 20min,然后调整至 0.5μg/min)。
  - 肾上腺素[25~50μg/(kg·min)]。
  - "冷却"期:骤停静脉用药。
- 大范围激动领先
  - 标测邻近区域(LVOT、冠状动脉窦)。
  - 使用单极电图缩小最佳区域。
- 最佳位置靠近希氏束
  - 考虑冷冻消融或能量滴定。
  - 考虑无冠窦消融。
- 当理想位置消融不成功时
  - 常由于能量不足(使用灌注或大号消融导管,可以提供更大能量且不损伤组织)。
  - 更详细的标测或使用不同形状/规格导管。
  - 标测相关解剖位置。
  - 心外膜途径。

束支折返性室性心动过速(BBR-VT)

流行病学和临床特点

- 可诱发持续性室性心动过速占 6%
- 与以下因素有关:
  - 扩张型心肌病(缺血、瓣膜、非缺血)。
  - 肌营养不良。
  - 孤立性希氏束-浦肯野系统传导紊乱。

解剖学和病理生理学(机制)

- 传导系统疾病导致单向传导阻滞和折返的基质,累及左右束支。

- 最常见的类型(A型)是室性期前收缩引入左右束支。
- 右束支因为前传不应期产生逆传阻滞。
- 沿不应期短的左束支逆传。
- 如果时间合适,激动沿右束支前传激动右束支终端的心室,然后再次逆传。

分类

表 10.8　束支折返性室性心动过速分类

	逆向传导	前向传导	室性心动过速形态
A 型	左束支	右束支	LBBB 形态
B 型	左前或左后分支	对侧分支	RBBB 形态
C 型	右束支	左束支	RBBB 形态

12 导联心电图

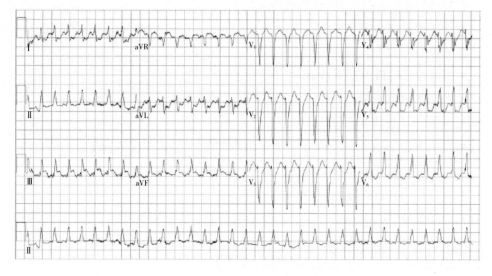

- 基线状态:非特异性室内传导阻滞伴或不伴 PR 间期延长。
- 室性心动过速:快速内向曲折的典型左束支传导阻滞形态(少见右束支传导阻滞形态)。

其他检查

- 超声:扩张型心肌病。

处理

急性期处理

- 迷走神经刺激、静脉注射维拉帕米可能有效。

慢性期处理

- ○ 药物治疗
  - ■ 通常无效。
- ○ 侵入性治疗
  - ■ 可能根治:消融右束支。
- ○ 器械治疗
  - ■ 由于消融前就存在的传导系统疾病,大多数患者需要应用起搏器。
  - ■ 根据患者病情,可能需要植入 ICD。

电生理检查

基质

- ○ 前向传导
  - ■ HV 延长或分离的希氏束电位(自发或心房刺激/短阵快速起搏时)。

心动过速诱发

- ○ RVa 和(或) HRA 程序刺激
- ○ 依赖形成希氏束–浦肯野系统关键传导延迟阈值
  - ■ 在 V–H 延长阈值可重复诱发心动过速。

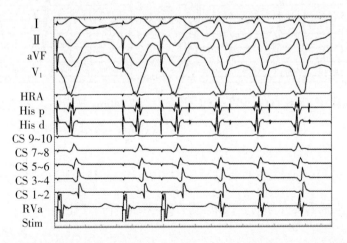

S_2 使希氏束电位延迟并暴露了希氏束电位,并跟随在心室电位之后。

心动过速时的表现

- ○ HV 间期延长
  - ■ A 型和 C 型:室性心动过速时 HV ≥ 窦性心律时 HV。

- B型:心动过速时 HV<窦性心律时 HV(通常相差<15ms)(因为希氏束逆向激动与束支近端激动同时发生)。
  ○ 心室除极前有希氏束、右束支或左束支电位,激动顺序为 H-RB-V,且间期稳定(HV、RB-V、LB-V)。
    - 注:逆向希氏束应该与折返前传支的束支近端同时激动。
  ○ 室性心动过速时 H-H(RB-RB 或 LB-LB)间期变化在 VV 间期变化之前。

心动过速时的操作

  ○ 拖带:以短于心动过速周长 10~30ms 起搏。
    - 心房刺激产生隐匿性拖带支持 BBR-VT。
    - 心室刺激产生隐匿性拖带支持非 BBR 折返,除非直接起搏室性心动过速出口。
  ○ PPI
    - 右心室心尖 PPI-TCL 应<30ms(如>30ms,则不可能为 BBR-VT)。

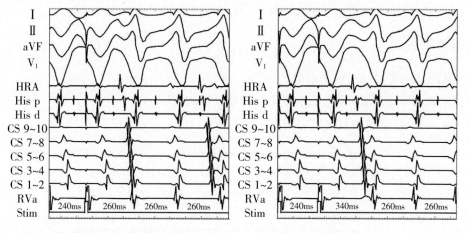

以 240ms 拖带右心室心尖,PPI=TCL, 提示为 BBR-VT。

以 240ms 拖带右心室心尖,PPI-TCL 延长(120ms),不支持 BBR-VT。

终止

  ○ 通常在自发或起搏介导的希氏束-浦肯野系统阻滞后终止。

鉴别诊断

  ○ 心肌内折返的室性心动过速有以下特点:
    - 可见希氏束和心房起搏分离。
    - 心动过速 V-V 间期变化在 H-H 之前。
    - 心室起搏(右心室心尖拖带)可以确定诊断。
      - 如右心室 PPI-TCL >30ms,则不可能是 BBR-VT。

- 心室刺激可见隐匿性拖带。
- SVT 伴差异性传导
  - 所有 SVT 应先激动近端希氏束，再激动远端希氏束（BBR-VT 先激动远端希氏束，后激动近端），此外：
    - AVNRT 可有 VA 分离，但是右心室拖带 PPI-TCL>30ms。
    - 交界性心动过速可有 VA 分离，但不能被右心室心尖拖带。
    - 希氏束内折返可有 VA 分离，但不能拖带。
    - 顺向型结室旁路介导的 AVRT 可有 VA 分离，但是通常不存在传导系统疾病。
    - VA1:1 的顺向型 AVRT;可以右心室拖带但是 PPI-TCL>30ms。
    - VA1:1 的房束旁路参与的顺向型 AVRT,但是没有 HV 或为负值。
    - VA1:1 的房性心动过速伴差异性传导,不能被右心室拖带。

BBR-VT 导管消融

指征

- 怀疑束支折返性室性心动过速

预期成功率

- 即刻和长期成功率为 95%~100%

并发症

- 高度房室传导阻滞:10%~30%。
  - 消融传导最差的束支。
  - 术前考虑植入起搏器/ICD。

器械

- 右心室四极电极(刺激)±希氏束电极(区分希氏束和浦肯野电位)。
- 消融导管:通常非灌注导管是足够的(如不能获得足够消融能量,可更换灌注导管)。
  - 右束支消融:F 弯(大号/橙色)。
  - 左束支消融:B 弯(小号/红色)或 D 弯(中号/蓝色)。

标测

- 右束支
  - 通常消融右束支,因为:
    - 不需要动脉途径。
  - 技术

- 将导管置于右心室前间隔基底部,靠近希氏束。
- 向心尖推送导管直到导管远端记录到右束支电位。
- 右束支电位:
  - 位于希氏束电位后 10~15ms。
  - A:V 比例通常 <1:10(或没有 A 波)。

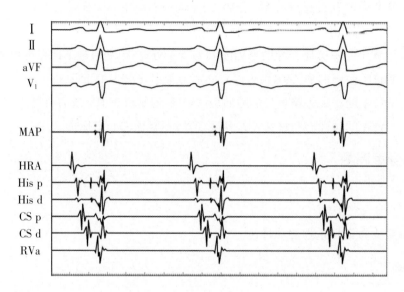

右束支电位(星号):在希氏束电位后。

- 消融左束支
  - 出现以下情况时考虑:
    - 右束支机械损伤导致完全性房室传导阻滞。
    - 间断记录到左束支电位或者窦性心律下左束支电位位于 V 波后,提示术前存在左束支前向传导阻滞。
  - 过程
    - 经主动脉逆行途径推送导管至左心室心尖间隔。
    - 后撤导管直到记录到左束支电位。
    - 左束支电位有如下特点:
      - 位于希氏束下方 1~1.5cm。
      - 希氏束电位后约 20ms。
      - A:V 比例通常<1:10(没有 A 波或仅有很小的 A 波)。

理想靶点

- 完全阻断右束支或左束支传导

消融

- 非灌注导管：20~60W，持续消融 60s（目标温度 55℃~65℃）。
- 灌注导管：25~35W，持续消融 60s（目标温度 43℃~48℃）。
- 消融终点
  - 右束支消融后不能诱发 BBR-VT。
  - 如果消融右束支，导致持续性 RBBB；或者，消融左束支导致持续性 LBBB。

高级技术

- 非可诱发心动过速
  - 心动过速不能诱发通常是由于间歇性双向性完全阻滞或传导延迟不足。
  - 可以尝试短-长-短间期刺激，如设置 600-250-400ms 的 S_1-S_2-S_3 刺激。
  - 可能需要：
    - 异丙肾上腺素维持心动过速。
    - Ⅰa 类药物（如普鲁卡因胺）诱导传导延迟。
  - 极少情况下：
    - 需要左心室刺激或心尖起搏诱发右束支形态 BBR-VT。
- 无法记录/消融右束支电位
  - 消融右束支可以垂直于希氏束到右束支远端的轴线进行消融。
  - 消融左束支可能需要从前上间隔到下后间隔线性消融（经过左前和左后分支）。
  - 室性心动过速时消融。
- 束支消融后仍能诱发室性心动过速
  - 考虑残存室性心动过速的其他机制：
    - 瘢痕相关室性心动过速（在 30%~60% 成功消融的 BBR-VT 患者中可诱发）。
    - 自律性室性心动过速。
    - 间隔非缺血性扩张型心肌病室性心动过速类似 BBR-VT；这也说明记录希氏束和 RB/LB 电位的重要性。

分支型（或特发性）左心室室性心动过速

解剖学和病理生理学（机制）

- 折返：舒张期沿室间隔的左心室方向接近左后分支部分缓慢传导（常见型）。

分类

- 左后分支型：RBBB 形态，电轴指向左上（常见型，占 90%）。

- ○ 左前分支型:RBBB 形态,电轴指向右下(非常见型)。
- ○ 高位间隔型:窄 QRS 波群,电轴不偏移(少见型)。

流行病学及临床特点

- ○ 好发于 15~40 岁;60%~80%为男性。
- ○ 通常为持续性单形性室性心动过速,无 PVC 及非持续室性心动过速。

12 导联心电图

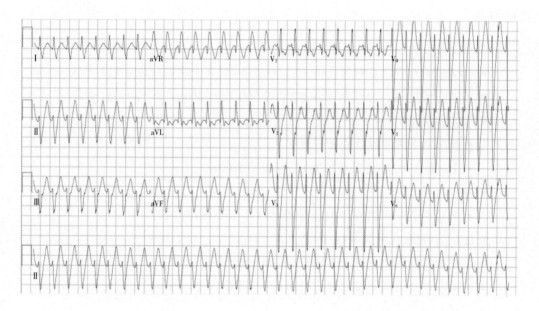

- ○ 基线心电图通常正常
- ○ 室性心动过速
  - 通常为 RBBB 形态,相对较窄的 QRS 波群(见分类)。
  - 可能较难与乳头肌室性心动过速鉴别。

其他检查

- ○ 超声通常正常

处理

急性期处理

- ○ 静脉注射维拉帕米

慢性期处理

- ○ 药物治疗
  - 口服维拉帕米。

　　○ 侵入性治疗

　　　■ 导管消融(推荐)。

电生理检查

基质

　　○ 窦性心律时可以在间隔中下部记录到独立的 P 电位

　　　■ 舒张晚期 P 电位(P_1)代表分支附近病变心肌的缓慢传导。

　　　　• 通常 P_1 隐藏在 V 波内,因为窦性心律时前向和逆向同时激动,可能出现得很晚。

　　　■ 收缩期前 P 电位(P_2)代表左后分支逆向激动。

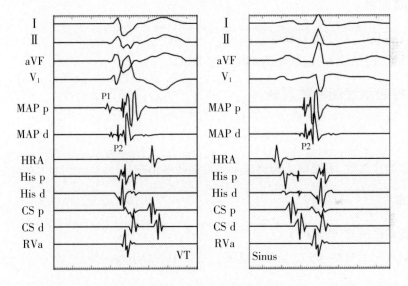

　　室性心动过速(左图)和窦性心律时左心室间隔标测(右图)。室性心动过速时可见 P_1 和 P_2 电位,P_2 在远端最早,而 P_1 在近端电极最早出现。窦性心律时仅 P_2 可见。

诱发

　　○ 右心室心尖行程序刺激(± 短–长–短周期刺激)

　　○ 能否诱发依赖于希氏束–浦肯野系统的临界传导延迟

　　　■ 室性期前收缩阻滞于正常后分支。

　　　■ 沿病变缓慢传导浦肯野电位前传,产生 P_1。

　　　■ 然后,沿正常浦肯野电位逆传,产生 P_2。

　　○ 也可经心房起搏诱发

心动过速特点

　　○ 心动过速时可在中间隔记录到独立的 P 电位(P_1 和 P_2)

- 室性心动过速时 HV 比窦性心律短
- 希氏束激动落后于左束支(而 BBR-VT 时希氏束激动领先左束支)
- 最早心室激动:
    - 左后分支型室性心动过速:最早激动点在低位间隔中部到心尖位置(舒张期电位在中间隔)。
    - 左前分支型室性心动过速:最早激动在左心室前侧壁(舒张期电位在中间隔)。
- 心室激动前有希氏束、右束支电位或左束支电位,激动顺序为 H-RB-LB,而且间期(HV、RB-V、LB-V)恒定。
- 自发 V-V 间期变化跟随在 H-H/RB-RB/LB-LB 变化之后。

心动过速时拖带

- 可以从心房、心室进行拖带。
- 记录 P_1、P_2 的位置,拖带使其 PPI 匹配 TCL。

分支型室性心动过速导管消融

指征

- 药物治疗无效,不能耐受药物或不愿长期药物治疗。

预期成功率

- 可能难以诱发(约 50%)。
- 即刻成功率 90%~95%(如果可诱发),复发率 5%~10%。

并发症

- 左束支传导阻滞和房室传导阻滞

器械

- 右心室四极电极(刺激)±希氏束电极(用于分辨希氏束及 P 电位)
- 左心室间隔多电极导管(记录左束支电位及 P 电位)
- 消融:非盐水灌注导管通常足够,B 弯(小号/红色)。
    - 如果消融不充分可换盐水灌注导管。

标测

- 消融导管通过主动脉逆行送入左心室。
- 进入左心室,顺时针旋转导管(打弯),贴靠室间隔。
- 诱发室性心动过速,激动标测。
- 寻找 P 电位(P_1 和 P_2)。

- 左后分支型室性心动过速:最早激动点在低位间隔中部到心尖位置,舒张期电位在中间隔。
- 左前分支型室性心动过速:最早激动在左心室前侧壁,舒张期电位在前中间隔。

理想靶点

- 舒张期电位(P_1)在室性心动过速环路前传支(中间隔)
  - 该处不一定是电位最早处(寻找 P–QRS 间期 30~130ms)。
  - 越靠近心尖,发生左束支传导阻滞风险越低。
  - 注:如果消融无效,可以向更近端消融。
- 如果找不到 P_1,可以在室性心动过速出口寻找收缩期前的 P_2 电位。
- 高位间隔分支型室性心动过速:
  - 寻找 P_2,窦性心律下消融,避免房室传导阻滞。
  - 低功率(10W)滴定放电,监测交界性心律及房室传导。

消融

- 非灌注导管消融:40~50W,持续消融 60s(目标温度 50℃~60℃)。
- 盐水灌注导管消融:25~35W,持续消融 60s(目标温度 43℃)。
- 消融终点
  - 心动过速减速并在放电 15s 内终止。
  - 程序刺激及异丙肾上腺素不能诱发室性心动过速。
  - 心房起搏
    - 诱发形态同室性心动过速的室性期前收缩(室性回波),代表单向阻滞。
    - 不能诱发室性期前收缩,代表双向阻滞。
  - P_1 移动到 QRS 波群之后(P_2 到 P_1 单向阻滞)。

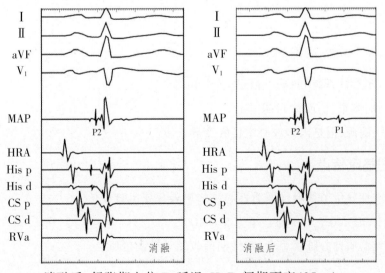

消融后,舒张期电位 P_1 延迟,H–P_2 间期不变(35ms)。

高级技术

○ 不可诱发或偶发期前收缩

- 高剂量异丙肾上腺素(可达 30μg/min)或肾上腺素[25~50μg/(kg·min)]。
- 30min 后再次诱发,标测时可能已经损伤浦肯野系统。
- 心房起搏标测室性回波。
- 窦性心律下标测和消融 P 电位。
  - 解剖消融 P 电位及起搏标测匹配的位置。

○ 找不到理想的 P 电位

- 尝试多电极导管。
- 换用不同形状/弯度的导管。
- 从穿间隔换主动脉逆行。
- 解剖消融
  - 在垂直于左心室长轴的中间隔行线性消融
    - 目标是中断左侧分支中到远端 1/3 分支。
  - 可以联合起搏标测
    - 在起搏标测最佳 QRS 波群近端 10~15mm 处消融。
    - 然而,这种方法的消融终点不可靠。

○ 导管稳定性差

- 快速分支型室性心动过速可导致导管不稳定。
- 考虑更换导管,穿间隔入路,冷冻消融或窦性心律下消融。

室性期前收缩(PVC)

分类

○ **单源**:单一起源,形态单一。

○ **多源**:多形性,联律间期不恒定,多个起源。

○ **多形性**:多形,但联律间期恒定。

- 单一起源,但是出口或心室传导变异。

流行病学和临床特点

○ 复杂室性异位节律增加器质性心脏病患者猝死风险。

- 如 LVEF<40%,1 年死亡率为 5%~10%。

○ 对于无器质性心脏病患者,室性期前收缩无预测价值。

- 见于 20 岁以下的人群(0.5%)及 50 岁以上的人群(2.2%)。
- 在这两组人群中没有证据表明治疗改变死亡率。
  - 可以认为良性,如果:
    - 单发。
    - 单形。
    - 运动后消失。
    - 无器质性心脏病。
  - 复杂室性异位心律:
    - 频发(>10 次/小时)。
    - 连发(二联律、三联律、非持续室性心动过速)。
    - 多源(不同部位)。
    - 与器质性心脏病(冠心病、心肌病)或慢性阻塞性肺病(COPD)有关。

12 导联心电图

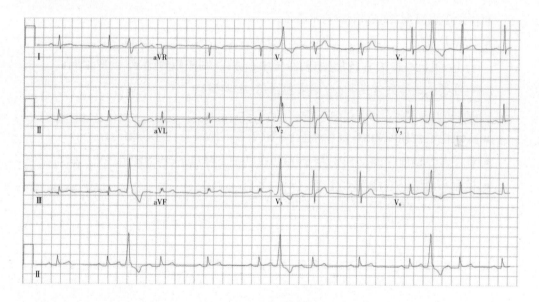

- 宽大 QRS 波群(>120ms),前方无 P 波(提前发生)。
  - 常见房室分离
- 固定联律间期:正常 QRS 波群和期前收缩间期恒定(<0.08s 则支持心室起源)。
- 通常有完全代偿间期:
  - 由于室房传导阻滞或窦房结处于不应期,期前收缩未重整窦房结。
  - 随后窦性节律按既定节律发放。
  - PVC 期前收缩也可产生不完全代偿间期,如果:
    - 逆行室房传导:逆行心房激动重整窦房结(下一次节律提前发生)。
    - 插入性室性期前收缩:PVC 不能提前穿过房室结,但是窦性心律缓慢,允许房室结和心室在下一次窦性心律时恢复可激动性(窦性心律继续进行)。

- 隐匿性传导:室性期前收缩逆行激动房室结使 PR 延长(房室结相对不应期),连续前向和逆向激动最终导致传导阻滞。

○ 局灶同室性心动过速

其他检查

○ 同室性心动过速

处理

○ 非药物治疗

- 如心脏结构正常且室性期前收缩负荷低(<10%),仅安慰和告知患者。
- 如果 24 小时 Holter 室性期前收缩负荷 >10%,每年须进行超声心动及 Holter 随访。

○ 药物治疗

- β 受体阻滞剂、维拉帕米/地尔硫䓬。
- 替代方案
  - Ⅰc 类抗心律失常药物(如无器质性心脏病,则应用氟卡尼、普罗帕酮)。
  - Ⅲ类抗心律失常药物(应用索他洛尔、胺碘酮)。

○ 消融指征

- 症状性室性期前收缩:药物抵抗、不耐受或不愿接受长期药物治疗。
- 频发室性期前收缩(>10%)导致左心室功能下降(LVEF 下降或 LV 扩张)。
- 标测和消融同室性心动过速。

(刘元伟　译)

第 11 章

窦性心动过速

了解和处理窦性心动过速(ST)

一般概念

适当窦速

- 对躯体、情绪、病理或药物应激的适当反应,表现为非阵发性窦速(心率>100 次/分)。
  - 由于交感活性增高、副交感活性减低引发窦房结起搏细胞自律性增高,从而引发适当窦速。
- 病因
  - 生理性:劳累、疼痛、发热、感染、急性疾病状态、低血容量、贫血。
  - 心理性:应激、焦虑。
  - 代谢性:低血糖。
  - 内分泌性:甲状腺毒症、嗜铬细胞瘤、5-羟色胺介导。
  - 肺源性:低氧血症(肺栓塞、慢性阻塞性肺病、哮喘)。
  - 药物性
    - 兴奋性物质:咖啡、乙醇、尼古丁。
    - 处方药:舒喘灵、儿茶酚胺、茶碱、阿托品。
    - 非法药物:安非他命、可卡因、3,4-亚甲二氧基甲基安非他明(MDMA)、大麻。
    - 抗肿瘤药物:阿霉素、柔红霉素。

不适当窦速(IST)

- 对躯体、情绪、病理或药物应激产生不成比例的反应,表现为非阵发性窦速(心率>100 次/分)。

- 由窦房结或界嵴自律性增高所致。

○ 类型

- 静息心率过高。

- 仅在运动或应激时心率过快。

- 上述两者并存。

○ 病因

- 内源性窦房结功能异常(自律性增强)。

  - 固有心率增高(如自主神经功能缺陷)。

  - IST 通常是对肾上腺素和运动产生过度反应。

  - 可能具有遗传学原因(编码包括起搏细胞的离子通道的基因突变)。

- 自主神经调节异常(家族性自主神经异常:交感神经活性升高/副交感神经活性降低)。

  - 发病前常有病毒感染或创伤病史。

  - 有其他非心脏性的典型的家族性自主神经异常的表现。

  - 成功的窦房结消融后,家族性自主神经异常的症状仍持续存在。

窦房结折返性心动过速(SNRT)

○ SNRT 是一种少见的阵发性(通常非持续性)心动过速,与普通窦性心动过速相似或一致。

○ 在窦房结和右心房之间存在通过窦房结的异常的传导通路,从而构成折返环存在的基质。

体位性心动过速综合征(POTS)

○ 自主神经功能失调常伴随直立位不耐受(站立时出现症状)。

- 仅在体位改变时发生窦性心动过速。

○ 原发性

- **自主神经功能部分失调型**:直立位时心率比基线增高>30 次/分,或直立倾斜床立起 10min 内心率超过 120 次/分,不伴有血压降低(血压下降<20/10mmHg)。

- 交感过度激活型:直立位时心率升高伴有高血压。

○ 继发性

- 糖尿病。

- 淀粉样变性。

- 狼疮。

- 结节病。

流行病学和临床特征

不适当的窦性心动过速(IST)

- 90%的患者为女性;平均年龄为 38 岁。
- IST 典型病程发生于病毒感染或创伤后。
- 症状包括心悸、胸痛、呼吸困难、头晕、眩晕、晕厥前兆。
  - 伴随的症状包括直立性晕厥前兆/低血压,视物模糊、头晕、刺痛、胃肠道功能紊乱、呼吸困难和出汗。
- 症状的严重程度不同(无症状到丧失劳动能力)。

窦房结折返性心动过速(SNRT)

- 症状:心悸、眩晕和晕厥前兆(晕厥少见)。
- 有器质性心脏病基础的患者发病率较高。

体位性心动过速(POTS)

- 症状:站立时出现心悸。
- 直立性心动过速(发生于站位时的 2、5 和 10min 的血压和心率变化)。

12 导联心电图

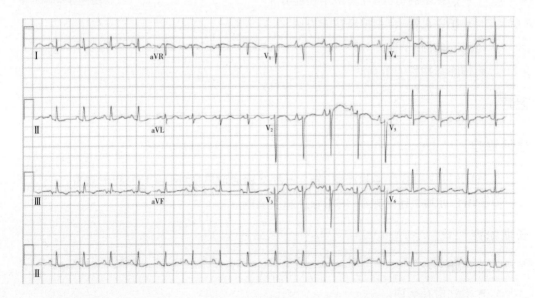

- 频率:100~160 次/分。
  - 可能快于甲状腺功能亢进或败血症。
  - IST:心率持续>100 次/分或在运动时过度增快。

- 节律:节律规整伴有周长的逐搏变异(CL)。
- P 波:P 波形态和心内膜激活与窦性病变相同。
  - 向量从上向下并且从右向左。
- PR 间期:通常继发于交感活性增强的缩短(加快房室传导)。
- QRS:通常为窄 QRS,除非差传或束支阻滞。
- 发作/终止
  - ST 和 IST 为非阵发性(逐渐发作和终止)。
  - SNRT 为阵发性(突然发病和终止)。

其他检查

- 检查潜在的病因(见病因学部分)。
- 24h 动态心电图。
  - IST:白天持续发生窦性心动过速,夜间心率正常。
    - 运动时心率过度增快。
  - SNRT:阵发性窦性心动过速(突然发病和终止)。
- 评估固有的心率(IHR:较少进行)。
  - 静脉注射阿托品 0.04mg/kg+普萘洛尔 0.2mg/kg。
  - 预测的 IHR=118.1−(0.57×年龄)。
    - IHR 增高=内源性窦房结功能异常。
    - IHR 正常=自主神经功能失调。
- 超声心动图。
  - 排除结构性心脏病。

治疗

急诊治疗

- POTS 可应用 β 受体阻滞剂、非二氢吡啶钙通道滞剂(ND−CCD)和地高辛。
- SNRT 可刺激迷走神经、应用腺苷和胺碘酮。

长期治疗

- 非药物治疗
  - 治疗潜在病因。
- 药物治疗
  - β 受体阻滞剂(一线药物)。
  - 非二氢吡啶钙通道阻滞剂或伊伐布雷定(二线药物)。

- 其他：胆碱能药物(吡啶斯替明)、抗心律失常药物(索他洛尔、普罗帕酮)。
    - POTS：水化、氟氢可的松和(或)米多君、可乐定。
  - 消融治疗
    - IST 或 SNRT：频繁发作或耐受性差的药物。
    - 注意：消融通常不成功,因此应当仅作为最后的手段。

电生理检查(EPS)

基线观察

  - 前向传导通常表现为正常的房室结递减传导。
  - 如果存在逆时针方向传导,表现为递减和向心性传导。

心动过速的诱发

  - 程序刺激可诱发心动过速(SNRT,心房期前收缩或短阵快速心房起搏),含或不含异丙肾上腺素(IST)。
    - IST 不应先采用心房或心室程序刺激。

心动过速时的表现

  - AV 比例通常为 1:1 或 ≥2:1。
  - VA 间期不固定。
  - AA 间期变化发生于 HH 间期变化之前。

心动过速发作时的策略

  - 心室起搏
    - 起搏不能拖带。
    - 心房激动顺序与心动过速时不同。
    - AV 分离不能终止心动过速。
    - 起搏后顺序为 VAAV 或 VAAHV。
  - 心房起搏
    - VA 回归周长不固定。
    - 以心动过速周长起搏时的 AH(TCL)=心动过速时的 AH。

心动过速的终止

  - 心律失常终止于 V 波(在心房停止)。

窦性心动过速的导管消融(窦房结改良/消融)

适应证

○ 有症状的、复发的或对药物治疗无效的 IST。

预期成功率

○ 急性成功率 76%~90%。
○ 长期成功率 2%~66%。
  ■ 消融失败通常是因为界嵴下方到消融位点起搏功能的恢复。

预期并发症

○ 消融后窦性心动过缓和窦性停搏可能持续存在 24~48h。
○ 10%~15%的病例因心动过缓需要植入起搏器。

设置

○ 四极电极放置在右心室(备用起搏)。
○ 可调弯十极电极导管放置在冠状窦(参考和起搏)。
○ 灌注消融导管(RF)[F 弯(大弯/橘色)]。

标测

○ 消融前
  ■ 低剂量异丙肾上腺素 1μg/min 和 2~3μg/min 确定为基线反应。
○ 解剖学标测
  ■ 导管沿前壁放置在右心房上部。
  ■ 窦房结位于接近高于右心房与上腔静脉交界处并向下延伸至右心房侧壁。
    • 窦房结最上方的内侧面发放的冲动频率最高。
    • 该部位靠近界嵴(右心房小梁肌部和光滑部的解剖学分界)上部。
○ 激动标测
  ■ 心房激动最早点。

理想的消融靶点

○ 应从窦房结最上方向下方消融,从而消除窦房结最高的频率部分并向下滴定窦房结频率。
  ■ 注意:应在消融前进行高输出起搏(电流 20mA,脉宽 2ms)并标记膈神经位置,因为其在解剖上邻近窦房结。

射频消融的实施

○ 非灌注导管消融：40~60W，消融 30~60s（温度 55℃~65℃）。

○ 灌注导管消融：25~35W，消融 30~60s（温度 43℃~48℃）。

○ 成功的决定因素

■ 消融过程中：由初始的窦性心动过速变为窦性频率减慢。

■ 消融术后

• 窦性频率减慢（将基线速率从 20~30 次/分降低到 60~80 次/分）。

• 对异丙肾上腺素反应减低（2mg/min，速率小于 100~120 次/分）。

• 术后心电图应显示低心房节律（低平或负向 P 波）。

（佘飞　译）

第 12 章

心动过缓和传导阻滞

窦性心动过缓和窦房结功能障碍

概述

○ 窦房结(SA)产生传播脉冲的能力受损。

　■ 考虑 2:1 窦房传导阻滞。

流行病学和临床特征

○ 窦性心动过缓在 65 岁以上人群发病率约为 1/600。

○ 可变症状

　■ 从无症状到乏力、运动不耐受、呼吸困难、晕厥前兆或晕厥。

　■ 可导致心绞痛或心力衰竭。

○ 这些患者常对心脏药物高度敏感[非二氢吡啶类钙通道阻滞剂(ND-CCB)、β 受体阻滞剂、抗心律失常药(AAD)]。

○ 常与房性心律失常并存[心房颤动(AF)和心房扑动(AFL)]。

病因

内在因素

○ 退行性:特发性年龄相关纤维化(最常见)。

　■ 窦房结纤维化:不适当的窦性心动过缓和过度超速抑制。

　■ 心房肌纤维化:容易发生心房颤动或心房扑动。

　■ 房室结纤维化:房室传导阻滞。

○ 心肌缺血

　■ 窦房结:右冠供血(60%)或左回旋支供血(40%)。

- ○ 心肌浸润
  - ■ 结节病、淀粉样变、血色素沉积症。
- ○ 炎症
  - ■ 心包炎、心肌炎
- ○ 家族性疾病
  - ■ 强直性肌营养不良、家族遗传性共济失调、Na^+通道突变。
- ○ 胶原血管疾病
  - ■ 系统性红斑狼疮、类风湿性关节炎、硬皮病、强直性脊柱炎。
- ○ 外伤或手术
  - ■ 瓣膜置换术、消融术、房间隔缺损修补术、心脏移植。

外在因素

- ○ 药物
  - ■ 抗心律失常药（Ⅰ类、Ⅲ类）、β 受体阻滞剂、地尔硫䓬/维拉帕米、地高辛、伊伐布雷定。
  - ■ 抗交感神经药（利舍平、甲基多巴、可乐定）、乙醇、锂剂。
- ○ 电解质失衡
  - ■ 钾、钙或镁。
- ○ 代谢
  - ■ 甲状腺功能减退、低体温。
- ○ 心肌缺血
  - ■ 下壁心肌梗死（MI）：神经反射。
- ○ 自主神经介导综合征
  - ■ 神经心源性晕厥、颈动脉窦超敏反应。
  - ■ 情境性：呛咳、排尿、排便、呕吐。
- ○ 感染
  - ■ Chagas 病、心内膜炎、沙门菌、白喉、风湿热、病毒性心肌炎。

分类

- ○ *不适当的窦性心动过缓*
  - ■ 没有合理原因的窦性心动过缓或症状性窦性心动过缓。
- ○ *快—慢综合征*
  - ■ 房性心动过速（AT，通常是 AF），交替出现窦性心动过缓、窦性停搏和（或）房室传导阻滞。
- ○ *间歇性窦性长间歇*
  - ■ 窦性停搏：窦房结暂时停止发放冲动（>2s）。
  - ■ 窦房（SA）阻滞：窦房结冲动不能传出（RR 间期不变）。

- 莫氏 1 型：窦性冲动到心房夺获的间期逐渐延长，导致 PP 间期逐渐缩短，直至 P 波脱落（脱落的 PP 间期<脱落前两倍 PP）。
- 莫氏 2 型：PP 间隔在暂停前后是恒定的，并且 PP 区间后是基本恒定的，还是基本 PP 区间的倍数（2×，3×……）。

○ **变时功能不良**是指运动时心率反应异常低。

■ 绝对：心率不能上升至年龄预测心率（220−年龄）的 60% 或>100~120 次/分。

■ 相对：心率可以达到目标心率，但是存在明显延迟并有运动耐量下降。

12 导联心电图

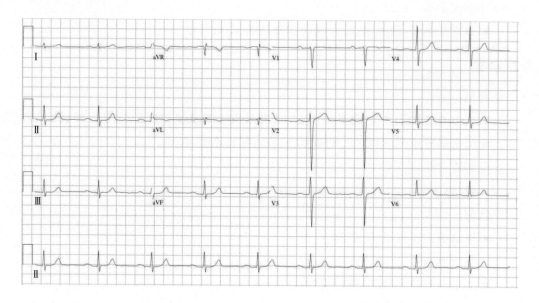

○ 窦性心律，心率 <60 次/分。

■ 1:1 的 P:QRS 关系。

- 每个 P 之后跟随一个 QRS；每个 QRS 前有一个 P 波。

■ 窦性 P 波和电轴。

- Ⅰ、Ⅱ、aVF、V_2~V_6 P 波直立（Ⅱ最清楚）。
- aVR 导联倒置。
- V_1 和 V_2 直立或双向；V_3~V_6 直立。

其他检查

○ 颈动脉窦按摩或直立倾斜实验以确定神经心源性的原因。

○ 跑步机压力试验。

■ 评估运动的变时反应。

○ 动态心电图（Holter、事件记录器、ILR）。

■ 与电异常相关的症状。

○ 评估固有心率（IHR：极少使用）。

- Ⅳ,阿托品 0.04mg/kg +普萘洛尔 0.2mg/kg。
- 预测 IHR=118.1−(0.57×年龄)。
  - 低 IHR=窦房结功能障碍(SND)。
  - 正常 IHR=自主神经紊乱。
- 电生理检查(见"窦房结功能评估"部分)。

治疗

急性期治疗

- 阿托品或异丙肾上腺素。

长期治疗

- 停用影响窦房结的药物(如 β 受体阻滞剂、维拉帕米/地尔硫䓬、地高辛)。
- 起搏器适应证
  - 慢性心动过缓(如果继发于必需的药物治疗)。
    - 症状和心动过缓明显相关(Ⅰ类)。
    - 未记录到症状和心动过缓的明确关系(Ⅱa类)。
    - 症状轻微清醒状态下心率<40 次/分(Ⅱb类)。
  - 快−慢综合征。
    - 快−慢综合征定义为有症状的慢室率房颤(HR<40 次/分),暂停(≥1 次暂停≥5s 的间歇),或者是因为基本药物治疗的结果(Ⅰ类)。
  - 窦性停搏、窦房传导阻滞。
    - 频繁的症状性窦性停搏(>3s：Ⅰ类)。
  - 变时功能不全。
    - 症状性(Ⅰ类)。

预后

- 窦性心动过缓如果没有症状,一般是良性的。
  - 每年有 2%发生房室结功能障碍的风险。

Ⅰ度房室传导阻滞

概述

- 所有激动都传导至心室,但是传导时间延长。
  - 阻滞部位可在心房内、房室结和(或)希氏束−浦肯野系统。

病因

- 高迷走张力[常伴窦性心动过缓和(或)窦性停搏]。
- 年龄相关传导系统退变。
- 心肌缺血。
  - 下壁缺血:房室结缺血。
  - 前壁缺血:希氏束–浦肯野系统缺血。
- 药物(地高辛、β受体阻滞剂、维拉帕米/地尔硫䓬)。
- 炎症(急性风湿热、心肌炎)。
- 外伤(导管介导、房室结消融)。
- 感染(沙门菌、Chagas病)。
- 心内膜炎(主动脉根脓肿)。

12 导联心电图

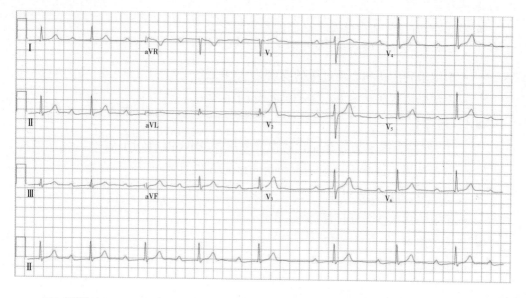

- PR间隔>200ms,心率>60次/分(或如果HR<60次/分,PR>220ms)。
- 如果PR间隔>300ms称为"已标记Ⅰ度房室传导阻滞"。

其他检查

- 根据根本原因确定。
- 通常不需要电生理检查(EPS)。
  - 见"房室结功能评估"部分。

治疗

- 如果没有症状或其他心脏病理的情况下,通常不影响预后,没有临床意义,不需要特殊治疗。

○ 然而,Framingham 研究证据表明 PR 间期>200ms,增加以下风险。

- ■ 死亡率(HR:1.44)。
- ■ 起搏器植入(HR:2.89)。
- ■ 房颤(HR:2.06)。

起搏器适应证

○ 症状性(起搏器综合征或血流动力学障碍:Ⅱa 类)。

○ 已标记Ⅰ度房室传导阻滞(PR>0.3s),左心室功能障碍和心力衰竭的症状,缩短 AV 间期可以改善血流动力学(Ⅱb 类。译者注:目前已经为Ⅱa 类)。

预后

○ 房室结内发生的Ⅰ度 AVN(85%)倾向为良性、非进展性。

○ 房室结以下(宽 QRS)发生的Ⅰ度 AVN 易进展为高度房室阻滞。

Ⅱ度房室传导阻滞

概论

○ 间歇性房室传导阻滞。

- ■ 不是所有 P 波均跟随着 QRS,但是,房室存在某种传导关系。

○ 命名法。

- ■ 基于传导和阻滞的比例(1:1 阻滞,2:1 阻滞,不固定比例阻滞)。
- ■ 高度阻滞:阻滞持续≥2 次连续搏动。

莫氏 1 型阻滞(文氏)

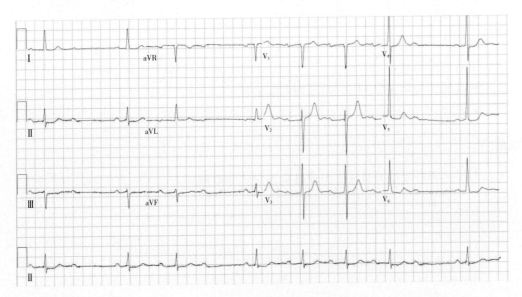

概述

○ PR 间期逐渐延长(文氏周期),跟随一个传导搏动(Luciani 现象)。

- PR 间期随着传导搏动下降短于上一个传导搏动。
- PR 间期延长的同时,RP 间期相应地缩短。

○ 临床特征和流行病学。

- 莫氏 1 型通常发生于房室结水平。
- 莫氏 1 型可见于 6%~11%的健康人。

病因

○ 高迷走张力[通常伴窦性心动过缓和(或)窦性停搏]。

○ 年龄相关传导系统退变。

○ 心肌缺血。

- 下壁缺血:房室结缺血。
- 前壁缺血:希氏束-浦肯野系统缺血。

○ 药物(如地高辛、β 受体阻滞剂、地尔硫䓬、维拉帕米)。

○ 房室结改良术后(水肿或直接损伤)。

○ 心肌炎。

○ 感染(如沙门菌、Chagas 病)。

○ 心内膜炎(主动脉根脓肿)。

处 理

○ 除非有症状。

○ 急性症状性心动过缓

- 注射阿托品。
- 输注异丙肾上腺素。

○ 起搏器适应证

- 症状性心动过缓(Ⅰ类)或起搏器综合征(Ⅱa 类)。
- 无症状:电生理检查提示希氏束内/希氏束下传导延迟。

预后

○ 很少一部分发展为莫氏 2 型或Ⅲ度房室传导阻滞。

莫氏 2 型(Hay)

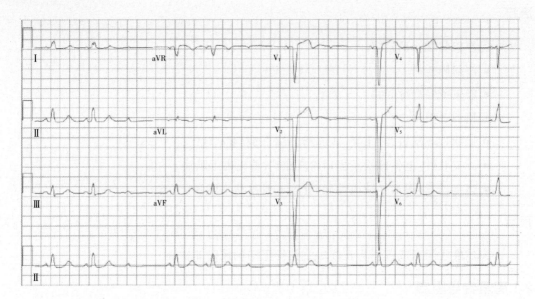

概述

- 全部或无传导。
  - PR 和 RP 间期固定,QRS 间断下降。
  - 心律可以整齐(如 2:1),也可不整齐。
- 原因是希氏束–浦肯野系统的传导阻滞(几乎总是远端阻滞)。

病因

- 年龄相关传导系统退变。
- 心肌缺血。
  - 下壁缺血:房室结缺血。
  - 前壁缺血:希氏束–浦肯野系统缺血。
- 药物(如胺碘酮、普鲁卡因胺)。
- 介入。
  - 外科(如主动脉瓣置换术、房间隔缺损/室间隔缺损闭合术)。
  - 房室结改良术(如水肿或直接损伤)。
  - 乙醇(酒精)消融术后(肥厚型心肌病)。
- 心肌浸润(如结节病、黏液水肿、血色素沉积症)。
- 系统性炎症(如强直性脊柱炎、Reiter 综合征)。
- 心肌炎。
- 感染(沙门菌、Chagas 病、莱姆病)。

○ 心内膜炎(主动脉根脓肿)。

治疗

○ 急性症状性心动过缓。

- 注射阿托品。

- 经皮或经静脉起搏。

○ 起搏器适应证。

- 症状性心动过缓(Ⅰ类)或起搏器综合征(Ⅱa类)。

- 无症状性:电生理检查提示希氏束内/希氏束下阻滞。

- 运动诱发(但不是缺血性)的Ⅱ度或Ⅲ度房室阻滞(Ⅰ类)。

预后

○ 突然发生晕厥或进展为Ⅲ度房室传导阻滞的风险非常高。

2:1 房室传导阻滞

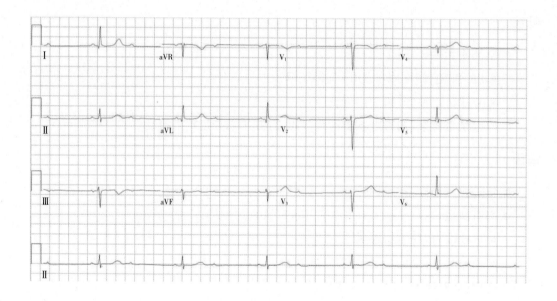

概述

○ 很难区分 2:1 房室传导阻滞是莫氏 1 型还是 2 型传导阻滞。

- 窄 QRS 波群和变化的 PR 间期提示为莫氏 1 型。

    • 阿托品、异丙肾上腺素和运动可以改善房室传导阻滞(从 2:1 到 3:2)。

    • 迷走神经刺激加重房室传导阻滞;也就是说,P 波增快可以更多地传导到心室。

- 宽 QRS 波群提示为莫氏 2 型。

    • 阿托品、异丙肾上腺素和运动加重房室传导阻滞(从 2:1 到 3:1)。

- 迷走神经刺激不引起房室传导阻滞的变化;也就是说,P 波增快导致下传减少。
  - 2:1 房室传导阻滞可见室相性窦性心律。
    - 由于神经激素调节,第一个 P 波阻滞的连续两个 P 波的 PP 间期大于第一个 P 波下传(P–QRS–P)的 PP 间期。

高度阻滞

- 房室传导阻滞持续≥2 次连续起搏。

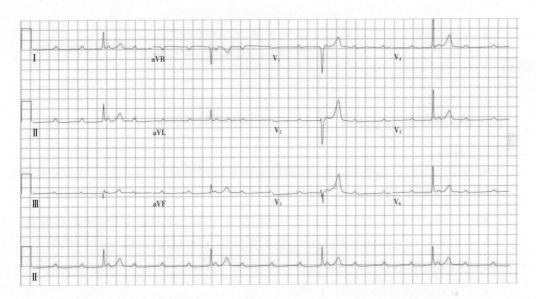

Ⅲ度(完全性)房室传导阻滞

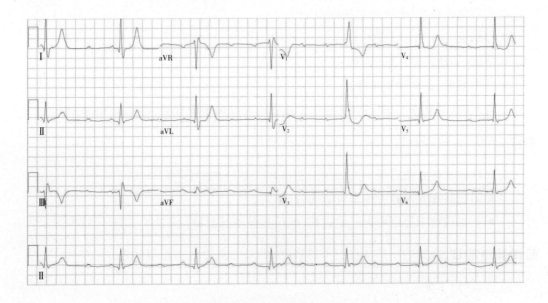

概述

- 这是房室传导的完全阻断,心房、心室独立活动(房室分离)。
  - P 波不传导,不会产生 QRS 波群。
    - 窦性心率的代偿性增加可能继发于心室率缓慢。
  - 逸搏心律依赖于阻滞远端辅助起搏器的功能。
    - 窄 QRS 波群逸搏心律(40~55 次/分)提示阻滞发生于房室结。
    - 宽 QRS 波群室率(20~40 次/分)提示阻滞于房室结以下。
  - 由于室相性调节常可见 P-P 和 R-R 间期的细微变化。

病因

- 高迷走张力(常伴窦性停搏)。
- 年龄相关传导系统退变。
- 心肌缺血。
  - 房室结由房室结动脉供血,该动脉来自右冠状动脉(RCA;90%)和左回旋动脉(LCX;10%)。
  - 希氏束-浦肯野系统主要由房室结动脉供血,小部分来自前左前降支的穿隔支。
  - 右束支由 LAD 的间隔穿支提供,侧支来自 RCA 和 LCX。
  - 左前束由 LAD 的穿隔支供血。
  - 左后束近端由房室结动脉和穿隔支供血。
  - 左后束远端由前和后穿隔支供血。
- 药物(如地高辛、β 受体阻滞剂、地尔硫䓬、维拉帕米)。
- 房室结改良术(水肿或直接损伤)。
- 心肌炎。
- 感染(如沙门菌、Chagas 病)。
- 心内膜炎(主动脉根脓肿)。
- 先天性(<0.04%):60%~90%与新生儿系统性红斑狼疮有关(母源抗 Ro 抗体)。

治疗

- 急性症状性心动过缓。
  - 阿托品和异丙肾上腺素可能无效。
  - 如果逸搏不稳定可先经皮起搏,然后换经静脉起搏。

起搏器适应证

- 症状性(Ⅰ类)。

　　○ 心脏外科术后或房室结消融术后(Ⅰ类)。

　　○ 无症状。

　　　　■ 停搏 >3s,逸搏<40 次/分或房室结下逸搏/阻滞(Ⅰ类)。

　　　　■ 窄 QRS 波群逸搏>40 次/分(Ⅰ类如果心脏扩大/LV 功能不全;否则为Ⅱa 类)。

　　　　■ 运动诱发的(非缺血性)Ⅱ度或Ⅲ度房室传导阻滞(Ⅰ类)。

预后

　　○ 年死亡率约为 50%。

（刘元伟　译）

第**13**章

心脏植入性电子装置

永久起搏器

心脏植入性电子装置(CIED)感知心脏自身电信号,如果电信号频率太低,将电脉冲传输到心脏以刺激心脏收缩。

- ○ **感知**:起搏器感知自身电信号的能力。对感知的反应包括以下两方面。
  - 抑制:在感知期(警觉期)结束前感知自身心脏事件可抑制起搏器刺激发放。
  - 触发:在感知期(警觉期)结束前感知自身心脏事件可促使起搏器刺激发放。
- ○ **夺获**:起搏器触发心脏除极的能力,可导致心肌机械性收缩(心房或心室)。
  - 可以根据欧姆定律理解起搏器的输出脉冲:电流=电压/阻抗。
    - 电压(V):驱动电流移动的力量(单位为伏特)。
    - 电流(A):电流通过的电量(单位为安培)。
    - 电阻(R):电流通过的阻力(包括环路或患者;单位为欧姆)。

CIED 系统命名(NBG 代码)

表 13.1 标准 CIED 系统命名

第一位	第二位	第三位	第四位	第五位
起搏心腔	感知心腔	感知后的反应	频率应答功能	多部位起搏
A=心房	A=心房	T=触发	O=无	O=无
V=心室	V=心室	I=抑制	R=频率应答	A=心房
D=双腔	D=双腔	D=双重(T+I)		V=心室
	O=无	O		D=双腔

NBG:北美心脏起搏电生理学会(NASPE)/英国心脏起搏与电生理学组(BPEG)通用。

○ 首字母代表起搏心腔。

　　■ A：心房。

　　■ B：心室。

　　■ D：双腔（心房和心室）。

○ 第二个字母代表感知电活动的心腔。

　　■ A，V 或 D。

　　■ O 是指起搏器放电不依赖与感知。

○ 第三个字母代表感知电信号后的反应。

　　■ T：触发起搏功能。

　　■ I：抑制起搏功能。

　　■ D：双重反应（如任何心房或心室活动将抑制相应心腔的起搏功能，但单独心房活动将触发心室起搏）。

　　■ O：对电信号无反应。

○ 第四个字母代表频率应答功能。

　　■ R：频率应答（生理性）起搏。

　　■ O：没有程控为频率应答或无频率应答功能。

○ 第五个字母代表多部位起搏。

　　■ A，V 或 D。

程控模式

○ AOO 或 VOO：起搏不依赖于自身电活动（无感知或抑制功能）。

○ AAI：仅心房具有起搏和感知功能（适用于单纯窦房结疾病）。

○ VVI：仅心室具有起搏和感知功能，常用于心房颤动（AF）患者。

○ VDD：通常是单导联装置，可以感知心房和心室。

○ DDD：双腔（心房和心室）感知和起搏。

○ AAT 或 VVT：用于诊断（测试感知阈值或寻找电极/肌肉抑制性信号的来源）。

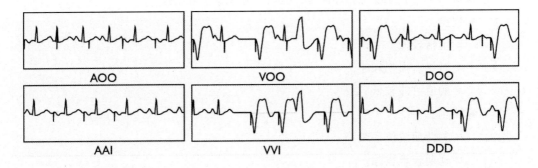

基本 CIED 系统

脉冲发生器

○ 脉冲发生器放置于胸壁皮下胸前或肌肉下。

○ 包括

■ **外壳**(又称"机壳"):钛合金材料(具有生物叫兼容性,耐用和轻便的特点)。

■ **接口**:环氧树脂的"头端"包括与导线的连接部分。

■ **组件**(感知,计时周期和输出环路)

• 二极管:保证电流沿着正确的方向流动。

• 电阻:阻碍电流的流动。

• 晶体振荡器:脉冲发生器的"时钟"。

• 芯片:记忆和"智能"功能。

■ **电池**(通常是锂碘电池):脉冲发生器内部体积最大的部件。

起搏导线

○ 心内膜导线可以通过静脉植入心房、右心室和(或)冠状静脉(CS)。

○ 心外膜导线可以通过开胸手术植入并固定在心脏外部。

○ 心内膜导线植入心肌的方式包括:

■ **主动固定**(导线远端旋出)。

• 优点

□ 容易固定,可以再次定位。

□ 脱位率低。

□ 远期可以拔除。

• 缺点

□ 价格较高。

□ 植入过程较复杂。

■ **被动固定**(导线远端带有钩齿,能钩住/缠入肌小梁组织)。

• 优点

□ 价格较低。

□ 对患者损伤较小。

□ 阈值可能较低。

• 缺点

□ 急性期脱位率较高。

□ 远期较难拔除。

○ 起搏导线可以是:

■ **双极**:导线远端包括两个导线线圈(电极),与导线远端有 2~3cm 绝缘部分分离。

- 刺激阴极(负极)在导线远端(头端)。
- 接收阳极(正极)在导线近端(近端环)。
- 优点
  □ 较少的感知(远场信号,肌电干扰,电磁干扰)。
  □ 无囊袋(胸部肌肉)刺激。
  □ 可以程控为单极模式。
- 缺点
  □ 导线直径较大和体部较硬。
- **单极**:单个导线线圈和导线头部。
  - 刺激阴极(负极)在心腔内(头端)。
  - 接收阳极(正极)在心脏外(脉冲发生器)。
  - 优点
    □ 导线直径较小。
    □ 理论上更可靠(导线内单个线圈)。
    □ 由于起搏范围大(EGM),起搏刺激信号也较大。
  - 缺点
    □ 只能程控为单极模式。
    □ 有过感知风险(远场信号,肌电干扰,电磁干扰)。
    □ 起搏可能导致囊袋刺激。
    □ 不能使用埋藏式心脏复律除颤器(ICD)。

心脏植入性电子装置(CIED)计时周期

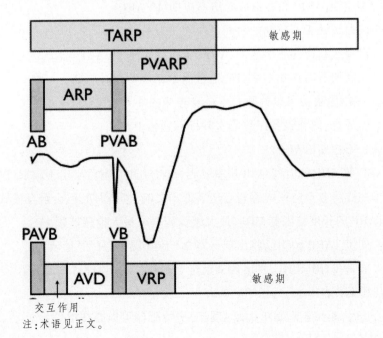

注:术语见正文。

- 基本术语
  - **不应期**（300ms）：CIED 不能对自身信号做出反应的时间间期。
    - 可以保证起搏器不会因为不适当的信号重置时间间期。
    - 绝对不应期 "空白期"（30~50ms）。
      - CIED 不能"看到"自身信号。
    - 相对不应期。
      - CIED 可以 "看到"并记录自身时间，但是不会对其做出反应。
  - **警觉期**
    - 不应期结束后的一段时间，传感器打开可以感知自身信号。
  - **频率下限**（LRL）：起搏刺激的最低频率。
    - 和起搏间期是同义词，以毫秒为单位，指同一心腔没有感知事件发生的两个连续起搏事件之间的间期。
  - **频率上限**（URL）
    - 起搏器刺激心脏的最快频率（如双腔起搏器，则为最大跟踪频率；如果频率适应功能打开，则为最大传感器频率）。
- 心房通道
  - 房室延迟（AVD）。
    - 心房自身/起搏事件至随后心室冲动（自身或起搏）的时间间期。
  - 心房空白期（ABP）和心室后心房空白期（PVABP；远场空白期）。
    - 心房自身或起搏脉冲后心房空白期（ABP）或心室起搏后空白期（PVABP）。
    - 防止心房通道过度感知心房/心室的起搏信号。
  - 心房不应期（ARP）和心室后心房不应期（PVARP）。
    - 心房通道处于不应期的时间。
    - 由自身或起搏的心房脉冲（ARP）或心室起搏（PVARP）启动。
    - 防止起搏器因感知不适当的信号而重新调整计时周期。
      - ARP：该设备可以计数心房自身脉冲或外界噪声。
      - PVARP：防止设备跟踪心室除极和逆传 P 波。
  - 心房总不应期（TARP）。
    - ABP 和 ARP 的时间总和[房室延迟（AVD）]和心室后心房不应期（PVARP）。
      - 在心房总不应期内感知心房事件不影响计时周期，但会触发模式转换。
    - TARP 的长度将限制 URL（最大跟踪频率或最大传感器频率）。
      - 如果 TARP≥URL，将出现房室 2:1 传导现象（突然"撞墙"）。
      - 如果 TARP<URL，将出现文氏传导现象（"文氏窗口"）。
  - 心房警觉期。
    - 心房感知不应期后的一段时间，心房传感器可以感知电信号。

○ 心室通道

■ 心室空白期(VBP)和心房后心室空白期(PAVBP)。

• 心室自身或起搏脉冲后心室空白期(VBP)或心房起搏后心室空白期(PAVBP)。

• 防止心室通道过度感知起搏信号。

■ 心室触发期("交叉感知窗")。

• 当在此期间发生心室感知事件(通常是 100~120ms)时,将触发"安全起搏"(AVD 的起搏间隔比心室短)。

■ 心室不应期(VRP)。

• 心室通道处于不应期的时间。

• 由自身或起搏的心室脉冲启动。

• 防止起搏器因感知不适当的信号而重置计时周期。

■ 心室警觉期。

• 心室感知不应期后的一段时间,心室传感器可以感知电信号。

○ 计时周期

■ VV 计时(起搏器保持 VV 间期恒定)是最常见的。

■ AA 计时(起搏器保持 AA 间期恒定)也被使用。

其他起搏器功能

○ 频率反应性/适应性起搏

■ 起搏器内置传感器根据"生理需要"提高或减慢起搏频率。

• 从本质上讲,这个传感器如同正常 SN 可变性的替代品。

• 可以程控最快和最慢心率,以及"攻击性"。

• 这种功能对变时功能不全的患者十分有用。

■ 传感器的类型。

• **振动传感器**:利用压电晶体对振动产生反应。

□ 优点:反应迅速,不需要特殊导线,程控简单,并可以自己供能。

□ 缺点:传感器对运动特异性不强,容易受到体外振动的影响(如震颤,汽车行驶时的颠簸);反应与工作负荷不成比例,很难合理优化。

• **加速度计**:对特定频率前向或后向运动产生反应。

□ 优点:每次振动很少受外界干扰;与工作负荷成一定比例。

□ 缺点:可能被特定运动(如椅子摇晃)所影响,对外界运动不敏感。

• **每份通气量传感器**:感受经胸阻抗的变化。

□ 优点:反应缓慢,对工作负荷敏感,受外界环境的影响小。

□ 缺点:不能使用单极导线,手臂运动或说话可能影响传感器。

• **诱发电位传感器**:对测定的 QRS 除极面积的下降做出反应。

□ 注意：这种传感器只有在设备起搏时工作。

- **QT 间期传感器**：感受 QT 间期(起搏脉冲至 T 波顶峰)的减小。

  □ 注意：这种传感器只有在设备起搏时工作。

- **闭环传感器**：通过感受右心室心尖局部收缩期每个心搏、心腔内阻抗的变化，评估心脏收缩力。

○ 滞后

- 当警觉期感知到自身的心搏后，起搏器运行起搏频率降低至程控的 LRL 以下(按照低于 LRL 的可编程速率启动)。

  - 主要用于鼓励自身心脏活动并延长电池寿命。

- 搜索/扫描滞后：暂时降低允许心脏活动的速率。

  - 房室传导(AVD 升高允许自然传导)或心室活动(心室<基础心率)。

  - 逆时钟方向滞后(AVD 下降为了加速传导以响应短的脉冲速率)。

    □ 从本质上讲，这个功能会强制心室起搏，目前仅用于心脏再同步化治疗(CRT)。

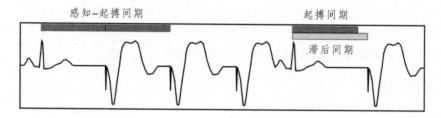

○ 频率适应性 AV 延迟

- 随着心房频率的加快，AVD 延迟从程控的基础值逐渐缩短至程控的最小值(模拟正常生理情况)。

  - 由于 TARP(AVD+PVARP)较短，允许在较快的心房频率时进行心房跟踪。

- 分为线性或递进式 AVD 缩短模式。

○ 模式转换

- 当起搏器感知快速的心房频率时可以启动从双腔至单腔起搏模式转换，避免房性心律失常的跟踪，并以不必要的高频率起搏心室。

○ 主动夺获控制/自动阈值夺获

- 起搏器周期性地以最大振幅启动，直到能够有效夺获的最小阈值，以减少起搏输出。

○ 心率平滑功能

- 心率平滑功能可以防止心率突然变化(运动诱发心率下降，模式转换功能运作)。

植入性心脏复律除颤器(ICD)

○ ICD 是一种特殊的用于治疗心律失常的装置。

○ 其基本组成与起搏系统相似,其不同点如下:

■ 脉冲发生器体积较大(能容纳高电压的电池和放电电容)。

■ 由于具有除颤功能,其右心室起搏导线的直径较大。

○ 总体来说,ICD 具备传统起搏器的感知和起搏的全部功能,另外设计为可以有效感知致命性室性心律失常并发放治疗,如下。

■ **抗心动过速起搏**(ATP):器械发放预先设定好数目并连续快速起搏,以试图终止心律失常。

　• ATP 的类型

　　□ 短阵快速起搏:右心室起搏频率固定。通常设定为室性心动过速周长的一定比例。

　　□ Ramp 刺激:在刺激周期内右心室起搏频率逐渐加快。

　　□ 扫描:发放起搏频率逐渐加快的一系列短阵快速起搏,每个刺激周期频率都有改变,使下一次短阵快速起搏频率快于上一次刺激频率。

　　□ Ramp 扫描:以上两种情况组合。

　• 程控参数

　　□ 耦联间期:室速后第一个心搏的时间间期。

　　□ 周期长度:总体来说,设定为心动过速周期长度的 81%~88%。

　　□ Burst 长度:脉冲发放起搏刺激的次数(通常为 8)。

　• 结果

　　□ 一般来说,心律失常终止成功率>90%(快 VT 为 70%)。

　　□ 改善生活质量和生存率(与 ICD 电击相比)。

■ 如果转复未成功,装置能够心脏复律或除颤,在除颤线圈和脉冲发生器之间采取较小或较大的电压,进行双相电击。

　• 程控参数

　　□ 能量:焦耳(电压×电流×时间)。

　　□ 波形:单相(电击经一个向量传到心脏)或双相(电击经两个向量传递更加有效)。

　　□ 向量:右心室线圈(B)至机壳(A)和上腔静脉线圈(X);右心室线圈至机壳;右心室线圈至上腔静脉线圈。

　　□ 方向:正向=线圈至机壳(B 至 AX);反向=机壳至线圈(AX 至 B)。

○ 值得注意的是,"室性心动过速/室颤"(VT/VF)检测是基于从 RV 电极感应到的心率。

■ 如果心动过速持续时间超过预设时间,则为检测到"心律失常"。

　• 因此,应用特殊鉴别功能用于区分室性和室上性来源(注意:鉴别功能只适用于室速区,而不适用于室颤区)。

　• 然而,如果不应用鉴别功能,我们可以根据心动过速的频率和持续时间定义心律失常"区域",启动程控好的治疗方式。快速室上性心动过速可能触发治疗,原因是心室频率超过预设的触发频率。

○ 最多可以程控 3 种心室频率检测区,根据心动过速的不同频率来发放不同的 ICD 治疗。

■ 慢室速区通常设定为 170 次/分至 188~200 次/分。

• 在一级预防中,慢室速区仅用于监护(可以不发放治疗)或在转复或电击前会发放可变数量的抗心动过速起搏(ATP)。

□ 总体来说,ATP 治疗对慢频率室速更有效。

■ 快室速区通常设定为 188~200 次/分至 222~250 次/分,在转复或电击前会发放 1~2 组的 ATP 治疗。

■ 室颤区通常设定为频率高于 222~250 次/分,包括充电过程中的 ATP 治疗。

○ 再检测:在发放治疗后,ICD 需要再次检查心率以确定心律失常是否被终止。

■ ICD 将搜寻窦性心律(ICD 仅能通过心搏的频率进行判断)。

■ 如果无法确定是否恢复窦性心律,ICD 将认为心律失常仍在持续,并将发放更多的治疗。

ICD 治疗

○ 对心律失常的检测、评估及治疗过程包括以下一系列的步骤。

步骤 1:感知

○ 心动过速检测中最重要的是感知能力。

■ 不同于心动过缓检测,心动过速检测需要在一个很大的振幅范围内进行心室信号识别(例如,窦性心律 R 波的振幅为 10mV,但 VF 时 R 波的振幅可能是 0.2mV),同时还要防止过度感知其他信号(例如,T 波)。

■ 虽然在窦性心律中,EGM 振幅可能足够,但由于 EGM 的振幅快速变化,在心动过速期间可能存在不同的敏感性。

■ 这可能导致部分信号未被感知("漏检")。

■ 如果足够多的信号未被感知,频率触发或计数器可能无法满足心动过速的诊断标准,也就不会发放治疗。

○ 一般来说,ICD 会根据信号的振幅来自动调整感知的灵敏度,或根据其感知灵敏度自动调整所获取信号的振幅(增益)。

■ 自动/适应性感知阈值调整功能会先设定一个较小的感知阈值(通常为 0.3mV),此值会在一次心室感知事件后按照 R 波振幅的一定比例升高(通常为 50%~80%)。

• 随后,感知阈值以线性、指数或开始恒定再线性的方式下降。

■ **带通频率**:缩小频率以防止感知噪声。

■ **动态噪声功能**:能升高感知阈值使其始终高于噪声。

步骤 2：检测标准

- **频率**：检测心律失常是否发生的第一步是明确心动过速的频率。依据频率来决定在该区间(如 VT 或 VF)是否发放随后的治疗。
- **时限**：检测的第二则是心动过速的持续时间。这一标准常用于判断心律失常是持续性的还是非持续性的。
  - 通过一系列计数来实现,例如,心动过速中 18/24 的心搏频率>检测频率。

步骤 3：VT 与 SVT 的鉴别功能

- 注意：鉴别功能不用于 VF 区。
- 室上性心动过速(SVT)检测("频率检测")。
  - 比较心房频率与心室频率。
    - 如果两者频率相等(V=A)或心房频率大于心室频率(A>V),则需要进行进一步鉴别。
    - 如果心室频率大于心房频率(V>A),则发放治疗。
- 抑制治疗。
  - **形态**：ICD 具有基础节律(例如,正常窦性心律)时的腔内图形模板。
    - 通过向量时限和形态匹配度,ICD 将基础节律模板与心动过速时的形态相比较,以便在室性心律失常时发现显著差异:例如,SVT 看起来像窦性心律(>94%的形态匹配度),VT 看起来不像窦性心律(<94%的形态匹配度)。
    - 这些模板在缺少心房导线的单腔 ICD 中作用更大。
    - 这些模板不用于束支阻滞(BBB)或具有频率依赖的 EGM 变化的患者中。
  - **突发性**：ICD 会将心动过速发生时的 RR 间期同平均 RR 间期相比较,来判断两者差异是否大于 100ms(突发性)。
  - 这可用于鉴别是窦性心动过速(逐渐发生)还是室性心动过速(突然发生)。
    - 鉴别功能
      - 如果测量的差值大于程控值,则发放治疗(诊断 VT)。
      - 如果测量的差值小于程控值,则治疗被抑制(诊断 SVT)。
    - 程控
      - 程控较小的预设差值可使得 ICD 的 VT 检测敏感性增加,如较小的变化或心律失常发作时,即为 VT。
    - 局限性
      - 如果 VT 在窦性心动过速或室上性心动过速时发生,则鉴别功能可能无法鉴别出 VT。这种情况可导致 RR 间期较前面心搏稍稍缩短。
      - 如果 VT 的频率逐渐进入检测区,则鉴别功能可能无法鉴别出 VT。这种情况发生于 VT 频率在检测频率上下波动时。

- **频率/间期稳定性**:ICD 检查心动过速时的 RR 间期,并根据预先设定的标准来判断心动过速频率是否符合规则。
  - 可用于鉴别心房颤动(心动周期不规则/不稳定)和室性心动过速(心动周期规则/稳定)。

- 鉴别功能
  - 快速性心律失常时,ICD 将测量间期稳定性窗口(一般为 12 个 RR 间期)中从第二长和第二短 RR 间期的差值。
  - 如果实际测量差值小于预设稳定性差值(一般为 80ms),则不抑制治疗(如频率稳定,则考虑 VT)。
  - 如果实际测量差值大于预设稳定性差值(一般为 80ms),则抑制治疗(如频率不稳定,则考虑 AF)。
  - 程控:程控较小的预设差值,可使 ICD 的 VT 检测敏感性下降(较小的频率变化则被认为是 AF)。
  - 局限性:如果是频率不规则的 VT 或频率较规则的 AF 时,以上功能将无法准确判断。

- **房室关联性**:评估 R 波间的 P 波数量和 P 波出现的时间来估算房室比。
  - 房室关联性常被用来判断房室还是室房传导,例如,VT 伴室房逆向传导。
  - 房室关联性在双腔 ICD 中与稳定性标准、突发性标准及形态标准一起进行综合判断。
  - 鉴别功能
    - 快速性心律失常时,ICD 将测量间期稳定性窗口(一般为 12 个 RR 间期)中从第二长和第二短 AV 间期的差值。
    - 如果实际测量差值小于预设的 AVA 差值(一般为 60ms),则认为房室关联并判断为 SVT。
    - 如果实际测量差值大于预设的 AVA 差值(一般为 60ms),则认为房室分离并判断为 VT。

- 反抑制
  - 反抑制将在快室率持续超过预定的时间间期后发放治疗,即使这段心动过速已被归类为 SVT。
    - 此功能是为了防止错误判断导致 VT 治疗被抑制。
    - 局限性:这可能会导致持续性 SVT 时的不适当放电。

- 治疗加速
  - 不稳定状态电击治疗:如果 ICD 判断为多形性 VT,会立即进行放电治疗。

植入性装置的并发症

早期

- 静脉入路(<1%)
  - 气胸、血胸、空气栓塞。
- 导线
  - 心肌或心脏穿孔(<1%)。
  - 位置不佳或无法固定(无法测得合适的阈值、有膈肌刺激)。
  - 脱位(1%~5%;右心室<右心房<左心室/冠状窦);常发生于 3d 内,但最长也可能发生在术后 3 个月内。
- 囊袋
  - 血肿(<5%;抗凝治疗或双联抗血小板治疗时发病率升高)。
  - 感染(1%~3%):包括表皮、伤口裂开、深层(囊袋)或系统性(心内膜炎)。
  - 疼痛:如果疼痛发生于植入部位远处或者疼痛改善后又出现,则应怀疑发生感染。
- 脉冲发生器
  - 固定螺丝松动。

晚期

- 静脉入路
  - 静脉血栓或上腔静脉(SVC)阻塞综合征(0.5%)。
- 导线
  - 传出阻滞。
  - 绝缘层或导线(起搏/高压线圈)故障(0.5%/年)。
  - 起搏导线相关心内膜炎。
- 发生器
  - 腐蚀、移位或囊袋感染。
  - 旋弄综合征(Twiddler 综合征)。
  - 外界损伤:创伤、辐射、震波碎石、除颤/心脏复律。
  - 故障:电池耗竭、元件功能故障。
- 功能故障
  - 起搏/感知:感知过度或感知不足、交叉感知、起搏器介导性心动过速。
  - 电磁干扰。
  - CIED 系统元件(起搏器或导线)警报(2%)。
- 装置相关性心律失常

- 导线相关心律失常。
  - 早期:对局部心肌的机械性刺激或刺激。
  - 晚期:导线局部纤维化形成致心律失常的基质。
- 心室感知不足。
  - 导致除极易颤期内发放不适当的起搏。
- "正常"右心室起搏。
  - 正常"短–长–短"(心动过缓)起搏可诱发快速性室性心律失常。
  - "失同步"致使心衰加重进而导致室性心律失常。
  - 既往梗死区发生的折返。
- "正常"双心室起搏。
  - 除极/复极异常导致各向异性和(或)离散度增加。

ICD 相关并发症

- 发放治疗失败。
  - 程控:心动过速阈值设置过高或 SVT 鉴别功能需要调整。
  - 漏检:感知不良可能导致测量的心动过速频率低于检测频率而分类错误。
  - 电磁干扰:ICD 治疗可能会被磁铁反应所抑制。
- 适当治疗导致并发症,例如,
  - 患者或家属产生的精神刺激。
  - 适当的治疗频率增加导致左心室功能下降、心力衰竭加重、死亡率增加。
- 不适当或不需要的治疗。
- 无效治疗。

心脏植入性电子装置(CIED)患者的评估

临床评估

症状

- 呼吸急促/运动耐受降低。
- 心悸。
- 晕厥前兆/晕厥。
- 感染症状。

健康情况的变化

- 卒中。
- 心力衰竭(NYHA 功能分级)。

○ 心绞痛/心肌梗死(CCS 分级)。

药物评估

○ 正在使用的药物。

○ 最近的药物变化。

○ 特别注意利尿剂、抗心律失常药物。

植入装置史

○ 报道 CIED 治疗的适应证。

○ 注明装置类型:单腔、双腔、再同步化和除颤器。

○ 注明装置型号和导线:制造商;主动/被动固定导线;双极/单极导线。

○ 治疗史:适当与不适当的。

12 导联心电图

○ 明确基础频率/节律。

○ 注明装置类型:单腔或双腔起搏。

○ 程控:明确心电图上信号是小钉(双腔)还是大钉(单腔)。

○ 夺获:确保每一个起搏脉冲后都有心脏除极(例如,每个起搏钉后都有 P 波或 QRS 波群)。

○ 感知:自身心脏信号适当抑制起搏器脉冲的发放。

○ 心室导线位置。

- "左束支阻滞(LBBB)型":右心室心尖(下壁导联负向),右心室流出道(下壁导联正向)。

- "右束支阻滞(RBBB)型":左心室心尖(下壁导联负向),左心室流出道(下壁导联正向)。

  • 注意:如果有 RBBB 型 QRS 波群存在,要排除穿孔、卵圆孔未闭/房间隔缺损(PFO/ASD)和心外膜/冠状窦导线的可能。

其他检查

○ 胸部 X 线片

- 检查导线位置[与既往胸片(CXR)比较以确保未发生导线脱位]。

- 排除导线断裂(通常发生于锁骨和第 1 肋交界处)。

起搏器和植入性转复除颤器(ICD)的程控方法

识别装置

○ 识别发生器:品牌和型号。

○ 识别导线：数目、位置、品牌和型号。

○ 是否有任何导线或发生器相关的建议或召回？

评估自身或基本频率和节律

○ 观察腔内图中的当前/基本节律。

○ 装置基础参数。

- LRL 和 URL。

- 间期：AV/PV 延迟、TARP、PVARP、空白期。

- 当前程控的起搏模式(例如，DDD 和 VVI)。

- 模式转换功能：开启或关闭，模式转换的相关参数。

- 快速性心律失常区间和预设的治疗(ICD)。

○ 评估电池状态。

- 检查当前电池电压和阻抗。

- 检查有无择期更换迹象(ERI)。

- 检查充电时间和上一次充电日期(ICD)。

评估导线功能

○ 起搏器导线的预期故障率为 0.5%/年；ICD 导线为 0.6%~5%/年(见表 13.2)。

表 13.2　起搏器和 ICD 导线故障表现

起搏器	ICD
● 夺获故障(33%)	● 不适当放电(33%~76%)
● 高起搏阈值(14%~30%)	● 高电压导线阻抗异常(56%)
● 阻抗异常：高(5%)，低(12%)	● 夺获阈值增加(22%)
● 感知异常：不良(13%)，过度(12%)	
● 感知和夺获均故障(13%~15%)	

感知

○ CIED 检测到自身心肌除极的能力(例如，导线阴极和阳极的电势差)。

- 即 CIED 所能持续检测到的最小自身心肌信号。

- 受频率影响导致局部腔内图的电压变化(转换频率)。

○ 如何程控和确定感知。

- 程控仪/装置会自动测量感知。

- 降低起搏频率使基础节律显现。

○ 评估装置感知。

- 感知功能的关键是稳定性，在急性期(3 个月)后每次随访时的 P 和 QRS 波群的感知振幅不能变化过大。

- 植入装置时,R 波应>5mV,P 波应>2mV。
- 远期 R 波应>5mV,P 波应>2mV。

○ 程控调整感知。

■ 程控调整装置检测信号的灵敏度。

- 降低电压使装置感知灵敏度增加(感知丢失的信号)。
- 升高电压使装置感知灵敏度降低(忽略检测到的信号)。

■ 一般设置。

- P 波感知幅度一般设定为所感知 P 波的 1/3(约 0.5mV)。
- R 波感知幅度一般设定为所感知 R 波的 1/2(约 3mV)。

阈值测试

○ 导致有效收缩的最小电流。

○ 如何程控和确定阈值。

■ 升高起搏频率使其快于基础频率。

- 对于心房导线,如果存在自身传导可以考虑程控为 AAI 模式或如果存在潜在的心脏传导阻滞则可选择程控为长 AV 延迟的 DDD 模式;测试过程中寻找无心房反应的情况(例如,缺少体表 P 波或 AP 后出现自身心脏的 AR/AS 事件)。
- 对于心室导线,优先考虑程控为 VVI 模式,在不能耐受的病例中可以考虑程控为短 AV 延迟的 DDD 模式;测试过程中寻找无心室反应的情况(例如,缺少体表 QRS 波群或 VP 后出现自身心脏的 VR/VS 事件)。

■ 降低脉冲能量(电压)直至失去夺获。

- 注意:由于心室导线和心肌接触较好,心室起搏阈值通常较低。

○ 评估夺获阈值。

■ 阈值测定的关键是稳定夺获。

■ 装置植入后由于远端电极的炎症反应,起搏阈值会在前 2~6 周逐渐增高至峰值。

- 可以通过激素涂层电极解决这一问题。

■ 在急性期(3 个月)后,阈值不应该出现过大的变化。

- 植入时,心房和心室的阈值应<1.0V。
- 心房和心室的长期阈值应<1.5V。

○ 程控调整阈值。

■ 初始阈值通常设置为植入阈值的 5~6 倍。

■ 长期阈值。

- 通常设置为测定阈值的 2~3 倍。
- 对于完全性房室传导阻滞的起搏器依赖患者则属于例外。这些患者的阈值可能需要设置更高,以提供较大的安全范围。

导线阻抗

○ 导线阻抗是测量对起搏电流的电阻值。

■ 导线阻抗反应包括了电容、电阻及自感系数的综合影响。

○ 其与导线自身特性有关,也与下列因素有关。

■ 导体线圈的自身电阻。

■ 电极头的形状和大小(直径较小和双极导线的电阻较大)。

■ 电极/心肌接触面积。

○ 如何程控和确定导线阻抗。

■ 程控仪或电子装置自动测量导线阻抗。

• 高电压线圈正常阻抗为 20~100Ω。

• 起搏导线正常阻抗为 200~1500Ω。

○ 评估导线阻抗。

■ 关键是评估导线阻抗的稳定性。

■ 尽管起搏/感知导线的阻抗会随时间逐渐降低,但相比基础值阻抗改变>30%或急性改变>200Ω(起搏)或>12Ω(高压线圈)时需要引起注意。

■ 提示阻抗显著上升。

• 早期:导线脱位、穿孔或连接头问题。

• 晚期:导线导体故障;局部心肌基质改变(例如,导线头缺血或梗死);心肌传导性改变(例如,药物或电解质)。

■ 阻抗显著降低提示导线或接口处绝缘层故障(例如,电能直接损耗于周围组织)。

特殊测试

○ 逆传测试

■ 连续刺激心室检测 VA 传导。

○ 测量文氏点

■ 连续刺激心房检测 AV 传导。

○ 诱发动作

■ 如果怀疑是导线故障或肌电位导致的导线阻抗异常或过度感知,行手臂外展/内收/旋转,Valsalva 动作,在实时遥测(腔内/起搏通道监测)下推压囊袋。

注意:诱发动作仅在 ICD 的快速性心律失常治疗功能处于关闭状态下方可进行(有不恰当放电的风险)。

观察/事件/诊断

○ 频率柱状图

      ■ 扁平频率柱状图可提示相对静息状态或对频率反应性功能必要性的评估。
- ○ 事件片段数据
      ■ 解析心律失常的一般方法取决于对所有"A、V 点阵图"及其腔内图注释的可用信息的系统性解析。
         • 高频率心房片段。
         • 高频率心室片段。
         • 噪声反转。
         • 起搏器介导性心动过速。

程控与打印

- ○ 设备查询后,程控调整参数。
- ○ 装置设置参数的复印件需要存放于医疗记录中,同时交给患者。

心脏植入性电子装置(CIED)常见问题及解决方案

感知故障("感知不良")

- ○ 定义:对自身心脏信号无法识别或无法做出适当的反应。
    ■ 这导致在有自身心脏活动的情况下仍有起搏发放。
- ○ 病因
    ■ 程控。
       • 程控为无感知起搏模式(例如,AOO、VOO 或 DOO)。
       • 感知灵敏度设置过低(装置未识别自身信号)。
       • 过长的不应期或空白期。
    ■ 感知信号变化。
       • 信号随时间进行性衰减。
          □ 导线成熟(电极端炎症或纤维化)。
          □ 疾病进展(缺血/心肌梗死,心肌病)。
          □ 新发束支阻滞(导致心电向量改变)。
          □ 呼吸或动作改变。
       • 信号振幅一过性下降。
          □ 心脏转复/除颤后。
          □ 代谢/电解质异常(甲状腺功能减退,药物)。
    ■ 脉冲发生器故障。
       • 电池即将耗竭。
       • 元件功能故障(感知环路异常,开关卡簧)。

- 接触磁性材料。
  - ■ 导线故障。
    - 导线脱位或穿孔(早期)。
    - 囊袋存在气体(仅单极)。
    - 绝缘层故障(伴阻抗下降)。
    - 导线线圈故障。
  - ■ 假性功能故障。
    - 记录到人为信号(例如,记录系统出现假起搏峰值)。
    - 触发模式或安全起搏。
    - 融合波或假性融合波。
    - 功能性感知不良(由于信号落入不应期而未感知)。
- ○ 早期处理
  - ■ 建议放置磁铁以启动非跟踪模式起搏。
- ○ 原发病因处理
  - ■ 纠正电解质异常,治疗心肌缺血,暂停非必需药物。
- ○ 程控调整
  - ■ 增加感知灵敏度。
- ○ 装置调整
  - ■ 导线调整和(或)重置(如果导线存在问题)。

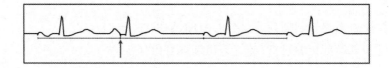

起搏失败

- ○ 定义:未能在预期的情况下提供刺激。
- ○ 病因
  - ■ 程控("过度感知")。
    - 不适当的事件发生导致起搏抑制和(或)不适当的治疗。
      - □ 起搏器错误地"认为"它看到了实际上并不存在的自身心脏活动。
    - 内部干扰。
      - □ T 波感知过度(心室通道误将 T 波认为 R 波)。
      - □ R 波感知过度(心房通道误将 R 波认为 P 波)。
    - 外部干扰。
      - □ 电磁干扰。
      - □ 肌电干扰(单极装置)。

- □ 导线噪声(感知到"通-断"信号)。
  - 交叉感知(使用导线和废弃导线间的交互作用)。
  - 正极和负极导体线圈间绝缘层故障(双极系统)。
  - 导体线圈故障。
  - 接口螺丝松动。
  - 导线远端螺旋或螺丝松动。
- 发生器故障。
  - 电池完全耗竭(比电路故障更常见)。
  - 发生器元件故障。
- 导线故障。
  - 导线松脱(导线和脉冲发生器间不兼容)。
  - 导体层故障(伴阻抗升高)。
  - 绝缘层故障(伴阻抗下降)。
- 假性功能故障。
  - 程控(滞后,睡眠或休息模式,PVC 后 PVARP 延长,模式转换)。
- ○ 早期处理
  - 如果患者不依赖起搏器,则在阐明潜在原因和提供最终诊断前,监测可能是最合适的治疗。
  - 如果患者依赖起搏器,则可以在放置经静脉临时起搏导线前静脉注射异丙肾上腺素。
- ○ 程控调整
  - 降低感知灵敏度(如果是 ICD 和 T 波过度敏感,则应确保低振幅的 VF)。
  - 延长空白期或不应期(如果是 ICD,则可能会限制 VT 的检测)。
  - 调整感知衰减功能(并非所有设备可用)。
- ○ 装置调整
  - 更换脉冲发生器(如果发电机/蓄电池有问题)。
  - 导线调整和(或)重置(如果导线有问题)。

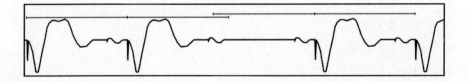

失夺获

- ○ 定义:起搏脉冲后无心房波或心室波。
- ○ 病因

- 程控。
  - 输出电压过低。
- 夺获阈值升高。
  - 夺获阈值随时间逐渐增加。
    - 导线成熟(电极尖端由于早期的炎症反应或晚期的纤维化导致传导阻滞)。
    - 基础心肌疾病进展(心肌梗死,浸润性心肌病)。
  - 一过性夺获阈值改变。
    - 代谢/电解质异常(高钾血症、酸中毒、低氧血症)。
  - 药物。
    - 使用Ⅰ类和Ⅲ类抗心律失常药物后夺获阈值升高。
    - 使用类固醇、异丙肾上腺素后夺获阈值降低。
- 发生导线故障。
  - 导线脱位或穿孔(早期)。
  - 囊袋存在气体(仅单极)。
  - 绝缘层故障(电流损失导致阻抗降低)。
  - 导体层故障(导线的折损、断裂导致阻抗升高)。
- 发生假性功能故障。
  - 记录伪影模拟故障。
  - 功能性失夺获(不应期的电压输出)。
  - 等电诱发电位。
  - 其他潜在原因。
○ 早期处理。
- 如果患者不依赖起搏器,则在阐明潜在原因和提供最终诊断前,监测可能最合适的治疗。
- 如果患者依赖起搏器,则可以在放置经静脉临时起搏导线前,尝试静脉注射异丙肾上腺素 0.5~5.0μg/min 以加快心率。
○ 基础原因处理。
- 纠正电解质异常。
- 治疗心肌缺血。
- 暂停非必需药物。
○ 程控调整。
- 进一步治疗前,先增加输出电压/脉宽以确保夺获。
○ 装置调整。
- 导线调整和(或)重置(如果导线存在问题)。

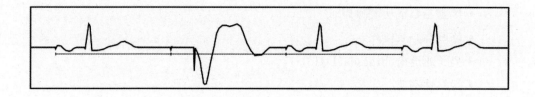

植入性心脏转复除颤器(ICD)患者的治疗管理

背景

○ 30%~60%的患者植入 ICD2 年内接受一次电击治疗;但其中仅 60% 电击治疗是适当的。

临床评估

■ 见 CIED 患者评估章节。

检查

○ 实验室检查
■ 必须检查电解质(血钾,血镁)。
■ 明确有无心肌缺血[肌钙蛋白,肌酸激酶–MB(CK–MB)]和心力衰竭[脑钠肽(BNP)]。
■ 检查甲状腺功能(TSH±游离 T3/T4)。
■ 检查肾功能[肌酐,肾小球滤过率评估(eGFR)]。
■ 检查药物中毒(例如,地高辛、茶碱、巴比妥酸盐、可卡因、安非他明)。
○ *心脏超声*:对于 ICD 恰当放电的患者,心脏超声检查可排除左心室功能恶化的可能性。
○ *建议行心肌缺血评估*:[负荷试验/心肌灌注(MIBI)扫描,血管造影]。
○ 行 12 导联心电图和胸部 X 线片检查。

植入装置程控

○ 见起搏器和 ICD 程控方法章节。

确定电击类型

○ 适当放电(VT 或 VF),由下述原因引起。
■ 调整或不依从药物治疗。
■ 新出现的心力衰竭或心力衰竭加重。
■ 新出现的心肌缺血或缺血加重。
■ 基础心脏病理情况。

- 严重左心室功能障碍。
- 陈旧性心肌梗死。
- 离子通道病(Brugada,LQT)。
- 特发性室速。
  - 代谢功能紊乱。
    - 电解质异常(K^+,Mg^{2+})。
    - 甲状腺功能亢进。
  - 乙醇过量或药物滥用。
  - 植入装置相关心律失常。
- 不必要放电。
  - 血液动力学可耐受的/慢频率室速,非持续性室速或 ATP 敏感性室速。
- 不适当的放电,由下述原因引起。
  - SVT 鉴别故障(伴或不伴有室内差异性传导):AF,AFL,AT,AVNRT/AVRT。
  - 程控问题。
    - 阈值设定过低。
    - T 波过感知。
    - 心房远场感知。
  - 人为因素。
    - 肌电干扰。
    - 导线故障。
    - 绝缘层破裂。
    - 电磁干扰。
  - 植入问题:固定螺丝松脱。
    - 幽灵电击(phantom shock)。

病因处理

- 无快速性心律失常或血液动力学耐受的(心房或心室)快速心律失常而引起的重复 ICD 放电:
  - 放置磁铁抑制装置进一步放电。
  - 注意:在磁铁模式下必须进行持续监测。
- 可逆性病因评估和治疗。
  - 补充电解质(K^+至 4.0~4.5mmol/L,如果 QTc 延长则需要静脉注射 $MgSO_4$)。
  - 治疗心肌缺血。
  - 暂停不必要的药物(包括抗心律失常类药物和血管升压类药物)。
- 治疗根本原因。

- ■ 针对原发疾病增加/调整治疗。
- ○ 优化 β 受体阻滞剂治疗。
  - ■ 接受适当 ICD 治疗的患者的一线治疗：
    - • 如果适当的放电,β 受体阻滞剂可能降低反复放电的概率,并治疗基础心脏疾病。
    - • 如果不适当的放电,β 受体阻滞剂可能降低 SVT 时的心室率,从而降低发放不适当治疗的概率。
- ○ 增加/调整抗心律失常药物(AAD)治疗。
  - ■ 根据目前心律失常选择进一步 AAD 治疗。
    - • 如果适当放电,AAD 可能会降低 VT 频率从而增加 ATP 治疗成功的概率。
    - • 如果不适当放电,AAD 可能有助于维持窦性节律。
- ○ 建议再次程控。
  - ■ ATP 设置(根据目前放电情况调整 ATP 设置)。
  - ■ 检测频率(根据临床心律失常病史)。
  - ■ 鉴别功能(如果 SVT 引起不适当放电)。
- ○ 建议导管消融。
  - ■ 对于 SVT 导致不适当放电的患者,建议消融 SVT。
  - ■ 对于 VT 导致适当放电的患者,建议消融 VT。
- ○ 放电后护理。
  - ■ 总体来说,患者放电后一段时间内应限制驾驶：
    - • 伴有血液动力学不稳定的适当 ICD 治疗后的 6 个月内。
    - • 无血液动力学不稳定,但 LVEF<30%的适当 ICD 治疗后的 3 个月内。
    - • 不伴有血液动力学不稳定,但 LVEF>30%的适当 ICD 治疗后的 1 个月内。
  - ■ 注意：以上限制在不同区域会有所不同,应向当地医院进行咨询。
- ○ 预后。
  - ■ ICD 放电可导致全因死亡率升高。
    - • 适当放电可使得死亡率升高 6 倍。
    - • 不适当放电可使得死亡率升高 2 倍。
    - • 每次放电可使得死亡的相对风险因素升高 20%。
  - ■ 高度抑郁/焦虑。
    - • 总体上,与近期放电次数相关。
    - • 处理：认知行为治疗。

心律失常或电风暴

定义：24h 内发生 3 次及以上的持续性或由植入装置终止的 VT 和(或)VF。

背景

○ 二级预防患者中电风暴的发生率为 10%~40%(在一级预防的患者中罕见)。
○ 电风暴可继发于致心律失常基质与自主神经张力和细胞内环境的急性波动。
  ■ 目前没有明确的独立预测因素。

评估与检查

○ 同上。

处理

○ 可逆性病因的评估与治疗。
  ■ 同上。
○ β 受体阻滞剂。
  ■ β 受体阻滞剂是电风暴治疗的一线药物。
  ■ 由于 β_2 受体在持续性电风暴中发挥重要作用,应优先选择非选择性的 β 受体阻滞剂(例如,普萘洛尔)。
  ■ 注意:如果存在血液动力学不稳定的问题,建议静脉注射艾司洛尔治疗。
○ 抗心律失常药物治疗。
  ■ 一线 AAD 药物优先选择静脉注射胺碘酮(特别是同时使用 β 受体阻滞剂时)。
  ■ 二线药物或替代药物。
    • 静脉注射普鲁卡因酰胺。
    • 利多卡因,尤其是与急性缺血有关。
  ■ 对于Brugada 综合征相关电风暴,使用异丙肾上腺素或奎尼丁可能终止持续性心律失常。
○ 程序优化。
  ■ 调整 ATP 设置以减小直流电电击。
  ■ 如合并有心动过缓依赖的尖端扭转性室性心动过速,应考虑超速起搏。
○ 镇静。
  ■ 深度镇静,必要时气管插管/呼吸机通气可减轻肾上腺素应激。
○ 对存在血液动力学不稳定的难治性室性心律失常的患者,提供血液循环支持装置。

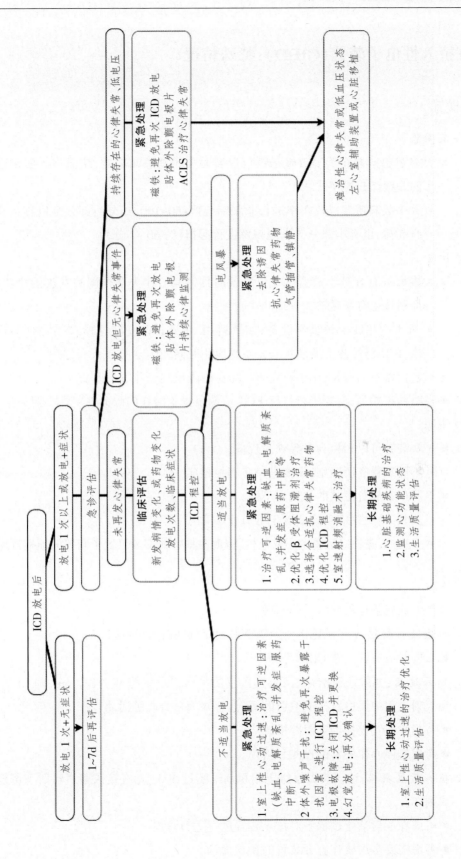

ICD 放电后

放电 1 次以上或放电 + 症状
　急诊评估

未再发心律失常

临床评估
新发病情变化，或药物变化
放电次数，临床症状

ICD 程控

适当放电

紧急处理
1. 治疗可逆因素：缺血，电解质紊乱，并发症，服药中断等
2. 优化 β 受体阻滞剂治疗
3. 选择合适抗心律失常药物
4. 优化 ICD 程控
5. 室速射频消融术治疗

长期处理
1. 心脏基础疾病的治疗
2. 监测心功能状态
3. 生活质量评估

持续存在的心律失常，低电压

紧急处理
磁铁：避免再次 ICD 放电
贴体外除颤电极片
ACLS 治疗心律失常

ICD 放电但无心律失常事件

紧急处理
磁铁：避免再次放电
贴体外除颤电极
片持续心律监测

电风暴

紧急处理
去除诱因
抗心律失常药物
气管插管，镇静

难治性心律失常或低血压状态
去心室辅助装置或心脏移植

放电 1 次 + 无症状

1~7d 后再评估

不适当放电

紧急处理
1. 室上性心动过速：治疗可逆因素，服药（缺血，电解质紊乱，并发症，服药中断）
2. 体外噪音干扰：避免再次暴露于扰因素，进行 ICD 程控
3. 电极故障：关闭 ICD 并更换
4. 幻觉放电：再次确认

长期处理
1. 室上性心动过速的治疗优化
2. 生活质量评估

心脏植入性电子装置(CIED):特殊情况

磁铁模式

○ 起搏器

■ 大多数起搏器在其上放置磁铁可以暂时关闭其感知功能,从而进入固定起搏频率的非跟踪起搏模式。

• 大多数起搏器以快频率进行非跟踪起搏(80~100 次/分);部分会以程控频率进行起搏,也有小部分会以慢频率进行起搏(约 60 次/分)。

○ ICD

■ 大多数 ICD 在其上放置磁铁可以暂时抑制其心律失常检测和发放治疗功能,这一抑制状态将在磁铁放置期间一直维持。

• 对于一些波士顿科学设备,如果启用"用磁铁改变转速模式"功能(即移除磁铁,ICD 仍保持不活动状态),磁铁应用时间>30s 会导致设备停用。

■ 与起搏器不同的是,ICD 的起搏功能在磁铁模式下并不会改变。

■ 在磁铁模式下,需要进行持续 ECG 监测以检查潜在的致命性室性心律失常。

○ 说明

■ 一些装置可以程控为对磁铁无反应。

• 不同装置有所区别,需要进一步程控核实。

■ 不同厂家放置磁铁的位置也不同。

• 美敦力:磁铁应直接放置于 ICD 上方。

• 圣犹达:磁铁应远离中心的位置,因此磁铁弯曲部分可置于装置的顶端或底端。

放射治疗

○ 肿瘤的放射治疗可导致一些问题:

○ **无法进行放射治疗**:CIED 会导致放射治疗区域内的机械阻挡。

■ 必要时应重新放置 CIED 系统。

○ **感知过度**:如若放射治疗时,装置接收的平均剂量率超过 1cGy/min,则 CIED 可能在放射过程中误将直接或散射的辐射,感知为自身心脏活动。

■ 考虑将装置程控为非跟踪模式。

■ 考虑暂停心律失常的检测和治疗。

○ **植入装置损坏**:植入装置暴露于累积剂量超过 500cGy 直接或散射辐射下可能会造成损坏。

■ 考虑在放射治疗过程中对植入装置进行适当防护。

■ 考虑需要多次放疗患者装置的累积剂量。

○ 装置运行错误

　■ 散射辐射可能会引起装置电重置、功能运行错误、诊断数据错误或丢失。

　■ 建议放射治疗的光子束能量≤10 mV(传统 X 线防护不能保护装置不受中子影响)。

手术

○ 一般要求

　■ 应尽可能减少电刀治疗,接地板应尽可能远离 CIED。

○ 起搏器

　■ 如果是起搏器依赖患者,起搏器应程控为非同步模式(例如,DOO 或 VOO)以高于自身频率的起搏频率进行起搏。

　■ 遥测或脉搏血氧剂监测心率。

○ ICD

　■ 应主要关注 ICD 感知体外噪声而导致不适当放电的风险。

　■ ICD 装置在手术前应程控调整并关闭治疗和检测功能。

　■ ICD 装置在术后应程控装置、评估导线有无受损并重新启用以前的治疗方法。

复苏

○ 如果患者发生致命性心律失常,应立即进行高级心脏生命支持(ACLS)。

○ 无论是否有 CIED,必须立即进行胸外按压。

○ 如果 ICD 发放治疗,部分除颤电流可能会进入施救者体内。

　■ 穿戴乳胶手套可以防止这种情况导致的轻微不适(例如,皮肤轻微刺痛)。

　■ 如果在救助过程中救助者感到不适,可以通过磁铁来使 ICD 进入失活状态。

○ 注意:如果 VT 或 VF 对 ICD 治疗无反应,则需要在 ACLS 指导下进行体外除颤和(或)使用 AAD。

体外电复律和除颤

○ 临床上无论有无 CIED,都应使用合适的能量输出。

○ 放置除颤电极板应远离 CIED 脉冲发生器(前后向量方向上远离发生器 10~15cm)。

○ 进行体外电击的患者,应在事后立即对装置程控以确保装置功能和(或)程序未有变化。

　■ 体外电击后起搏阈值可能升高,可导致失夺获。

　■ 体外电击可能会使得引起装置完全损坏的情况比较罕见。

中心静脉置管

○ CIED 患者行中心静脉置管和肺动脉置管时,需要特别谨慎。

○ 中心静脉管。

- 锁骨下静脉穿刺应避免与植入装置同侧：
  - 有针头损坏导线绝缘层的风险。
  - 有可能引起同侧静脉闭塞(发病率最高为 20%/2 年)。
- 置管时金属导丝可能会接触到植入装置导线：
  - 这种接触可能会产生起搏或导致不适当的放电。
  - 建议避免使用金属导丝或使 ICD 进入失活状态。
- 肺动脉(DA)导管。
  - 肺动脉导管从右心房移至右心室的过程中，有造成导线脱位的风险。
    - 应重点关注 CRT 患者，因其左心室导线存在脱位风险。
  - 如需要置管,放置肺动脉导管应在透视引导下进行。

过度右心室起搏

- 长期右心室起搏可能由于机械性失同步,导致心室功能恶化。
  - 装置植入 1 年内的发病率最高为 10%(长期最高为 15%)。
  - 基线左心室射血分数降低(LVEF<40%),于起搏比例较高(>40%)的患者中更为常见。

管理

- 延长 AV 间期(AVD)。
  - 有效率可能仅有 20%~50%。
  - 依赖于房室结(AVN)传导。
  - 因为总心房不应期(TARP)延长使得更容易出现起搏器 2:1 阻滞。
  - 对 AF 的识别延迟或需要关闭自动模式转换功能。
  - 更易发生起搏器介导性心动过速(PMT);如果开启频率适应性 AVD 功能,则可降低此 PMT 的发病率。
- AAI 模式。
  - 此策略需要稳定的房室传导[仅有窦房结功能障碍(SND)的患者中Ⅲ度房室传导阻滞的发病率为(1%~3%)/年]。
  - 对慢频率依赖性 AF 患者无效。
- DDIR 模式:此模式允许长 AVD,在 AF 期间无须跟踪。
  - 局限性。
    - 房室传导阻滞且窦性心律慢于装置低限频率时,DDIR 模式多以 VVIR 方式运行。
    - 竞争性心房起搏可能会诱发 AF。
  - 新功能 "最小化右心室起搏"[例如,心室起搏管理功能(MVP)或 SafeR 模式]。
    - 这些功能可能比上述功能更有效地减少 SND 的 V 形起搏。

□ 此策略可将选定人群中的心室起搏比例从>90%降至<10%。

起搏器介导性心动过速(PMT)

○ PMT 是双腔起搏器(DDD 和 VDD 等心房跟踪模式)介导的一种持续性折返性心动过速。

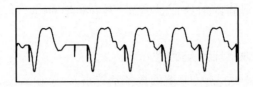

○ 室房逆传被起搏器感知并发出下一次心室起搏。

■ 心室搏动前无心房事件,例如,

• 室性期前收缩(PVC)。

□ 室性期前收缩伴室房逆传(最常见的机制)。

• 心室起搏前无心房除极。

□ 心房失夺获。

□ 心房感知过度(远场信号,心肌电位)。

• 未感知正传 P 波(可以感知到逆传 P 波)。

• 心房阈值测试(低于起搏阈值的心房刺激)。

■ 心室起搏前有心房事件且有足够时间使心房复极,例如,

• 房性期前收缩(PAC)未下传。

• PAC 伴 AV 间期(AVI)延迟呈低限频率(LRI)间期。

• AVI 过长。

○ 心动过速频率受起搏器上限频率(UTR)限制。

■ 心动过速周期=VA 传导时间(V 形起搏到逆 P 形)+功能性 PV 延迟。

○ PMT 基础检测

■ 装置植入时进行逆传测试(VDI 模式)。

• 60%的 SSS 患者和 25%的 AVB 患者存在室房逆向传导。

○ 处理

■ 紧急处理。

• 放置磁铁可使装置以非跟踪模式起搏并终止 PMT。

■ 装置程控。

• 病因治疗。

□ 心房失夺获,心房感知不良,心房感知过度。

• 多数起搏器具有终止 PMT 的功能。

　　　　　□ 一定数量的 VA 间期后,植入装置将延长 VA 间期。

　　　　　□ 如果存在延长,起搏器确认存在 PMT 并延长 TARP 至断开电路。

　　　　　□ 但是在部分病例中,该功能可能被关闭或者效果不佳。

　　• 延长 PVARP 或 TARP(使得起搏器对所有 PVC 后事件视而不见)。

　　　　　□ 限制了最大跟踪频率(MTR),可引起 2:1 传导阻滞。

　　　　　□ "室性期前收缩后反应(Post-PVC management)"会在 PVC 后延长 PVARP/TARP 仅仅一个周期。

　　• 降低心房导线感知的灵敏度。

　　　　　□ 相比正常 P 波,逆传 P 波的振幅常较小。

　　　　　□ 注意:程控为动态 P 波振幅功能限制了这种方法的应用。

心房颤动

　　○ 机制

　　　　■ 可能是三尖瓣反流或房室失同步致右心房(RA)压力升高和扩大所致。

　　○ 预防

　　　　■ 心房或双腔起搏。

　　　　■ 心房预防性起搏功能。

　　　　　　• 高于自身频率心房起搏。

　　　　　　• PAC 后心房加速起搏。

　　　　　　• 模式转换后加速起搏。

　　　　■ 房性心律失常后的抗心动过速起搏。

　　　　　　• 对慢频率房速或房扑较有效。

起搏器综合征

　　○ 单腔起搏器患者的自身心房搏动发生于心室起搏过程中或后。

　　　　■ 心房在房室瓣膜关闭时收缩。

　　　　■ 导致血液回流至腔静脉和肺。

　　○ 症状

　　　　■ 呼吸困难,心悸,恶心,胸痛/胸闷,头痛,嗜睡,颈部搏动。

　　○ 处理

　　　　■ 装置升级为双腔起搏器(DDD)并调整 AV 延迟。

起搏器失控

　　○ 起搏器失控是罕见的紧急医疗事件。

　　○ 由于起搏器发生器完全失效,会导致出现极快频率的心动过速。

　　○ 放置磁铁无效。

- 经常需要手动关闭起搏器(中断导线和脉冲发生器连接)。

除颤阈值测试

○ 适应证
- 考虑有未检测到的心律失常(小 R 波)。
- 考虑无法进行除颤(例如,右侧植入)。
- 考虑治疗无效。
  - 升高除颤阈值(DFT)的药物。
    □ 氟卡尼、利多卡因、美西律、苯妥英、奎尼丁、胺碘酮。
    □ 地尔硫䓬/维拉帕米(Ⅳ),普萘洛尔。
  - 降低 DFT 的药物。
    □ 阿奇利特、多非利特、伊布利特、普鲁卡因酰胺、索他洛尔。
○ 禁忌证
- 房扑/房颤且不明剂量/低剂量的抗凝治疗。
○ 风险
- 死亡(<1%)。
- 卒中/系统性血栓栓塞(<1%)。
- 心力衰竭或需要正性肌力药物支持的低血压。
- 心脏骤停,非选择性插管、胸外按压。
○ 操作步骤
- 确保体外"免提"除颤电极板能正常使用。
- 检查装置功能是否正常。
  - 检查装置阻抗(起搏和高压)、感知(P 波和 R 波)和阈值均正常稳定。
  - 确保无 T 波或远场 R 波感知过度。
- 装置程控。
  - 低感知灵敏度(一般约 1.2mV)可以评估"最坏情况"VF 检测功能的感知情况。
  - 合理调整快速性心律失常检测窗(仅 VF)。
  - 关闭 ATP 功能。
- DFT 测试步骤。
  - *递减测试*:降低电击能量直至一次电击无法成功地除颤心脏。例如,能量从 35J 开始,降到 25J,再降到 15J。能成功除颤的最低放电能量即除颤阈值(DFT)。
  - *递增测试*:升高电击能量直至一次电击能成功除颤。例如,3 次电击能量分别为 15J,25J 和 35J。能成功除颤的最低放电能量即 DFT。
  - *递减/递增测试*:"递减测试"直至除颤失败,然后"递增测试"直至除颤成功。

- 使患者镇静,并通过体外除颤仪进行 1~2J 的同步放电测试。
- 诱发 VF。
  - T-shock 法:400ms,6~8 次的心室起搏后发(S_1 刺激)放一次 300ms 的 T-shock(1~2J)(S_2 刺激)。
    - 如果有束支阻滞(BBB),S_2 刺激延后 10~30ms。
    - 如果不成功:每次 10ms 进行性提早或延后 S_2 刺激,并改变 S_1 刺激的起搏频率(例如,350ms)。
  - 50Hz Burst 法:发放持续 10s 的短阵快速脉冲(20ms)。
- 在 DFT 测试后,需要重新程控装置。
  - 快速性心律失常检测区域、间期、治疗、鉴别功能、感知灵敏度和起搏。

心脏再同步无反应治疗(CRT)

流行病学

- 根据不同定义,CRT 患者中无反应的发生率为 30%~40%。

病因

- 双心室起搏比例不理想(例如,起搏比例<95%)。
  - AV 间期不理想。
  - 心律失常(PAC/PVC,AF:约 30%)。
- 左心室导线位置不理想(10%~20%)。
- 贫血(约 30%)。
- 药物治疗不理想(10%~20%)或依从性问题(5%~10%)。
- 与窄 QRS 波群时限相关(5%~10%)或非-LBBB RS 波形。
- 严重瓣膜疾病,尤其是二尖瓣反流。
- 原发性右心室功能不全。

评估与故障排除

步骤 1:临床评估可逆病因

- 优化药物治疗。
- 容量负荷过度:增加利尿剂。
- AF:药物控制心室率(或房室结消融)或心脏转复。
- 处理并发症。
  - 慢性阻塞性肺病(COPD)。

- ■ 贫血。
- ■ 肾前性氮质血症。
- ○ 心肌缺血:冠脉造影±血管重建。

步骤 2:ECG——评估融合波或假性融合波

- ○ Ⅰ 和 V_1 导联。
  - ■ R/S 比在 V_1 导联<1 或在 Ⅰ 导联>1:考虑左心室失夺获。
- ○ Ⅱ 和 V_1 导联(对比植入装置前的 ECG)。
  - ■ Ⅱ 导联在 R 波升高/S 波降低的同时 V_1 导联形态无变化:右心室失夺获(PPV 为 93%;NPV 为 96%)。
  - ■ Ⅱ 导联 S 波升高和(或)V_1 导联形态变化:左心室失夺获(PPV91%;NPV71%)。

步骤 3:装置程控

- ○ 确保任何时候的心室起搏比例>95%。
- ○ 确保足够且连续的左、右心室夺获。

步骤 4:基础参数调整

- ○ 频率反应。
  - ■ 适于心脏变时性不良的患者。
- ○ 跟踪频率。
  - ■ 140~150 次/分的最大跟踪频率/传感器频率,以确保在快频率下发放起搏脉冲。
- ○ 模式转换。
  - ■ 模式转换后的低限频率为 70 次/分。

步骤 5:AV/AA/VV 延迟

- ○ AV 延迟。
  - ■ 经验性设置:100~120ms 的 SAV 间期(0~30ms 的起搏补偿)。
  - ■ 超声二尖瓣血流法(Ritter 法)。
    - • 程控为非生理性的短 AV 延迟(SAVD)。
      - □ MVC_{SAVD}(V 波顶峰至二尖瓣 A 波结束的间期)代表起搏脉冲到左心室开始收缩间的电机械延迟(MVC:二尖瓣关闭)。
    - • 程控为长 AV 延迟(LAVD:稍短于自身 AV 间期)。
      - □ MVC_{LAVD}(V 波顶峰到 A 波结束的间期)代表左心室等容舒张期最大的充盈时间。
    - • 理想 AV 延迟=SAVD+[(LAVD+MVC_{LAVD})−(SAVD+MVC_{SAVD})]或 LAVD−MVC_{SAVD}−MVC_{LAVD}。

- 迭代法。
  - 程控 LAVD。
  - 缩短 AVD,每次 20ms,直至二尖瓣 A 峰截断(二尖瓣提前关闭)。
  - 延长 AVD,每次 10ms,直至二尖瓣 A 峰截断消失。
- VV 延迟(LV-RV 补偿)。
  - 血液动力学变化:基于左心室 dP/dt 或主动脉脉压。
  - 基于腔内图:自身除极与起搏除极间的融合程度(QRS 波群宽度)。
  - 自动化功能:见于特定供应商的新式设备中。
  - 注意:目前没有改善 VV 延迟常规优化方案的临床相关研究。

步骤 6:失同步分析

- 有失同步证据。
  - 重新评估左心室导线位置(经静脉或心外膜)。
    - 心尖部导线位置伴反应不理想。
    - 通过多普勒现象使导线目标位置远离瘢痕可能会提升 CRT 反应(NYHA 分级和 LVESV)和生存率。
    - 建议放置心外膜或左心室心内膜位置导线。
- 无失同步证据。
  - 中到重度二尖瓣反流(MR):建议二尖瓣手术。
  - 无二尖瓣反流:建议心脏支持装置。

心脏植入性电子装置(CIED)感染

发生率

- 每年 1.9/1000 台(起搏器)和每年 8.9/1000 台(ICD)。
- 每年 1.37/1000 台(囊袋)和每年 1.14/1000 台(血流或装置感染性心内膜炎)。

危险因素

- 近期植入装置(装置发生器更换风险较高)。
- 早期重新植入。
- 植入 24h 内的发热。
- 永久装置前的临时起搏。
- 其他
  - 慢性肾脏疾病。
  - 长期使用肾上腺皮质激素。

- ■ >2 根起搏导线。
- ■ 术者缺乏经验。
- ■ 糖尿病。
- ■ 恶性肿瘤。
- ■ 高龄患者。
- ■ 装置治疗前应用抗凝治疗。

保护因素

- ○ 术前使用抗生素：例如，头孢唑啉(1h 内)或万古霉素(2h 内)。
- ○ 预防血肿。
  - ■ 囊袋填入抗生素海绵。
  - ■ 局部凝血酶。
  - ■ 加压包扎 24h。

致病微生物

- ○ 约 70% 葡萄球菌 [40% 为凝固酶阴性葡萄球菌，25% 甲氧西林敏感葡萄球菌(MSSA)，5% 耐甲氧西林金黄色葡萄球菌]。
- ○ 约 10% 革兰阴性菌。
- ○ 约 10% 血培养阴性。

CIED 感染类型

- ○ 发生器囊袋感染。
  - ■ 皮下囊袋内有脉冲发生器及导线皮下部分。
  - ■ 病因
    - • 囊袋围术期污染。
    - • 装置或导线穿过外覆皮肤时受到污染(伴或不伴显性感染)。
  - ■ 表现
    - • 局部感染症状：疼痛、肿胀、压痛或红斑。
    - • 脓毒血症全身症状在囊袋感染中相对少见。
- ○ 起搏导线参与感染。
  - ■ 导线经静脉部分。
  - ■ 合并情况
    - • 菌血症。
    - • 装置性心内膜炎(心内导线赘生物)。
    - • 自体瓣膜性心内膜炎。
  - ■ 病因

- 囊袋感染经静脉通路蔓延。
- 菌血症经血行传播(葡萄球菌>其他)。
  - 表现
    - 血管内感染等症状和体征与心内膜炎相似。
    - 可能表现为不明原因的发热伴不典型症状(不适、疲劳、厌食)。

检查

- 血培养(多次培养,多部位采集,不同时间采集)。
  - 深部感染血培养常为阳性。
  - 局部囊袋感染血培养常为阴性。
- 白细胞计数和红细胞沉降率。
  - 深部感染可表现异常。
  - 局部囊袋感染常表现正常。
- 心脏超声可能见到心内导线上的赘生物。
  - 如果经胸超声检查(TTE)为阴性,必须行经食管超声检查(TEE)。
    - TTE 相比 TEE,敏感性相对较低(30%:95%)。
- 其他检查
  - 囊袋超声检查可能发现积液。
    - 注意:切勿对可疑囊袋感染部位进行皮肤穿刺。
  - 镓或放射性标记白细胞扫描可能可见导线或囊袋处的吸收率增高。
  - 应检查有无感染灶转移。
    - 细菌性动脉瘤、肾炎、脓毒性非栓塞,脓毒性静脉炎,骨髓炎。

处理

- 表皮或切口感染未累及 CIED。
  - 口服葡萄球菌敏感性抗生素 7~10d±局部抗生素软膏。
- 评估 CIED 感染。
  - 完全移除装置和导线。
    - 适应证。
      - 囊袋感染(Ⅰ类)。
      - 深部感染(Ⅰ类)。
      - 无 CIED 明确参与的瓣膜性心内膜炎(Ⅰ类)。
      - 隐匿性菌血症:葡萄球菌(Ⅰ类);革兰阴性菌(Ⅱa类)。
    - 送检。
      - 囊袋组织革兰染色培养。

　　　　□ 导线头端培养。
　○ 抗生素。
　　　■ 术中囊袋培养和血培养前静脉注射广谱抗生素。
　　　■ 抗生素疗程。
　　　　• 囊袋污染:抗生素 7~10d。
　　　　• 囊袋感染:抗生素 10~14d。
　　　　• 深部感染不伴心内膜炎或伴无并发症的导线性心内膜炎。
　　　　　□ 非葡萄球菌:静脉注射抗生素 14d。
　　　　　□ 金黄色葡萄球菌:静脉注射抗生素 2~4 周。
　　　　• 导线相关心内膜炎合并脓毒性深静脉血栓(DVT)、骨髓炎或菌血症:
　　　　　□ 静脉注射抗生素 4~6 周。
　　　　• 累及瓣膜(包括自体或人工瓣膜性心内膜炎):
　　　　　□ 感染性心内膜炎(IE)的标准疗法。
　　　■ **再植入**(心外膜或对侧位置)。
　　　　• 装置依赖性囊袋感染:血培养阴性 72h 后行再植入。
　　　　• 非装置依赖性囊袋感染:抗生素使用周期完整后行再植入。
　　　　　□ 可再延迟一段时间以确保完全去除感染组织。
　　　　• 装置依赖性深部感染。
　　　　　□ 血培养阳性(BC⁺)但经食管超声检查阴性或仅导线 IE:血培养阴性 72h 后行
　　　　　　再植入。
　　　　　□ BC⁺和瓣膜 IE:血培养阴性 14d 后行再植入。

（刘彤　译）

第 **14** 章

心源性猝死与遗传性心律失常

心源性猝死（SCD）

定义：心源性猝死是指状态稳定的患者，在症状出现 1h 内（目击）或在 24h 内被观察到无症状（无目击）时，出现未预料到的非创伤性死亡。

解剖和病理学机制

○ **恶性室性心律失常**（例如，心室颤动）：约占猝死患者的 75%。
  ■ 其中，45% 是由室性心动过速恶化为心室颤动的。
○ **缓慢性心律失常**（传导阻滞，窦性停搏）：约占猝死患者的 25%。
  ■ 注意：电机械分离（PEA）逐渐被认识到，其为心肺复苏过程中可引起猝死的心律失常类型。

心源性猝死的病因

○ 冠状动脉疾病（CAD，主要机制，占 70%~80%）。
  ■ 缺血性心脏病或冠状动脉粥样硬化性心脏病。
  ■ 先天性冠状动脉畸形：冠状动脉起源畸形，冠状动静脉瘘。
  ■ 冠状动脉痉挛。
  ■ 冠状动脉夹层。
  ■ 冠状动脉栓塞。
  ■ 冠状动脉炎。
  ■ 心肌桥。
○ 心肌病占 10%~15%。
  ■ 缺血型心肌病。
  ■ 肥厚型心肌病。

- 扩张型心肌病。
- 瓣膜型心肌病。
- 乙醇型心肌病/中毒型心肌病。
- 浸润型心肌病(例如,结节病,淀粉样变,血色素沉积症,Fabry 病)。
- 致心律失常型右心室心肌病。
- Takotsubo 心肌病(应激性心肌病)。
- 左心室心肌致密化不全心肌病。
- 心肌炎(如急性心肌炎、巨细胞、慢性淋巴细胞性心肌炎)。
- 神经肌肉疾病(如肌营养不良、Friedreich 共济失调、强直性肌营养不良)。
- 先天性心肌病(治疗的或未经治疗的)。
- 心脏震击猝死综合征。

○ 原发性心律失常。

- 长 QT 综合征。
- 短 QT 综合征。
- Brugada 综合征。
- 早复极综合征。
- 儿茶酚胺敏感性室性心动过速。
- 特发性室颤。
- 预激综合征(Wolff–Parkinson–White 综合征)。

○ 非心源性病因。

- 极限体力活动时出现的猝死。
- 药物过量。
- 毒性/代谢失衡(例如,高钾血症或低钾血症、甲状腺危象、肾上腺素危象、酸中毒)。
- 急性颅内出血。
- 大面积肺栓塞。
- 哮喘(或其他肺部疾病)。
- 主动脉夹层。

流行病学及临床特征

○ 在美国,每年有 200 000~300 000 人发生 SCD(发病率≈0.1%/年)。

- 在 20%的 CAD 患者中,SCD 可作为首发的临床表现。
- SCD 占 CAD 死亡的 50%。

○ SCD 发病率最高的是高危人群。

- 30%的 SCD 发生在高危人群中;然而这部分人群有限,所以死亡的绝对数相对较小。

- 限制了对整体人口干预的影响。
- 50%的 SAD 事件发生在认为 SCD 低风险的亚组患者中。
  - 鉴于该人群中 SCD 事件发生绝对数高,如果这些患者能够被识别出来并干预,影响则将是巨大的。

预后

- 在心脏骤停后最初几分钟的存活率迅速下降。
- 目击心脏骤停患者的存活可能性为 23%,而无目击心脏骤停患者的存活可能性为 4%。
- 在 SCD 事件发生后的 6~18 个月内复发率最高。

识别有心源性猝死危险的患者

一般危险分级

表 14.1 影响 SCD 的危险因素

	SCD 危险
左心室收缩功能不全(LVSD)/心功能不全(HF),陈旧性心肌梗死(MI)	5%
以下 3 个危险因素中的任意 2 个:左心室收缩功能不全(LVSD)/心功能不全(HF),陈旧性心肌梗死,复杂室性心律失常 *	10%
左心室收缩功能不全(LVSD)/心功能不全(HF)+陈旧性心肌梗死+复杂室性心律失常	15%
SCD 猝死生还者,或室性心动过速引起的晕厥	20%~40%

HF,心功能不全;LVSD,左心室收缩功能不全(左心室射血分数 LVEF<30%);MI,心肌梗死;SAECG,信号平均心电图。

* 复杂室性心律失常≥10PVC/h,成对室性期前收缩,室性期前收缩三联征,非持续性室性心动过速(NSVT)。

- SCD 幸存者再发生心源性猝死事件的预测因素包括:
  - 脑钠肽(BNP)升高。
  - 广泛(多支)CAD。
  - 心肌梗死(6 个月内)。
  - 慢性心力衰竭(CHF)/左心室功能障碍。
  - 心室电活动不稳定(复杂室性心律失常)。
  - 异常信号平均心电图(SAECG)。

检查方法

表 14.2　可预测 SCD 危险因素的方法

检查方法	高危险表现	评估目标人群
家族史	SCD 晕厥或心肌病高风险	所有人群
心电图	非持续性室性心动过速(NSVT),心肌梗死(MI),长 QT 综合征(LQT)/短 QT 综合征(SQT),预激综合征,早复极可能	CAD,LQT,Brugada,WPW,HCM
T 波电交替(TWA)	TWA 阳性	CAD
信号平均心电图(SAECG)	晚电位阳性	ARVC
电生理检查(EPS)	旁路前传有效不应期短	预激综合征
	诱发出室速	心肌病,束支折返,法洛四联症
超声心动图	EF 值减低,非对称性左心室肥大	DCM,HCM
基因检测	致病基因突变	LQT,Brugada,HCM,ARVC
	几种不良的基因多样性	

ARVC,致心律失常性右心室心肌病;DCM,扩张型心肌病;EPS,电生理检查;HCM,肥厚型心肌病;LQT,QT 间期延长;LVH,左心室肥大;TWA,T 波电交替。

信号平均心电图(SAECG)

○ SAECG 提高表面的心电信号的信噪比,从而有利于 QRS 波群末低振幅信号的识别。

  ■ 晚电位表明心肌异常区域,作为折返性心动过速发生的基础。

○ 异常发现包括:

  ■ 滤波 QRS 间期(fQRS)≥114ms。

  ■ QRS 波群终末 40ms 振幅(RMS40)<20μV。

  ■ QRS 波群终末持续低幅度信号(<40μV)的时限≥38ms。

○ 解释

  ■ 存在异常 SAECG 增加心肌梗死(MI)患者心律失常事件的风险为 6~8 倍。

    • 可能需要结合其他方式进一步的风险分级(如 EPS 等)。

  ■ 高阴性预测值(NPV:89%~99%)。

    • <5%正常 SAECG 进行 EPS 可诱导 VT。

T 波电交替

○ TWA 是指 T 波振幅、形态逐搏交替变化。

○ 典型 TWA 经常在运动心电图中进行测量。

○ 用于识别高危患者[心肌梗死后与缺血性或非缺血性心肌病(NIDCM)]。

○ 阴性提供了良好的鉴别功能(例如,高 NPV)。

心率变异性(HRV)

○ 反映自主神经系统活性和定量,评估心脏交感神经与迷走神经张力及其平衡性。

○ 此数据来自 24h 动态心电图监测。

○ HRV 为心肌梗死(MI)后(不论有无左心室功能不全)全因死亡率和 SCD 发生的独立预测因素。

心率震荡(HRT)

○ HRT 是指窦房结对室性期前收缩的反应敏感性变化。

  ■ 正常情况下,室性期前收缩后窦性心律先加速后减速。

  ■ 在 SCD 的高危患者中,典型的 HRT 的反应变慢或缺失,反映压力反射敏感性降低。

○ HRT 数据来自 24h 动态心电图监测。

  ■ 根据 PVC(包括联律间期及代偿间期)前后的 RR 间期变化,以创建一个"局部行车图"。

○ HRT 为心肌梗死(MI)后(有无左心室功能不全)全因死亡率和 SCD 发生的独立预测因素。

压力反射敏感性

○ 压力反射敏感性提供了自主神经对急性事件反应能力的定量评估。

  ■ 最常见的是通过静脉注射苯肾上腺素后,对心动过缓的反应进行分析。

  ■ 血压升高后心率减慢代表的是正常的压力反射;而反应减小则表明风险增加。

○ 压力反射敏感性和 HRV、TWA 为预测 SCD 的独立风险因素。

心脏间位碘代苄胍扫描(MIBG)或正电子发射断层扫描(PET)

○ MIBG 显示交感神经支配;PET 显示心肌代谢。

○ 此两种方法比信号平均心电图(SAECG)、心率变异性(HRV),与 QT 离散度更好的预测慢性心力衰竭患者中 SCD 的发生。

心脏磁共振成像(MRI)

○ MRI 可以进行瘢痕定量和特点显示(密度对比异质性)。

○ MRI 有助于识别室性心律失常高风险的患者(扩张型心肌病,肥厚型心肌病,致心律失常性右心室心肌病,心肌梗死后)。

电生理检查(EPS)

○ 一般而言,EPS 阳性预测值(PPV)约为 10%,阴性预测值(NPV)约为 95%;然而,整体有效率取决于病理学基础。

- EPS 最常用于缺血性心脏病以及在 VT 射频消融时的诱发。
- 在扩张型心肌病或遗传性心律失常患者中存在以下问题：
  - 诱发率低。
  - EPS 低重复性。
  - 诱发 VT 的阳性预测值有限。
- 在缓慢性心律失常引起晕厥的患者中，EPS 存在以下问题：
  - 出现阵发性心动过缓和晕厥的敏感性低。
  - 假阳性(约 25%)和假阴性常见。

具体情况

冠状动脉疾病(CAD)

- ○ 流行病学
  - CAD 占 SCD 死亡患者中的 60%~75%。
    - 多支血管病变的 CAD 患者发生 SCD 的比例高。
    - 仅 30%~40%的患者发生急性心肌梗死。
    - 约 20%的急性心肌梗死患者首要表现为 SCD。
- ○ SCD 的危险因素
  - 敏感性高、特异性差的危险因素包括：
    - 左心室射血分数降低(< 40%；特别是 LVEF<30%)。
  - 特异性高、敏感性差的危险因素包括：
    - 既往心脏骤停或有猝死病史。
      - ▫ 透壁心肌梗死(STEMI)：VT/VF 时间发生在 48h 以内并不意味预后差。
      - ▫ 非透壁心梗(NSTEMI)：VT/VF 时间发生在 48h 以内为 SCD 危险因素。
    - 晕厥。
    - 非持续 VT(自发)。
    - 电生理检查可诱发室速。
      - ▫ 如果 LVEF<40%、EPS 可诱发出室速，SCD 每年发生风险为 35%~45%。
      - ▫ 如果 EPS 未诱发出室速，SCD 每年发生风险小于 5%。
    - 其他。
      - ▫ 信号平均心电图可见晚电位。
      - ▫ HRV 下降，微伏级 TWA，HRT。
      - ▫ QRS 时限增加，QT 离散度，或 TWA。

非缺血性扩张型心肌病(NIDCM)

- ○ 流行病学

- 5 年死亡率约为 20%。
- 30% 患者突发死亡：VT/VF > 缓慢性心律失常。
- ○ SCD 的危险因素：
  - 既往心脏骤停或流产的 SCD 病史。
  - 晕厥史。
  - EF<35%。
  - 非持续性室速。
  - EPS 诱发出单形性室速（未诱发出 VT 不等于低风险）。

运动员的心脏性猝死（SCD）

发病率

- ○ 通常 SCD 每年发病率为 1/100 000~3/100 000（相对危险比 RR 为 2~3，对比非运动员）。

病因

- ○ HCM（30%~40%）。
- ○ 先天性冠状动脉畸形（15%~20%）。
- ○ 致心律失常性右心室心肌病（5%）。
- ○ 离子通道病（<5%）。
- ○ 尸检阴性（<5%）。
- ○ 其他原因包括：
  - 心肌炎。
  - 创伤：震荡或外伤累及心脏结构损伤。
  - 主动脉夹层破裂的腹主动脉瘤，主动脉瓣狭窄。
  - 冠心病。
  - 哮喘（或其他肺部疾病）、中暑、滥用药物（如可卡因）。

筛查

- ○ 每年问诊病史（个人及家系）、体格检查。
- ○ ECG
  - 运动员中常见的心电异常（95%）。
    - 窦性心动过缓，Ⅰ度房室传导阻滞。
    - V_1 导联 QRS 波群切迹（不完全性 RBBB），早期复极，左心室肥大（LVH）的电压标准。
  - 运动员中常见的心电异常（<5%）。

- 心室扩大或肥大:左心房、右心室。
- 束支或分支阻滞。
- 病理性 Q 波、ST 段压低、T 波倒置。
- Brugada 样早复极改变。
- QT 间期延长或缩短。
- 室性心律失常。
  - 如果病史或心电图结果阳性,则需要进行进一步检查:
    - 心电图、负荷试验、24h 动态心电监测、心脏 MRI、血管造影、EPS。

限制运动

- HCM。
  - 此类患者限制运动为低强度/休闲运动(特别是梗阻型 HCM)。
- 无临床表型的基因突变携带者(HCM,ARVC,DCM,离子通道病)。
  - 此类患者限制运动为低强度/休闲运动(欧洲心脏病学会)。
  - 无限制(Bethesda 36)。
- 离子通道病(男性,QTc>440ms;女性,QTc>460ms)。
  - 此类患者限制运动至低强度/休闲运动。
  - 最近趋于运动限制减少,特别是充分服用了 β 受体阻滞剂的患者。
- Brugada 综合征、儿茶酚胺诱导的多形性室速。
  - 此类患者限制运动至低强度/休闲运动。
  - 最近趋于运动限制减少。
- 马方综合征。
  - 限制低强度/休闲运动,除非主动脉根部<40mm。
  - 如果<中重度 MR、无主动脉夹层或 SCD 家族史,限制运动在中等强度的竞技运动。
- 预激综合征。
  - 如果无症状可不限制(在危险的环境中需要密切监护)。
  - 消融术后 1~3 个月后可恢复竞技运动。
- PVC 或 NSVT(定义为<10 次;<150 次/分;运动后室速抑制)。
  - 无症状或心脏结构正常的患者无限制。
  - 并发心血管疾病,限制运动至低强度/非竞技运动。
- ICD。
  - 限制运动至无器械创伤低强度/休闲运动。

离子通道病

离子通道病是一种罕见的遗传性综合征。

QT 间期延长(LQT)

概述

○ QT 间期延长的发病率为 1/2500。

○ 在美国,每年 3000~4000 位患者在童年时期猝死。

○ 基因突变分型比临床表型更复杂。

■ 平均 25%~60%患者可有 QTc 表型。

■ 仅有 35%~40%的基因携带者做出临床诊断。

■ 运动试验提高临床诊断和基因预测。

类型

表 14.3　LQT 的类型

	LQT1	LQT2	LQT3	LQT4	LQT5	LQT6
发病率	40%~55%	35%~45%	8%~10%		3%	2%
突变基因/蛋白	KvLQ1 或 KCNQ1	KCNH2 或 HERG	SCN5A	Ankyrin-B	KCNE1 (minK)	KCNE2 (miRP1)
离子通道	缓慢延迟整流器	快速延迟整流器	钠通道	锚离子通道	KvLQT1 表达的钾通道	HERG 表达的钾通道
电流	$I_{Ks}(\alpha)$	$I_{Kr}(\alpha)$	$I_{Na}(\alpha)$	$I_{Na} \cdot I_K \cdot I_{NCX}$	$I_{Ks}(\beta)$	I_{Kr}
通道功能	↓	↓	↑	↓	↓	↓
动作电位诱因	3 位相延迟 运动、游泳	3 位相延迟 情绪、铃声	2 位相延长 休息、睡觉	–	3 位相延迟	3 位相延迟
T 波	宽大 T 波,起始晚	T 波切迹、振幅低	延迟出现的非对称、有顶点的 T 波			
肾上腺素或异丙肾上腺素	↑ QT	↓ QT	↓ QT			
美西律	–	–	↓ QT			
<10 岁心脏事件发生率	40%	16%	2%			

- ○ LQT7–Andersen-Tawil 综合征。
  - ▪ *KCNJ2* 基因突变导致内向整流钾电流 Kir2.1 通道的功能丧失。
  - ▪ 临床表现。
    - • 钾敏感的周期性麻痹。
    - • 畸形特征：身材矮小，眼距过宽，腭部缺损，宽鼻。
  - ▪ 心电图：明显 U 波引起的 QT 间期假性延长。
  - ▪ 室性心律失常：PVC 负荷高(>50%)、双向室速。
  - ▪ 预后：较好。

流行病学及临床特征

- ○ LQT 多无症状。
- ○ 最常见的症状包括：晕厥、抽搐、心源性猝死。
- ○ 相关的症状包括。
  - ▪ 感觉性神经性耳聋(Jervell & Lange-Nielsen：常染色体隐性遗传)。
  - ▪ 周期性麻痹(Andersen-Tawil：常染色体显性遗传)。
- ○ 家族史。
  - ▪ LQT 或 SCD 多有家族史。

12 导联心电图

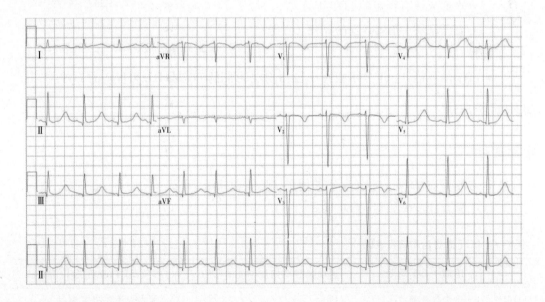

- ○ 测量 QT 间期。
  - ▪ 在≥3 个心电图导联中，≥3 个 QRS 波群测量的平均 QT 和 RR 间期。
  - ▪ 测量从 QRS 波群起始至 T 波终点(定义为 T 波降支的切线与水平线的交点)。

■ 校正的 QT 间期(QTc)。

  • Bazett 公式:QTc=QT/$\sqrt{}$(RR 秒)。

  • 正常范围:390~450ms(男性)或 390~460ms(女性)。

  • 大多数位于边界的 QTc 重复采集后变为正常。

诊断:Schwartz 评分

○ Schwartz 评分结合心电图和临床表现来确定遗传性 LQT 的诊断可能性,它的特异性很高(80%~100%)、但敏感性较低(≥4 分为 70%;<4 分为>30%)。

  ■ 心电参数包括:

    • QTc:≥480ms:3 分;460~470ms:2 分;>450~460ms(男性):1 分。

    • 尖端扭转型室性心动过速:2 分。

    • T 波电交替:1 分。

    • T 波切迹(3 个导联以上):1 分。

    • 静息心率低于正常的 2 个百分位数(儿童):0.5 分。

  ■ 晕厥:尖端扭转型室性心动过速、晕厥仅可积分 1 次。

    • 紧张引起:2 分。

    • 非进展引起:1 分。

  ■ 家族史:不能使用同一家庭成员重复积分。

    • 家庭成员有肯定的 LQT:1 分。

    • 直系家属中有<30 岁的猝死:0.5 分。

○ 解释

  ■ LQT 的可能性:<1 分可能性小,2~3 分为可能的 LQT,>4 分为肯定的 LQT。

其他检查方法

运动试验

○ 正常的反应:随着运动及心率的增快,QT 间期缩短。

○ LQT 异常的反应如下,见表 14.4。

表 14.4 LQT 患者运动试验表现

	运动中 QT 间期	运动极量及恢复早期的 QTc	运动后 4~6min QTc 间期
LQT1	缩短程度减少	延长	随着心率减慢显著延长
LQT2	缩短	正常	随着心率减慢显著延长
LQT3	显著缩短	正常	

○ 爆发式运动试验可提高诊断率。

■ 以固定的运动负荷(200 W)进行最大运动负荷达 1min,以达到心率快速增加(模拟肾上腺素突增)。

药物激发试验

○ 静脉注射肾上腺素,剂量逐渐加量[0.025~0.3μg/(kg·min)]。

○ **矛盾反应**:在注射肾上腺素期间,未矫正的 QT 间期增加≥30ms。

■ 这种现象见于 92%的 LQT1 患者、13%的 LQT2 患者、0%的 LQT3 患者。

■ 在正常人中应该是缩短(假阳性率为 20%)。

■ 显著的 T 波、U 波变化。

基因检测

在以下情况可进行基因检测:

○ 在临床诊治中需要确立 LQT 的诊断。

■ 明确有无特殊类型的基因突变,这将关系预后、治疗的调整。

• 高风险或已知致病基因的突变可用于家系筛查。

• 但是在 10%患者中发现未知的突变。

□ 这在确立诊断及预后中作用较小。

○ 诊断 LQT 的其他标准:

■ 确立突变基因即可确立诊断。

■ 注意:未能发现已知突变基因不能排除该诊断,因为仅有 75%患者携带突变基因。

○ 无症状的 LQT 家系成员发现 LQT 的致病基因突变。

■ 基因检测可确定或排除诊断。

处理

长期处理

○ 非药物治疗。

■ 避免服用延长 QT 间期或降低血 K^+ 或 Mg^{2+} 的药物(www.qtdrugs.org)。

■ 限制运动:此项有争议、建议减少对运动的限制,尤其是服用 β 受体阻滞剂的患者。

• 传统的建议限制运动至低强度或休闲式运动。

□ LQT1:限制游泳或仅在监督下进行运动。

□ LQT2:避免声音刺激,尤其在睡觉时。

• 然而,最近研究表明运动的潜在风险低于既往预付值。

■ 基因学咨询。

○ 药物治疗。

- β 受体阻滞剂。
  - 治疗的基石。
    - □ β 受体阻滞剂阻止肾上腺素介导的 Ca^{2+} 内流,在交感神经兴奋时可引起动作电位时程的延长、QT 间期延长,尤其是 IK 减小的 LQT1 患者,交感兴奋时外向电流增加、抵消了 Ca^{2+} 反常内流。
    - □ 在窦性心率逐渐增加的过程中 QT 间期的适应良好。
  - 治疗指征。
    - □ 临床诊断的 LQT(Ⅰ类)。
    - □ 遗传诊断的 LQT、QTc 正常或延长(Ⅱa 类)。
  - 预后。
    - □ 在 LQT1 中可有效预防 SCD 发生。
    - □ 在 LQT2 中作用稍差,而在 LQT3 中无效。
  - 其他可能的治疗。
    - □ 尼可地尔(LQT1),螺内酯(LQT2),美西律(LQT3)。

○ 侵入性治疗。

- 植入式心脏转复除颤器(ICD)可用于以下患者。
  - 心源性猝死生还者(Ⅰ类)。
  - 口服 β 受体阻滞剂的前提下仍出现晕厥和(或)室速(Ⅱa 类)。
  - 高风险人群(心脏事件发生率>50%)(Ⅱb 类)。
    - □ LQT1 或 LQT2 患者中,QT 间期≥500。
    - □ LQT3 和男性患者。
    - □ 感觉性神经听力损失(JLN)。
    - □ β 受体阻滞剂依从性差或不耐受。
      - 中危(30%~50%):QT 间期>500ms 的 LQT3(女性);QT 间期<500ms LQT2(女性)和 LQT3。
      - 风险较低(<30%):LQT1 和 LQT2 男性患者,QT 间期小于 500ms。
- 双腔起搏器用于超速起搏。
  - 最适于 LQT3。
- 心脏交感神经切除。
  - 节前神经的切除阻滞了作用于心脏的去甲肾上腺素。
    - □ 该方法很有吸引力是因为它涉及生理学,直接影响疾病本身,对比 ICD 避免心律失常发生后的电极/疼痛引起的交感神经兴奋。
  - 治疗指征与 ICD 类似(如晕厥、尖端扭转型室性心动过速,服用 β 受体阻滞剂的前提下出现心脏骤停),在 ICD 未首选的患者中。

- 所使用的技术包括：
  □ 左颈胸交感神经切除术：左侧星状神经节和第 4 或第 5 胸交感神经节切除术（通常会导致 Horner 综合征）。
  □ 高胸左交感神经切除术(HTL)：对下部星状神经节和第 4 胸交感神经节切除术（通常不导致 Horner 综合征）。

并发症

心动过缓

- ○ <5%患者出现房室传导阻滞。
- ○ 20%~30%的患者发生心动过缓。
  - 最常见于LQT3(异常钠电流→窦房结功能障碍)。

快速性心律失常

- ○ PVC。
  - 多形性(5%)。
  - 单形性(4%)。
- ○ 尖端扭转型室性心动过速。
  - 起始(短–长–短的规律)。
    - PVC 导致轻微停顿,RR 间期延长一拍(序列中的"长"RR)。
    - 代偿间歇期 QT 间期延长。
    - 如果在延长 QT 间期,PVC 出现在易颤期,可导致尖端扭转型室性心动过速。
  - 尖端扭转型室性心动过速的过程中。
    - 心室率 160~250 次/分,不规则 RR 间期。
    - 每 5~20 次心跳发生 QRS 轴 180°的变化。
  - 发作通常是短暂的,并且会自行终止。
    - 反复或长期发作可引起晕厥或发生 VF。

儿茶酚胺敏感性多形性心动过速

一般情况

- ○ 在劳累或剧烈情绪激动后出现 VT。
- ○ 估计发病率为 1:10 000。
- ○ 平均发病年龄为 7~12 年,但它可在更大的年龄时有临床表现。
- ○ 致病机制主要是因为细胞内肌浆网 RyR2 通道开放,导致 Ca^{2+} 在舒张期异常泄漏并引起触发活动。

- RyR2 是细胞内 Ca^{2+} 浓度依赖性通道,所以在细胞内 Ca^{2+} 超载时可引起 RyR2 通道过度敏感、异常开放(RyR2 突变),或细胞内 Ca^{2+} 的钙结合蛋白 Casq2 蛋白突变引起。

分类

- 儿茶酚胺敏感性多形型心动过速 CPVT-1(常染色体显性遗传):主要是胞内调控钙离子通道的兰尼碱受休突变(RyR2)引起。
- 儿茶酚胺敏感性多形型心动过速 CPVT-2(常染色体隐性遗传):主要是由于胞内肌浆网内钙结合蛋白(CASQ2)突变引起。

12 导联心电图

- 通常是正常的。
- 可表现为窦性心动过缓,PR 间期缩短,或明显的 U 波。

运动试验

- 由于 Ca^{2+} 负荷引起的室性心律失常(通常为 110~130 次/分的 HR 阈值发病)是由肾上腺素的增强(通过 $I_{ca,L}$ 增加细胞内 Ca^{2+})和 HR 增加(每次心跳时 Ca^{2+} 进入细胞)引起的。
  - 通常初始表现为 PVC,随后出现非持续性室速(NSVT)、然后为持续性室速(VT)。
  - VT 的形态为多形性或"双向性",逐跳 QRS 电轴 180°变化。

电生理检查

- 电生理检查无价值。

处理

- 药物治疗。
  - **β 受体阻滞剂**优先推荐(纳多洛尔或普萘洛尔,通常有效)。
    - 自发或运动诱发的 VT(Ⅰ类)。
    - 无症状的基因突变者(儿童Ⅱa类;成人Ⅱb类)。
  - **氟卡胺**:在 β 受体阻滞剂不能完全控制室速时可联合使用。
- 植入式心脏转复除颤器。
  - 心源性猝死生还者(Ⅰ类)。
  - 服用 β 受体阻滞剂后仍有晕厥和(或)记录到持续性 VT(Ⅱa 类)。
  - 左侧颈交感神经切除术(LCSD)。
    - 服用 β 受体阻滞剂不完全有效或不能耐受。
  - 预后。
    - CPVT 是一种恶性遗传性心律失常,可引起突然猝死。

□ 80%患者有晕厥发作。

□ 30%患者有心源性猝死。

Brugada 综合征

流行病学

○ 发病率为 1/10 000~5/10 000,更常见于东南亚亚洲人。

○ 21%有家族史;80%为男性。

○ 平均发病年龄为 30~50 岁(2 个月至 77 岁)。

分类

○ Ⅰ型 Brugada(20%):*SCN5A* 基因;为 Na$^+$通道 α 亚单位(I$_{Na}$)突变。

○ 同时发现了其他 6 种基因突变,相对罕见。

12 导联心电图

○ rSR′(不完全或完全性 RBBB)。

■ 在 V$_1$~V$_3$ 任意 2 个或以上导联,ST 段抬高≥2ms(右心室导联 R′波急速下降)。

• 迷走神经兴奋,心动过缓,运动,发热,三环类抗抑郁药(TCA),可卡因,乙醇,普萘洛尔,Ⅰa 类、Ⅰc 类或Ⅲ类抗心律失常药物导致升高。

• 运动,肾上腺素,心动过速,异丙肾上腺素导致下降。

■ 穹隆形。

• 从 R′波顶点开始呈下斜形,以倒置 T 波结束。

○ 临床亚型:1 型可诊断;2、3 型高度怀疑。

■ 1 型:穹隆形 ST 段抬高≥2mm,T 波倒置。

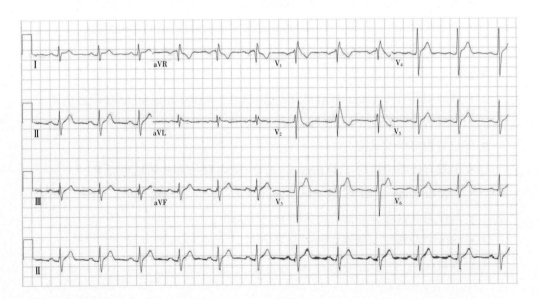

- 2 型：马鞍形 ST 段抬高≥0.2mV，T 波正向或双向。
- 3 型：马鞍或穹隆形 ST 段抬高<0.1mV。

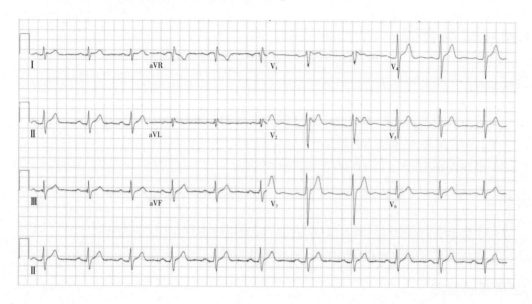

诊断

- 1 型 Brugada 波：第 2、第 3、或第 4 肋间自发出现或在静脉使用 I 类抗心律失常药物后，于右胸导联 $V_1 \sim V_2$ 出现 1 型 Brugada 波。
- 2 型、3 型 Brugada 波：使用钠离子通道阻滞剂后变为 1 型 Brugada 波。

诱发方法

- 钠通道诱发药物
  - 药物
    - 阿义马林 1mg/kg，静脉注射>10mg/min。
    - 氟卡胺 2mg/kg，静脉注射>10min（最大量为 150mg）或口服 400mg。
    - 普鲁卡因酰胺 10~15mg/kg，静脉注射大于 10~30min（最大量为 50mg/min，总量 1g）。
  - 监测
    - 静脉用药时每 10min 或静脉用药 1~2h 后，每 30min 记录 12 导联心电图。
    - 将右胸导联放置在第 2 间隙（提高灵敏度）。
  - 终止钠通道诱发试验
    - 出现有诊断价值的 1 型 Brugada 心电图 ST 段抬高或图形更显著。
    - 2 型 Brugada 波 ST 段增加≥1~2mm。
    - 室性期前收缩或其他心律失常。
    - QRS 波群增宽≥基线 130%。
  - 电生理检查

■ 阳性预测率低(23%)、阴性预测值高(随访 3 年为 93%)。

■ 最新指南不推荐电生理检查作为常规检查。

• 当评估 ICD 一级预防时可能有价值。

处理

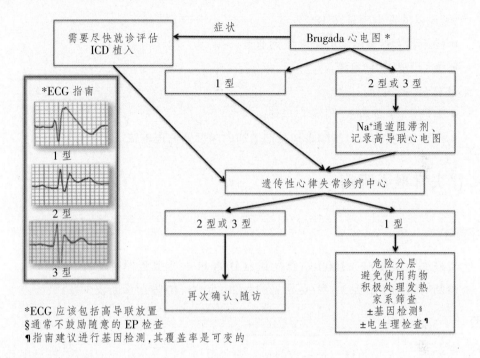

○ 非药物治疗

■ 避免影响钠通道的药物(www.brugadadrugs.org)。

■ 积极治疗发热。

■ 限制运动：限制至低运动量。

• 最近趋势是减少运动限制。

■ 遗传咨询。

○ 药物治疗

■ β 受体阻滞剂可能增加死亡率。

■ 奎尼丁已被证明可以预防 ICD 放电患者的 VT 风暴。

○ ICD

■ 猝死生还者(Ⅰ类：17%~62%的患者 4~8 年内再发)。

■ 晕厥+自发性 1 型 Brugada 波(Ⅱa 类：6%~19%的患者 2~3 年内再发)。

■ 记录 VT [无心脏骤停(SCA)：Ⅱa 类]。

预后

○ 无症状的高危患者特点：

- 存在自发性 1 型 Brugada 波 ST 段抬高。
- 存在 QRS 波群晚电位、QRS 碎裂波或早复极。
- 电生理刺激诱发 VT/VF。

并发症

- VT 风暴的发生率是在 18%：
  - 异丙肾上腺素增加心脏 L 型钙通道。
  - 奎尼丁阻滞 I_{to} 电流。
- 自发 VF 的治疗：
  - 奎尼丁、苄普地尔，阻滞 I_{to} 电流。
  - 西洛他唑、磷酸二酯酶 III 抑制剂增加内向型钙通道电流。

致心律失常型心肌病

流行病学

- 发病率为 1/5000~1/1000；占意大利 SCD 的 11%，但其他地区发病率较低。
- 诊断时平均年龄为 31 岁（更常见的为 20~50 岁，10 岁前诊断较少见）。

病因

- 桥粒病：为常染色体显性遗传的桥粒编码蛋白基因突变引起的疾病，外显率和表达率可变。
- 罕见的疾病为 Naxos 病（家族性掌跖角化病；117q21）。
  - 心脏：RV 结构变化（100%）、心电图异常（92%），左心室受累（27%）。

病理

- RV 游离壁心肌被纤维状脂肪组织所替代，伴随着心肌细胞散乱。
- *纤维瘤*：心肌萎缩/薄纤维脂肪替代±斑片状炎症。
  - 右心室动脉瘤，少数可累及左心室。
- *脂肪瘤*：正常/↑心肌厚度，伴有脂肪替代和罕见炎症。
  - 右心室小动脉瘤和左心室受累。

分类

- "典型的"致心律失常性右心室心肌病（ARVC）。
  - 早期主要累及 RV[右心室流入道→右心室心尖部→漏斗部（右心室流出道室，RVOT）→左心室）。
- 致心律失常性左心室心肌病（LDAC）。

- 早期左心室受累为主(左心室及右心室间隔外 1/3 环带)。
  ○ "双心室"累及。

临床特征

○ 心悸(67%)、晕厥(32%)、非典型胸痛(27%),呼吸困难(11%),右心室衰竭(6%)。
○ 症状性室性心律失常(50%):根据疾病严重程度而变化。
  - RVOT 流出道单形性持续/非持续室性心动过速。
○ 心脏事件运动后可诱发,休息后可缓解。
○ 右心室比左心室壁薄,所以更易受机械力的影响。

12 导联心电图

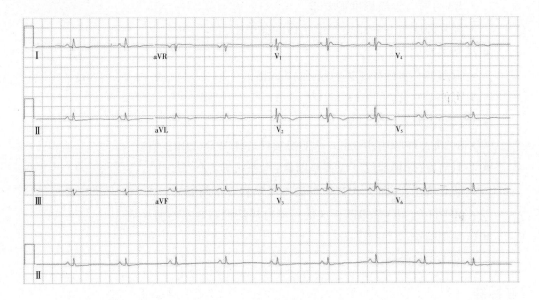

○ 40%~50%患者的心电图表现正常,但随时间的改变可能有变化。
  - 主要诊断发现是胸导联 V_1 以外的 T 波倒置。
  - 在右胸导联(V_1~V_3)QRS 间期延长(>110ms)。
  - S 波升支延长(从 S 波最低点的上升至等电基线间隔≥55ms)。
  - 不完全右束支阻滞与 Epsilon 波(V_1> I 或 V_6);Epsilon 波少见。

其他检查方法

○ 胸部 X 线检查:可能看到心脏球形扩张。
○ 超声心动图
  - 特征性表现:
    • 右心室扩张或 RVOT 孤立扩张或心尖部运动障碍。
    • 局部隆起和下壁基底段运动障碍,肌小梁紊乱。
    • 节制索形状不规则。

- ○ **放射性核素造影**：具有 80% 的敏感性和特异性，阳性预测值为 100%。
  - 右心室收缩异常，右心室射血分数减低(RVEF)。
- ○ MRI：
  - RV 增大。
  - RVOT 扩张。
  - RV 游离壁舒张末期运动不协调(手风琴征)。
  - RVEF 减低或 RV 壁运动异常。
  - RV 心肌脂肪浸润(非特异性发现)。
- ○ 其他
  - SAECG 显示 50% 患者存在晚电位。
    - 1/3 可符合诊断标准的要求。
    - 异常程度与 RV 增大/纤维化程度成正比。
  - 运动试验。
    - 揭露右心室传导延迟包括 Epsilon 波。
    - 可能引发 RV 的 PVC 或 VT。
  - 异丙肾上腺素诱发试验。
    - 8~30mg 静脉输注 3min→VT/持续性心律失常(LBBB 型)。
  - 心肌活检(理想情况下应该是图像±电压指导)。
    - 缺乏敏感性，因为 ARVC 可能不累及右心室间隔。
    - 50% 符合 ARVC 诊断标准的可能有局灶性右心室心肌炎症。
  - 电生理检查。
    - 不用于风险分级。

诊断标准

- ○ 修订的 ARVC 诊断标准：
  - **明确诊断**：要求符合 2 条主要标准，或 1 条主要标准加 2 条次要标准，或 4 条不同分类中的次要标准。
  - **临界诊断**：符合 1 条主要标准加 1 条次要标准，或 3 条不同分类中的次要标准。
  - **可疑诊断**：符合 1 条主要标准，或 2 条不同分类中的次要标准。
- ○ 主要标准包括：
  - 整体和(或)局部运动障碍和结构的改变。
    - 二维超声：右心室局部无运动、运动障碍或室壁瘤，并伴有以下表现之一：
      - □ 右心室流出道胸骨旁长轴[(PLAX)RVOT]≥32mm{[PLAX 体表面积校正后(BSA)]≥19mm/m²}。
      - □ 右心室流出道胸骨旁短轴[(PSAX)RVOT]≥36mm{[体表面积校正后(PLAX/BSA)]≥21mm/m²}。

□ 或面积变化分数≤33%。

■ MRI：右心室局部无运动、运动障碍或右心室收缩不协调，并伴有以下表现之一：

□ 右心室舒张末容积/BSA≥110mL/m²（男性）；≥100mL/m²（女性）。

□ 或右心室射血分数（RVEF）≤40%。

● 右心室造影：右心室局部无运动、运动减低或室壁瘤。

■ 心内膜活检发现：

● 通过形态计量分析，残余心肌细胞<60%（或估计<50%，在≥1 个样本中，对 RV 游离壁心肌进行纤维置换或者在心肌内膜活检上没有脂肪替代物。

■ 复极异常。

● 右胸导联 T 波倒置（V₁、V₂ 和 V₃），或 14 岁以上（不伴右束支传导阻滞，QRS≥120ms）。

■ 除极异常。

● Epsilon 波（在 QRS 波群终末至 T 波之间诱发出低电位信号）在右胸导联（V₁~V₃）出现复杂的 T 波。

■ 心律失常。

● 持续性或非持续性左束支传导阻滞型室性心动过速（导联Ⅱ、Ⅲ和 aVF 呈阴性或不确定 QRS，而在导联 aVL 上）。

■ 家族史。

● 一级亲属中有符合专家组诊断标准的 ARVC/D 的患者。

● 一级亲属中有尸检或手术病理确诊为 ARVC/D 的患者。

● 经评估明确患者具有 ARVC/D 致病基因的有意义的突变。

○ 次要标准包括：

■ 整体和（或）局部运动障碍和结构改变。

● 二维超声：右心室局部无运动或运动障碍伴有以下表现之一。

□ PLAX RVOT≥29mm 至<32mm [体表面积校正后（PLAX/BSA）≥16 至<19mm/m²]。

□ PSAX RVOT≥32mm 至<36mm [体表面积校正后（PSAX/BSA）≥18 至<21mm/m²]。

□ 面积变化分数>33%至≤40%。

● MRI：右心室局部无运动、运动障碍或右心室收缩不协调，伴有以下表现之一：

□ 右心室舒张末容积/BSA≥100mL/m² 至<110mL/m²（男性）或≥90mL/m² 至<100mL/m²（女性）。

□ 右心室射血分数（RVEF）>40% 至≤45%。

■ 通过形态计量学分析，心内膜活检显示残余的心肌细胞为 60%~75%（或估计 50%~65%，其中≥1 个样本的 RV 游离壁心肌有纤维替代，组织有或没有脂肪替代）。

■ 复极异常包括：

● V₁ 和 V₂ 导联 T 波倒置（14 岁以上，不伴右束支传导阻滞），或 V₄、V₅ 或 V₆ 导联

T 波倒置。

- V$_1$、V$_2$、V$_3$ 和 V$_4$ 导联 T 波倒置>14 岁,伴有完全性右束支传导阻滞。

■ 除极/传导异常包括:

- 标准心电图上 QRS 波群持续时间≥110ms 时,SAECG 在下列 3 个参数≥1 个时显示出晚电位:
  □ QRS 波群滤波持续时间(fQRS)≥114ms。
  □ QRS 波群末端低振幅信号(<40μV)持续时间≥38ms。
  □ 终端均方根电压 40ms(RMS40)电压≤20μV。
- QRS 波群终末激动时间≥55ms,测量 V$_1$ 或 V$_2$ 或 V$_3$ 导联 QRS 最低点至 QRS 波群末端包括 R'波,无完全性 RBBB。

■ 心律失常。

- 持续性或非持续性右心室流出道型室性心动过速,LBBB 型室性心动过速,伴电轴向下(Ⅱ、Ⅲ、aVF QRS 正向,aVL 负向),或电轴不明确。
- 每 24h 出现室性期前收缩(Holter)。

■ 家族史。

- 一级亲属中有可疑 ARVC/D 患者,但无法证实该患者是否符合目前诊断标准。
- 一级亲属因疑似 ARVC/D 而过早猝死(<35 岁)。
- 二级亲属中有病理证实或符合目前专家组诊断标准的 ARVC/D 患者。

处理

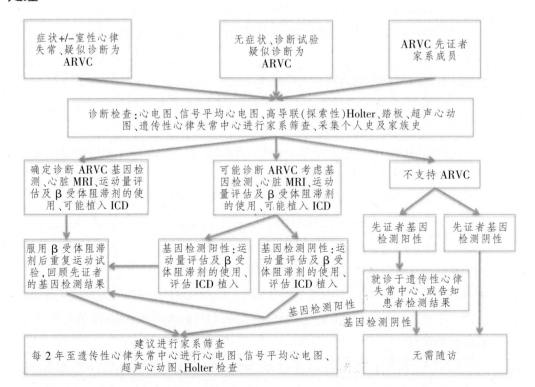

○ 非药物治疗

■ 限制运动:限制在中等强度和非耐力运动。

• 桥粒将心肌细胞聚焦在一起,当桥粒蛋白突变时,在机械应力下心脏难以维持结构的完整性。

• 强有力的证据表明,耐力运动加速疾病进展并能使临床表现恶化,恶性心律失常往往发生在运动中。

■ 家系成员的筛选。

■ 遗传咨询。

○ 药物治疗

■ 经验性使用 β 受体阻滞剂。

■ AAD 往往作为 ICD 治疗的辅助手段。

• 索他洛尔(有效率为 70%)。

• 胺碘酮(有效率为 15%)。

○ 侵入性治疗

■ 射频消融。

• 对于不能耐受抗心律失常药物的患者。

• 常需要行心外膜消融。

■ 植入式心律转复除颤器。

• 二级预防(心脏骤停生还者)。

• 一级预防。

□ ARVC 累及广泛(包括左心室受累)。

□ ≥1 个家族成员有 SCD。

□ 原因未明确的晕厥(VT/VF 不能被排除在外)。

预后

○ SCD 高危人群:

■ 年轻患者(危险比为 0.8,每间隔 5 年)。

■ 出现晕厥或反复晕厥。

■ 既往心脏骤停史或伴有血流动力学的室性心动过速史。

■ 右心室衰竭或左心室受累的临床症状。

■ 5 型 ARVC(ARVC5):除纽芬兰、加拿大以外较少见,但预后差。

○ 无症状患者的危险程度不同(不完整的自然史)。

■ 随访 9 年中:

• 10%出现了超声心动图变化。

• 50%出现有症状的 VT。

- 5%从轻度进展到中度。
- 8%从中度进展到重度。
  - ■ 预期寿命为 40~60 岁。
  - ○ 出现 VT 患者:在进行抗心律失常的前提下死亡风险较低。

致心律失常性左心室心肌病(LDAC)

- ○ *病因*:左心室被纤维脂肪组织替代。
  - ■ 主要呈一个环绕室间隔右侧和心肌外侧 1/3 范围的环形带。
- ○ *临床特征*
  - ■ 类似 ARVC:恶性室性心律失常继发的心悸、晕厥。
- ○ *诊断标准*
  - ■ 心电图。
    - 下侧壁 T 波倒置(在 V_5~V_6±V_4、Ⅰ、aVL 导联)。
  - ■ 心律失常。
    - 持续或非持续 RBBB 型 VT(心电图、动态心电图或运动心电图)。
    - 频繁 PVC(RBBB 形态)。
  - ■ 影像学。
    - 左心室动脉瘤。
    - 轻度左心室扩张和(或)收缩损害(伴有心律失常)。
  - ■ 心肌活检/心血管磁共振(CMR)。
    - 心肌组织消失并被纤维脂肪替代。
    - 左心室心肌广泛的 LGE(晚期钆增强)(心外膜下/心室中隔)。

肥厚型心肌病(HCM)

流行病学

- ○ 当在无异常负荷情的前提下,患者左心室肥厚(间隔厚度>14mm)时,诊断为 HCM。
- ○ 发病率为 0.2%(即 1:500),在世界范围内无变化("全球疾病")。

分型和鉴别诊断

- ○ HCM 合并(或无)肌节蛋白基因突变。
  - ■ 通常阿尔茨海默病(AD);总体 50%以上;>16 个基因;>430 个突变位点。
    - β-肌球蛋白重链(β-MHC,45%)、肌球蛋白结合蛋白 C(MYBPC,25%)、肌钙蛋白 T(cTnT,15%)。

- 其他:α-肌球蛋白重链,肌钙蛋白Ⅰ,肌钙蛋白 C,α-原肌球蛋白。
- 非 HCM 疾病伴左心室肥大。
  - 获得性心肌肥厚。
    - 运动员心脏。
    - 肥胖。
    - 淀粉样蛋白。
    - 流出道梗阻伴继发性肥大。
  - 遗传性。
    - 存储障碍。
      □ 糖原异常:Pompe 病,PRKAG2 病,Forbes 病,Danon 病。
      □ 溶酶体异常:Fabry 病,Hurler 病。
    - 脂肪酸代谢紊乱,肉碱或磷酸化酶激酶 B 缺乏。
    - 综合征(Noonan 病,LEOPARD 病,Friedreich 病,Beckwith-Wiedermann 病)。

临床特征

- 以心内膜下心肌缺血继发性心绞痛(心肌氧需求增加,心肌血流量减少)。
- 呼吸困难(90%,继发于心脏舒张功能障碍,因梗阻左心室射血减少)和(10%~15%)。
- 晕厥前兆/晕厥:由于心律失常(室性/房性),左心室流出道梗阻,或反射性晕厥。
  - 运动后,心室容积(减少心排血量下降和 HR)和儿茶酚胺驱动力下降。
- HCM 伴梗阻的表现:
  - 脉搏:颈动脉快速上冲;双歧或双峰搏动("尖峰和穹隆")。
  - 颈静脉压(JVP):可发现巨大的 α 波。
  - 胸部触诊:心尖双重搏动,甚至"三重搏动"(可触及 S_4)。
  - 胸部听诊:
    - 正常或逆分裂的 S_2(更常见于 HCM),$S_4 > S_3$。
    - 在左胸骨下缘(LLSB)不放射至颈部粗糙的收缩期喷射性杂音(SEM);或心尖部闻及二尖瓣关闭不全杂音。
      □ 杂音下降(梗阻下降):当前负荷上升、全身血管阻力上升:例如,被动抬腿,站立→蹲下;紧握拳,使用硝酸酯;还包括负性肌力药物、血管收缩药物、循环扩张和心动过缓。
      □ 杂音上升(梗阻上升):当前负荷下降、全身血管阻力下降:例如,Valsalva 动作,蹲下→站立;正性肌力药物、血管扩张剂、利尿剂/低血容量、心动过速。

12 导联心电图

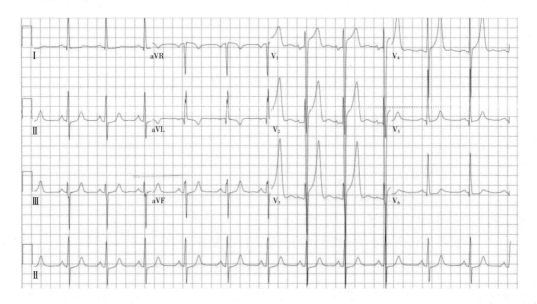

- ○ >75%心电图异常,心电图异常可能先于超声心动图异常。
  - 左心室肥大。
  - LA 扩大。
  - 假性梗死:aVL 导联、V_6 导联深、窄 QRS 波群。

检查方法

- ○ 超声心动图
  - LVH:不等比例的肥大(>14mm)±LV 容积正常或减少。
    - 非对称性室间隔肥厚(ASH,60%):室间隔 1.5 左心室±右心室游离壁。
    - 此外,向心性肥厚(30%),心尖部肥厚(10%)。
  - 左心房扩大。
  - 收缩期主动脉狭窄。
  - 心脏收缩时二尖瓣前瓣叶向前移位(SAM 征)伴或不伴二尖瓣反流。
    - Venturi 效应(将二尖瓣前叶吸入 LVOT)对比"推"二尖瓣前叶。
  - LVOT 梗阻(中腔或流出道):1/3 患者无,1/3 患者静息状态下,1/3 患者诱发状态下。
    - 休息:静息时压力梯度>30mmHg。
    - 潜在:静息状态下无梗阻,但在有诱因的状态下超过 30mmHg。
    - 诱发状态:静息状态下轻度梗阻,但在有诱因的状态下压力梯度升高超过 30mmHg(Valsalva 动作、PVC、运动、硝酸酯类或钙通道阻滞剂条件下)。
      - □ 注意:不推荐多巴胺,因其在正常人中可引起梗阻,导致"假阳性"。
  - 舒张功能障碍(由于左心室肥大)。

- ○ 运动试验
  - 4 种血压反应：
    - 正常。
    - 血压平稳改变：血压比基线上升 20%。
    - 低血压反应：初始上升，然后从高峰下降 > 20mmHg。
    - 低血压反应：持续下降。
- ○ 心导管检查。
  - 血管造影的发现包括：
    - 舒张期血管闭塞。
    - 可能有大的室间隔穿孔。
  - LV 舒张末期 LVOT 的压力曲线。
    - Brockenbrough 现象：在有完全代偿间歇的室性期前收缩时，期前收缩后的心搏增强，心室内压上升，但同时由于收缩力增强梗阻亦加重、SAM 征更明显，所以主动脉内压反而降低。
- ○ 心脏活检发现包括：
  - 心肌排列紊乱（诊断病症）。
  - 心肌肥大。
  - 间质纤维化。
- ○ 心脏磁共振成像
  - 为评估 SCD 危险因素的方法，但瘢痕的定量估计尚未明确风险值。
  - 适应证。
    - 当回声不确定时，怀疑 HCM。
    - 其他信息可能会影响治疗，已知 HCM。
  - 延迟增强的程度并发生以下情况：
    - 室性心律失常（NSVT 和心室期前收缩）。
    - 运动诱发心律失常。
    - 心源性猝死、可能的 SCD 和 ICD 放电。
- ○ 基因检测
  - 根据表型不同，50%~70% 合并基因突变。
  - 找到致病基因是可行的，但是遗传检测结果不影响疾病的预后。
  - 主要用于筛选家系成员，确定随访。
- ○ 电生理检查
  - 诱发出 VT：敏感性 82%，特异性 68%，阳性预测值 17%，SCD 阴性预测值 98%。
- ○ HCM 与运动员心脏特征的区别（见表 14.5）。

表 14.5　HCM 与运动员心脏特征的区别

	HCM	运动员/心脏
临床表现	女性	
	HCM 家族史	
ECG	Bizarre ECG 模式	
Echo	左心室非对称性肥大	诱因去除后左心室厚度减少
	IVSd>17mm	IVSd 14~17mm
	LV 内径<45mm	LV 内径>55mm
	显著的左心房扩大	
	异常左心室充盈(左心室舒张功能障碍)	
其他		最大 VO_2 > 45mL/(kg·min)
		最大 VO_2 >110%预测值

处理

- 筛查 HCM 的一级亲属
  - 理想情况下,基因检测可筛查出 50%的高危家系成员。
  - 基因携带者应每 2 年接受体格检查、心电图和超声心动图一直到 22 岁,其后每 5 年检查一次。
  - 如果无法进行基因检测,25~60 岁的一级亲属应每 3~5 年进行体格检查、心电图、超声心动图。
- 限制运动
  - **无表型的基因携带者**:无限制(Bethesda 36);较少限制(ESC)。
  - **有临床表型**:限制在低强度/休闲运动。
    - 避免以下运动:
      - 参与激烈,模拟竞技体育。
      - 爆发运动,使心率突然增加。
- 减轻梗阻(肥厚型梗阻型心肌病)
  - 避免增加出现梗阻因素。
  - 如果症状持续存在,使用维拉帕米、β 受体阻滞剂(一线用药)、地尔硫䓬、丙吡胺(二线)。
    - 负性肌力性心动过缓。
  - 双室同步起搏治疗。
    - 理论上通过调整 RV 和 LV 的激动顺序减轻梗阻。
    - 但与对照组相比,症状、SAM 征或 LVOT 压力梯度与对照组无差异。
  - 室间隔消融与切除术。

- 适应证。
  - 有症状（Ⅰ类）
    - 药物治疗欠佳的 NYHA 3~4 级。
    - NYHA 2 级但存在限制（例如，最大 VO_2）。
    - 运动诱发晕厥。
    - 静息状态下压力梯度≥30mmHg 或运动后≥60mmHg。
  - 预后（Ⅱa 类）。
    - 仅有外科手术切除有长期随访死亡率的数据。
    - 可能减少 ICD 的放电率。
- 并发症。
  - 围术期死亡率（手术治疗对比射频消融：0 对比 3%）。
  - VF（2.2%）。
  - 房室传导阻滞（手术治疗对比室间隔射频消融：1%~2%对比 5%~30%）。
  - 心肌梗死、冠状动脉夹层（1.8%）或痉挛（1.4%室间隔消融）。
- ○ 猝死风险评估
  - 所有患者均应初始进行肥厚型心肌病猝死评估（Ⅰ类）。
  - 每 12~24 个月重复进行评估（Ⅱa 类）。
- ○ 心房颤动临床管理
  - 由于心室率增快、心房收缩功能受损，可以导致病情突然恶化。
    - HCM 发生 AF 与栓塞、心力衰竭和死亡风险的增加相关。
  - 心率控制（Ⅰ类）。
    - 大剂量的 β 受体阻滞剂或非二氢吡啶类钙通道阻滞剂（ND-CCB）。
  - 心律控制。
    - 胺碘酮、丙吡胺是首选的抗心律失常药物（Ⅱa 类）。
    - 多非利特、索他洛尔、决奈达隆为二线用药（Ⅱb 类）。
    - 射频消融治疗房颤（Ⅱa 类）：对于顽固性症状或无法使用抗心律失常药物。
    - MAZE 手术：封闭左心房心耳（Ⅱa 类）。
  - 所有患者均应进行抗凝治疗（Ⅰ类）。

并发症

- ○ 每年死亡率为 2%~3%。
- ○ 5%~10%患者出现心力衰竭，这使死亡率增加 0.5%。
  - 舒张功能障碍进展。
  - 收缩功能障碍，如扩张型心肌病。
- ○ 心律失常：VT，房性心律失常（房颤、房扑）。

- ■ 心肌细胞排列紊乱、纤维化与折返传导异常。
- ■ 肥厚:复极异质性。
- ■ 基因突变:异常钙调节。
- ○ 感染性心内膜炎(<10%)。

猝死与 HCM

- ○ **流行病学**:每年猝死总死亡率:1%。
  - ■ 初始峰值:<15 岁患者每年猝死率为 1.5%。
  - ■ 静止期:16~65 岁每年猝死率<1%。
  - ■ 晚期峰值:66~75 岁每年猝死率>2%。
- ○ **病因**
  - ■ 纤维化和排列紊乱产生异常冲动传导±传导阻滞,引起折返。
  - ■ 心肌肥大导致的复极不均一和异常冲动传导。
  - ■ 基因突变导致异常的钙调节和异常冲动传导。
- ○ **危险分级**
  - ■ 二级预防(约 10%患者每年发生适当 ICD 放电)。
    - • 既往心脏骤停或持续性心动过速(Ⅰ类)。
  - ■ 一级预防(4%~5%患者每年发生适当 ICD 放电)。
    - • 开始于"更加确定"的风险因素。如果有,就是 ICD 的适应证。
      - □ 一级亲属早产 SCD 的家族史。
        - ■ 尤其是多个家系成员、或在年轻时发生。
      - □ 可疑心律失常性晕厥。
        - ■ 尤其是近期(6 个月内),或如果年轻时出现(小于 18 岁)。
      - □ 室壁厚度≥30mm。
        - ■ 室壁厚度<20mm 与室间隔厚度>30mm 相比死亡率低(2/1000 对比 18/1000)。
        - ■ 年轻(小于 30 岁)即出现。
    - • 危险性"待评估"的风险因素:
      - □ Holter 记录到的非持续性室速(定义:≥3beats,≥120 次/分)。
        - ■ 尤其是<30 岁或运动后诱发。
      - □ 运动后血压异常反应(Ⅱa 类)。
        - ■ 平稳型(升高<20mmHg)或降压(下降 20mmHg)。
      - □ 解释。
        - ■ 如果均不存在上述危险因素,不是必须植入 ICD。
        - ■ 如果存在,进一步的危险分级是必需的。
  - ■ 潜在的危险因素。

- 心脏 MRI 晚期钆强化(Ⅱb 类)。

- 高风险突变、双重或复合突变(Ⅱb 类)。

- 明显流出道梗阻(≥30mmHg;Ⅱb 类)。

- 解释。

  □ 如果均无,则无需植入 ICD(Ⅱb 类)。

  □ 如果存在,可植入 ICD 治疗(Ⅱa 类)。

- 新研究的危险因素。

  □ HCM 形态学:心尖室壁瘤、室间隔呈悬链状。

  □ 多重危险因素:1 种危险因素(危险比 2),2 种危险因素(危险比 3),3 种危险因素(危险比 6.5),4 种危险因素(危险比 10)。

○ 植入式器械治疗

- 对于不需要起搏器的年轻患者可植入单腔 ICD。

  - 双腔 ICD 并没有减少不适当放电,反而会增加植入相关的并发症。

- 双腔 ICD 在下列患者中可植入:

  - 窦性心动过缓。

  - 阵发性房颤。

  - 静息时流出到压力梯度>50mmHg,有显著心力衰竭的症状,可能受益于右心室起搏(最常见,但不限于> 65 岁患者)。

- 皮下 ICD 可能有一定的作用,因为电极持久性较好,但 T 波感知和除颤阈值(DFT)的问题应谨慎。

(杨靖　译)

参考文献

○ Corrado D, Basso C, Schiavon M, Pelliccia A, Thiene G. Pre-participation screening of young competitive athletes for prevention of sudden cardiac death. *J Am Coll Cardiol.* 2008;52(24):1981–1989.

○ Elliott PM, Anastasakis A, Borger MA, Borggrefe M, Cecchi F, Charron P, et al. 2014 ESC Guidelines on diagnosis and management of hypertrophic cardiomyopathy: The Task Force for the Diagnosis and Management of Hypertrophic Cardiomyopathy of the European Society of Cardiology (ESC). *Eur Heart J.* 2014;35(39):2733–2779.

○ Priori SG1, Wilde AA, Horie M, Cho Y, Behr ER, Berul C, et al. HRS/EHRA/APHRS expert consensus statement on the diagnosis and management of patients with inherited primary arrhythmia syndromes: document endorsed by HRS, EHRA, and APHRS in May 2013 and by ACCF, AHA, PACES, and AEPC in June 2013. *Heart Rhythm.* 2013;(12):1932-1963.

第 **15** 章

晕 厥

理解和处理晕厥

晕厥定义为一过性短暂的意识丧失,可自行恢复。

○ 晕厥每年发病率为 6.1/1000 人,复发率 30%。

○ 晕厥患者占 3% 的急诊室患者,1%~6% 的住院患者。

○ 心源性晕厥的每年死亡率为 20%。

病因

○ 心源性晕厥(20%)

  ■ 心律失常。

  • 心动过速:阵发性室上性心动过速(SVT),房颤(AF)/房扑(AFL),室速(VT)。

  • 心动过缓:心动过缓,房室传导阻滞,束支传导阻滞(BBB)。

  ■ 机械梗阻。

  • 瓣膜性:主动脉瓣狭窄,肺动脉瓣狭窄,二尖瓣狭窄。

  • 肥厚梗阻型心肌病。

  • 泵衰竭:心肌梗死、心包填塞。

  • 其他:心房黏液瘤,肺栓塞。

○ 神经源性晕厥(60%)

  ■ 病理生理学(Bezold-Jarisch 反射)。

  • 外周静脉床扩张引起前负荷下降,导致心脏呈低收缩状态,刺激左心室下后壁的机械感受器,激动延髓血管扩张反射,导致交感神经张力降低,迷走神经张力增加,从而降低心率、血压和血管壁张力。

  ■ 亚型。

  • 颈动脉窦超敏反应[降低血压和(或)心率]。

  • 血管迷走性晕厥:可分为心脏抑制型、血管抑制型及混合型。
    情境性晕厥:排尿、排便、吞咽、咳嗽、疼痛。

- 神经系统
  - 椎基底动脉供血不足,通常伴有构音障碍和吞咽困难。
  - 蛛网膜下隙出血。
  - 癫痫发作(双皮质功能衰竭):躯体张力消失,随后出现肌强直样抽搐。常有便失禁和发作后意识模糊。
  - 不典型偏头痛。
- 直立性低血压
  - 病理生理机制:直立性低血压可引起有效循环血量的减低和脑低灌注相关的症状。
  - 潜在病因包括:
    - 血容量减少:出血、利尿、腹泻、败血症、盐耗竭、直立性低血压。
    - 甲状腺功能亢进、糖尿病(高血糖)、嗜铬细胞瘤、肾上腺功能减退、尿崩症(DI)。
    - 血管床扩张:体位、晨起、餐后、妊娠。
- 药物
  - 降压药(交感抑制药,血管扩张剂,利尿剂)、硝酸酯类药物、乙醇。
  - 抗抑郁药(三环类抗抑郁药,抗紧张药,抗帕金森药,苯二氮䓬类药物,麻醉药)。
  - 自主神经病(糖尿病,乙醇,维生素 B_{12},淀粉样变,原发性纯自主神经功能衰竭,多系统萎缩的自主神经功能衰竭)。
  - 神经性(卒中,颅后窝肿瘤,颈髓损伤)。
- 其他
  - 心理疾病:躯体化障碍,疼痛,焦虑。
  - 代谢性:低血糖、倾倒综合征、低氧血症、低钙血症。

临床表现

- 根据病史、体格检查可以诊断 40%~50%的病例(50%的患者诊断不明确)。
- 询问病史可以增加诊断成功率,且有循证学依据。
  - Calgary 评分(*Eur Heart J.* 2006;3;344~350);如评分≥−2 分,可诊断血管迷走性晕厥,见表 15.1。

表 15.1 Calgary 评分

评分点	分值
1. 双束支阻滞、停搏、阵发性室上速、糖尿病病史	−5
2. 旁观者目击症状发作时皮肤发紫	−4
3. 晕厥发作年龄>35 岁	−3
4. 是否能回忆意识丧失的任何事情	−2
5. 久坐或久站可引发头晕、虚弱等症状	1
6. 意识丧失前出汗或感到燥热	2
7. 疼痛或在医疗环境中出现头晕或意识丧失	3

○ 发病年龄

■ 年轻患者。

- 大部分为血管迷走性晕厥。

- 发作不典型是需要考虑少见原因如特发性室速、QT 间期延长、肥厚型心肌病等。

■ 年长患者。

- 优先考虑有无心律失常。

○ 发作次数

■ 仅发作 1 次或长期病史中多次发作(良性)。

■ 短期内频繁发作(恶性)。

表 15.2　心律失常性晕厥和神经源性晕厥的特点

	神经源性	心律失常性
触发因素	久站、疼痛、心情沮丧、恐惧、焦虑 颈动脉窦超敏反应(转颈、系腰带、剃须) 情境性:排尿、咳嗽、进食、饮水	站立或静坐
前驱症状	恶心、出汗、晕厥前兆、面色苍白、心悸、视觉变化	突发意识丧失
起病-终止方式	突发慢止	突发、突止
缓解方式	平卧位可立刻缓解	
遗留症状	乏力(通常比较显著),恶心,头痛,出汗	

○ 既往史

■ 糖尿病。

■ 精神疾病。

■ 冠状动脉疾病(CAD)(合并冠状动脉疾病患者,26%可能性为心源性晕厥;如无冠心病,24%的可能性为血管迷走性晕厥)。

○ 用药史(尤其是药物变化)

■ 抗心律失常药。

■ 降压药。

■ 毒品和乙醇。

表 15.3　直立性心动过速综合征(POTS)和神经源性晕厥的鉴别

直立性心动过速综合征	神经源性晕厥
发病率 0.2%;女性患者占 80%	发病率 37%;女性患者占 55%
15~50 岁,其他健康	
症状显著	经常无症状
交感兴奋症状	血管扩张症状:发热、面色潮红
震颤、乏力、睡眠差、消化道不适	
常感头晕或有晕厥前兆,不经常晕厥	间断晕厥

- 检查
  - 卧位 2min,站立位 1min 后观察生命体征。
    - 异常表现：
      - 症状出现。
      - 低血压(血压降低>20/10mmHg)。
      - 心动过速(心率加快<10 次/分或>30 次/分)。
  - 眼底镜检查,颈动脉窦杂音,颈动脉搏动上升支延迟。
  - 颈动脉窦按摩。
    - 异常表现:>3s 窦性停博,血压下降>50mmHg 或>30mmHg+临床症状。
    - 直立位时更易诱发。
  - 心血管相关检查:主动脉狭窄、肥厚型心肌病、肺动脉瓣狭窄、二尖瓣脱垂、左心房黏液瘤高血压。

辅助检查

- 应根据病史和体格检查结果安排合适的辅助检查。
- 所有患者应行如下检查。
  - *血液学检查*:血常规、电解质、血肌酐、肌钙蛋白、白蛋白、血糖、糖化血红蛋白、维生素 B_{12}、TSH、血清蛋白电泳。
    - 这是一种标准方法,除非过去有启发性,否则效果不好。
  - *12 导联心电图*:判断有无缺血/心肌梗死、左心室肥大、束支传导阻滞、房室传导阻滞、预激综合征、致心律失常性右心室心肌病、QT 间期延长、Brugada 综合征等。
  - *监护*。
    - 24h 或 48h 动态心电图:适用症状频发。
    - 新出现的中等时间的心电监护设备:基于贴片的系统。
    - 植入式心电监护仪:适用症状不频发和非侵入性检查结果为阴性者。
  - *超声心动图*:左心室射血分数减低,心房狭窄,肥厚型心肌病,扩张型心肌病,致心律失常性右心室心肌病。
    - 提供 3 倍收益率事件记录、倾斜台和电生理研究。
- 其他检查及适应情况。
  - *平板试验*:缺血,QT 间期延长,运动诱发的心律失常。
  - *直立倾斜试验*:血管迷走性晕厥。
  - *信号平均心电图*:识别晚电位或室速。
  - *电生理检查*:极少建议,对于停博、室性心律失常、室上性心律失常、冠心病、左心室射血分数减低的患者游泳。
  - *腺苷 20mg 静注*:阳性反应为停博>6s 或房室传导阻滞>10s(可预测症状复发),

对于起搏器植入有预测价值。

- **自主神经功能检测**(很少用到)。
  - 站立(>10min),握拳,(正常血压升高>10mmHg)。
  - 心算(正常血压升高>5mmHg)。
  - 药物反应(阿托品:心率上升>25 次/分)。

处理

- 急诊风险评估工具(San Francisco 法、Rose 法、OESIL 评分)可用于预后评估和处理决策。
  - 评估工具主要用于反应疾病负担或评估有无心脏病。
  - 无证据显示风险评估可以影响临床结果,且各种评估方法无优劣之分。
- 晕厥专家建议可设立晕厥单元,召集多学科专家联合会诊,快速给出专家意见和合适的辅助检查。
  - 可能减少再住院率,但并未影响临床结果。
- 限制驾驶。
  - 受地方管辖政策影响。
  - 可考虑设置自愿或强制性上报体系及国家指南。
- 住院诊治。
  - 潜在心脏病、室速、心源性猝死、高龄、严重外伤、症状频发者。
  - 严重心血管系统或神经系统疾病所致的晕厥。
- 治疗潜在病因。

神经心源性晕厥、直立性低血压和直立性心动过速综合征

- 非药物性治疗包括:
  - 避免高危行为。
  - 增加水盐摄入,避免血容量减低。
    - 自然摄入/补充氯化钠(如无慢性心力衰竭,白天可摄入 150mmol)。
  - 避免诱因。
    - 通常每例患者有其特殊诱因。
    - 可包括:燥热、乙醇、久站、久坐、疼痛、暴饮暴食。
  - 识别晕厥前兆的症状。
    - 如出现晕厥前兆的症状,强烈建议坐下和(或)平卧。
    - 晕厥前兆的症状出现时做物理对抗动作(如交叉手臂、交叉腿),可能会避免意识丧失。
- 药物治疗包括:

- 增加血容量的药物。
  - 氟氢可的松(盐皮质激素)每天 0.1mg 或口服 0.1mg(可增加至 1mg/24h)±非甾体类抗炎药(NSAID)。
  - 副作用:液体潴留(充血性心力衰竭/卧位高血压),低钾血症(50%),低镁血症(50%)
  - 监测:钾(每周 1 次,4 周后如稳定可每 2~3 个月 1 次),镁。
- 类交感神经作用药。
  - 米多君 2.5~10mg TID(α 受体拮抗剂)。
  - 唯一有证据支持的药物,受限于频繁调整剂量。
  - 副作用:卧位高血压、毛孔竖立、皮肤瘙痒和皮肤感觉异常。
- **不同类型晕厥的专科处置。**
  - 神经心源性晕厥。
    - 安慰患者。
      - 通常为良性疾病。
      - 有特定诱因且很少发作的晕厥不需要治疗。
    - 非药物治疗和药物治疗包括。
      - >42 岁的患者使用 β 受体阻滞剂可能获益(POST 临床研究)。
      - 选择性 5-羟色胺再摄取抑制剂(SSRI)减少脊髓刺激引起的 5-羟色胺释放。
      - 茶碱阻断腺苷引起的外周血管扩张效应。
    - 起搏器。
      - 无获益。
      - 对于以心动过缓为突出表现的患者可能获益。
  - **直立性心动过速综合征。**
    - 寻找其他致心动过速的病因。
    - 消除刺激因素,如摄入咖啡因、乙醇、药物等。
    - 安慰患者:良性疾病。
    - 可良好耐受的处理:靠墙训练,弹力袜,增加盐水摄入,氢氟可的松。
    - 耐受不良的处理:β 受体阻滞剂,钙离子通道拮抗剂,地高辛,米多君,可乐定,吡啶斯的明。
  - **体位性低血压。**
    - 纠正可逆因素,如低血容量。
      - 注意:500mL 液体通常可让血压在 3h 内上升 30mmHg。
    - 非药物干预。
      - 直立训练:缓慢从卧位直立。
      - 可考虑应用弹力袜。

- 药物干预。
  - 增加血容量的药物(盐,氢氟可的松)和类交感神经药物(米多君)。
  - 多巴胺受体拮抗剂:多潘立酮,甲氧氯普胺。
  - 其他:非选择性 β 受体拮抗剂,夜间血管扩张剂。
- 起搏器适应证包括:
  - 反复晕厥。
    - 自发性颈动脉窦超敏+颈动脉窦按摩导致>3s 的停搏(Ⅰ类)。
    - 无明显诱发事件+颈动脉窦按摩导致>3s 的停搏(Ⅱa 类)。
  - 反复神经心源性晕厥合并心动过缓。
    - 适合自发停搏>6s 或晕厥时持续心动过缓的患者(ISSUE3 临床研究)。
    - 直立倾斜试验无法预测自发晕厥,并难以预测起搏器治疗是否获益。
  - 不明原因晕厥排除其他病因(如室速),或经电生理检查发现严重的窦房结功能异常(Ⅱa 类)。

直立倾斜试验

适应证

- 直立倾斜试验适用于:
  - 不明原因反复晕厥。
    - 无结构性心脏病。
    - 合并结构性心脏病,但排除心源性晕厥。
  - 不明原因晕厥且有高风险的患者。
    - 出现或潜在外伤或职业风险。
  - 对于发现神经心源性晕厥的患者具有临床价值。
    - 可帮助训练物理对抗动作。

过程

- 患者准备:禁食,补液 75mL/h,Ⅲ导联心电监护,持续血压监测。
- 卧位(倾斜前阶段)。
  - 静脉置管前 5min 平卧。
  - 静脉置管前连接动态血压和心电监测设备。
  - 静脉置管后持续输液至少 10min。
- 基线倾斜 60°~80°(增加倾斜角度可提高敏感性,但会降低特异性)。
  - 被动阶段持续至少 20min,最长 45min。
- 如果被动阶段结果为阴性,则药物激发阶段的持续时间为 15~20min。

- 静脉输注去甲肾上腺素 1~3μg/min。
  - 目前心率为较基线值升高 20%~30%。
  - 静脉输注去甲肾上腺素时,患者可卧位或维持倾斜角度。
- 立位舌下含服硝酸甘油 400μg。
- 试验终点:
  - 诱发晕厥(阳性结果)。
  - 完成所有试验,包括被动阶段和药物激发阶段。

反应类型

- 1 型:混合型
  - 晕厥发作时心率下降但>40 次/分,或小于 10s 内的心率降至<40 次/分,伴或不伴<3s 的停搏。
  - 血压下降出现在心率下降之前。
- 2A 型:不伴停搏的心脏抑制型
  - 持续 10s 以上的心率下降至<40 次/分,不伴 3s 以上的停搏。
  - 血压下降出现在心率下降之前。
- 2B 型:伴停搏的心脏抑制型
  - 出现大于 3s 的停搏。
  - 血压下降出现在心率下降之前或同步下降。
- 3 型:血管抑制型
  - 晕厥时心率较峰值下降幅度<10%。
  - 排除 1:变时功能不良。
    - 直立倾斜试验期间无心率上升(即较倾斜前心率上升幅度<10%)。
  - 排除 2:心率过度上升(直立位心动过速综合征)。
    - 卧位转立位后心率过度上升(即>130 次/分)且在晕厥前心率维持在过速状态。

直立倾斜试验结果分析

- 对直立倾斜实验结果的判读依赖于临床环境。
  - 无结构性心脏病的患者:
    - 直立倾斜试验具有诊断价值(尤其是出现阳性结果时)。
    - 如有能重复诱发晕厥,则不需要进一步检查。
  - 合并结构性心脏病的患者:
    - 如以直立倾斜试验阳性结果作为诊断神经心源性晕厥的依据,则需要排除心律失常及其他心源性晕厥的病因。

注意事项

○ 直立倾斜试验敏感性、特异性和可重复性均很有限。

  ■ 大部分晕厥专家认为详细的询问病史比直立倾斜试验更有价值。

○ 直立倾斜试验过程中的血流动力学变化,可能同自发晕厥时的血流动力学变化机制有异。

(刘鹏 译)

索 引

临床心脏电生理学
快速入门攻略